2023 年青岛市医疗质量安全报告精编

郭乃爽　焦丰叶　王　重　刘振静　董　霄　**主编**

U0190277

中国海洋大学出版社

·青岛·

图书在版编目（CIP）数据

2023年青岛市医疗质量安全报告精编／郭乃爽等主编．--青岛：中国海洋大学出版社，2024．8．--ISBN 978-7-5670-3986-5

Ⅰ．R197.323.4

中国国家版本馆 CIP 数据核字第 2024FD2868 号

出版发行	中国海洋大学出版社			
社　　址	青岛市香港东路23号	**邮政编码**	266071	
网　　址	http://pub.ouc.edu.cn			
出 版 人	刘文菁			
责任编辑	丁玉霞			
电　　话	0532-85901040			
电子信箱	qdjndingyuxia@163.com			
印　　制	北京虎彩文化传播有限公司			
版　　次	2024 年 8 月第 1 版			
印　　次	2024 年 8 月第 1 次印刷			
成品尺寸	210 mm × 285 mm			
印　　张	19.75			
字　　数	517 千			
印　　数	1—1000			
定　　价	149.00元			
订购电话	0532-82032573（传真）			

发现印装质量问题，请致电010-84720900，由印刷厂负责调换。

编 委 会

编写工作组：

　　主　编：郭乃爽　焦丰叶　王　重　刘振静　董　霄

　　主　审：王　尧

　　副主编：陈　进　税　源　薛　宁　王　媛　张浣虹

参加编写的医疗质量控制中心和个人（排名不分先后）

　　青岛市呼吸内科质量控制中心

　　青岛市消化内科质量控制中心

　　青岛市血液内科质量控制中心

　　青岛市肾病学质量控制中心

　　青岛市风湿免疫质量控制中心

　　青岛市老年医学质量控制中心

　　青岛市普通外科质量控制中心

　　青岛市骨科质量控制中心

　　青岛市烧伤科质量控制中心

　　青岛市医学美容质量控制中心

　　青岛市精神医学质量控制中心

　　青岛市妇科质量控制中心

　　青岛市产科质量控制中心

　　青岛市儿科质量控制中心

　　青岛市眼科质量控制中心

　　青岛市耳鼻咽喉头颈外科质量控制中心

　　青岛市口腔医学质量控制中心

　　青岛市皮肤和性传播疾病质量控制中心

青岛市感染性疾病质量控制中心

青岛市急诊医学质量控制中心

青岛市康复医学质量控制中心

青岛市麻醉质量控制中心

青岛市疼痛质量控制中心

青岛市重症医学质量控制中心

青岛市临床营养质量控制中心

青岛市健康体检与管理质量控制中心

青岛市中医医疗质量控制中心

青岛市结核病质量控制中心

青岛市神经内科质量控制中心

青岛市外周血管介入技术质量控制中心

青岛市神经外科质量控制中心

青岛市肿瘤性疾病质量控制中心

青岛市职业病质量控制中心

青岛市罕见病质量控制中心

青岛市护理管理质量控制中心

青岛市临床药学质量控制中心

青岛市临床检验质量控制中心

青岛市病理质量控制中心

青岛市放射影像质量控制中心

青岛市超声诊断质量控制中心

青岛市核医学质量控制中心

青岛市中医护理院感质量控制中心

青岛市抗菌药物应用质量控制中心

青岛市中药质量控制中心

青岛市门诊管理质量控制中心

青岛市病案管理质量控制中心

青岛市医院感染管理质量控制中心

青岛市日间医疗管理质量控制中心

青岛市输血质量控制中心

青岛市消毒供应质量控制中心

青岛市高压氧医学质量控制中心

青岛市远程医疗质量控制中心

青岛市质控管理质量控制中心

青岛市院前急救质量控制中心

青岛市医用耗材管理质量控制中心

青岛市医学信息质量控制中心

青岛市卫生健康委员会医院发展中心 郭乃爽

青岛市卫生健康委员会医院发展中心 焦丰叶

青岛市卫生健康委员会医院发展中心 王重

青岛市精神卫生中心 刘振静

青岛市卫生健康委员会医院发展中心 董霄

青岛市卫生健康委员会医院发展中心 陈进

青岛市卫生健康委员会医院发展中心 税源

青岛市卫生健康委员会医院发展中心 薛宁

青岛市卫生健康委员会医院发展中心 王媛

青岛市卫生健康委员会医院发展中心 张浣虹

青岛市卫生健康委员会医院发展中心 王尧

青岛市卫生健康委员会医院发展中心 温泽伟

青岛市卫生健康委员会医院发展中心 王振

青岛市卫生健康委员会医院发展中心 邱慧中

编 写 说 明

关于《2023年青岛市医疗质量安全报告》（以下简称《报告》）的内容作以下说明。

一、数据来源

《报告》的数据来源为青岛市各医疗质量控制中心根据《医疗质量管理指标汇编》《2023年度医疗质量管理改进目标》《全面提升医疗质量行动计划工作方案（2023—2025）》等，修订各专业监测指标，并在全市范围内医疗机构开展数据采集工作。时间截至2023年12月31日。

二、主要内容

《报告》重点围绕青岛市二级以上医疗机构医疗质量安全指标情况进行分析，包括卫生资源配置、科研能力、医疗服务能力、医疗质量指标、医疗安全指标、督查情况、各专业监测指标等。

三、其他说明

《报告》由青岛市各医疗质量控制中心提供原始资料，对涉及的数据、结论等，参加编写的工作人员没有解释权。

前　言

　　为进一步加强医疗质量管理，全面提升医疗质量优质化水平，我们编写了《2023年青岛市医疗质量安全报告精编》（以下简称《报告》）。内容包含卫生资源配置、科研能力、医疗服务能力、医疗质量指标、医疗安全指标、督查情况、各专业监测指标等，全面、翔实地介绍了青岛市医疗质量安全现状，以期为青岛市医疗质量监管提供借鉴和指导。

　　《报告》编写过程中得到了青岛市各医疗质量控制中心和专家的大力支持与配合，在此表示感谢！由于编者水平有限，编写难免有疏漏，《报告》中所提供的数据来源不同，难免存在偏差和不足，恳请读者批评指正，以便今后不断改进。

编　者

2024年5月

临床专科领域

02 PART | 第二部分
医技类

目录
Contents

医院管理领域

医院运行领域

目录
Contents

1 临床类

临床专科领域

呼 吸 内 科

一、数据范围和来源

共收集24家全市二级及以上公立和民营医疗机构呼吸专业监测数据,其中二级医疗机构12家、三级公立医疗机构12家。数据统计时间为2023年1月1日—12月31日。

收集的数据包括资源配置指标6个(开放床位数、医师人数、医师人数与床位占比、护理人数、护理人数与床位占比、医护比)、科研指标5个(课题数、SCI论文数、中文核心期刊论文数、发明专利数、实用新型专利数)、医疗服务能力指标8个〔门诊量、出院数、平均住院日、年床位使用率、门诊均次费用、住院均次费用、医疗服务收入占医疗收入比例、病例组合指数(CMI)〕、医疗安全指标4个(死亡数、死亡率、年医院感染漏报率、危急值及时处置率)、医疗质量指标中本专业监测指标13个〔气管镜检查例数、肺功能检查例数、睡眠监测例数、抗菌药物使用强度、住院患者抗菌药物使用前病原学送检率、社区获得性肺炎(CAP)住院患者低危患者比例、CAP住院患者病情严重程度评估的比例、慢阻肺急性加重患者住院期间行动脉血气分析比例、慢阻肺急性加重住院患者出院时处方长期维持吸入药物比例、慢阻肺急性加重住院患者住院应用雾化吸入治疗的比例、支气管哮喘住院患者行肺功能检查比例、支气管哮喘住院患者应用抗菌药物治疗的比例、急性肺血栓栓塞症(PTE)住院患者行深静脉血栓相关检查比例〕。总共收集呼吸专业质控监测指标36个。

二、指标分析

(一)资源配置指标

1. 床位数

共收集到24家医疗机构的床位数据。24家医疗机构总床位数1345张。其中,二级医疗机构床位数669张,占比49.74%;三级医疗机构床位数676张,占比50.26%(图1)。平均床位数56张。

2. 卫生技术人员统计

我国医疗机构呼吸科患者多、病情重、合并症多、疑难复杂病种多,住院患者需要输液、吸痰、雾化等护理操作多,护理量较大。但人员配比面临着医护人员少、工作负荷重、医护人员配备不足、医护人员流失情况较严重等问题。据此次数据统计,2023年青岛市24家医疗机构呼吸科医务人员构成中,医师占比39.03%,护士占比60.97%(图2)。

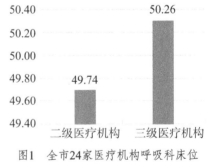

图1　全市24家医疗机构呼吸科床位占比/%

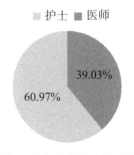

图2　全市24家医疗机构呼吸科医护占比

3. 床护比

护士在诊疗过程中担任相当重要的角色，护士数量越少，工作压力就越大，医疗安全就越难以保障。《全国医疗卫生服务体系规划纲要（2015—2020年）》中指出，2013年我国卫生服务体系资源要素之间配置结构失衡，床护比1∶0.45，医护比1∶1，到2020年全国医疗卫生服务体系资源要素配置主要目标为床护比1∶0.6，医护比1∶1.25。2023年青岛市呼吸专业数据收集显示床护比1∶0.41，医护比1∶1.56，均高于目标值，配比相对合理。

（二）科研指标

课题及发表SCI论文数排名前三位的医疗机构为青岛市市立医院、康复大学青岛中心医院及山东大学齐鲁医院（青岛）。总体上，三级医疗机构优于二级医疗机构。

（三）医疗服务能力

24家医疗机构的门诊量共443124人次，其中二级医疗机构门诊量119234人次、三级医疗机构门诊量323890人次。2023年出院总人数52664人次，其中二级医疗机构出院25043人次、三级医疗机构出院27621人次（图3）。

平均住院日8.16天，其中二级医疗机构7.47天、三级医疗机构8.68天。平均床位使用率92.54%，其中二级医疗机构81.30%、三级医疗机构96.23%。门诊次均费用203元，其中二级医疗机构180元、三级医疗机构222元。住院次均费用9581.53元，其中二级医疗机构5939.28元、三级医疗机构12877.98元。技术劳务性占比及CMI有多家医疗机构未能获取数据，其提供的意义仅供参考。其中有数据的18家医疗机构技术劳务性占比平均为34.86%，13家有数据的医疗机构平均CMI为1.19。

（四）医疗安全指标

24家医疗机构数据采集显示2023年总死亡人数800人，死亡率1.73%，年医院感染漏报率0.73%，危急值及时处置率100%。（图4）

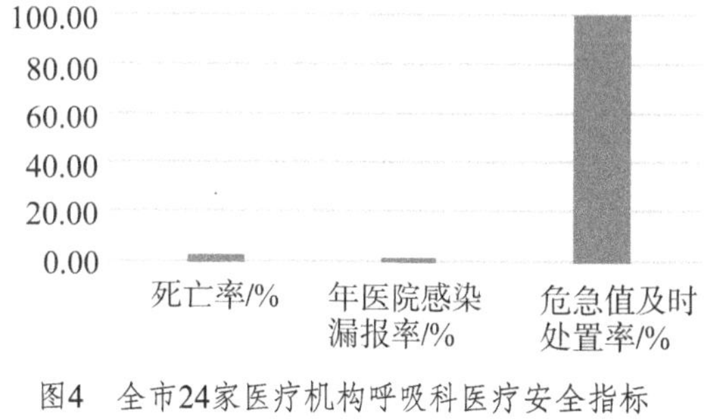

（五）呼吸内科专业监测指标

1. 24家医疗机构数据采集显示2023年呼吸专业常见技术工作量

全市24家医疗机构气管镜检查总数6434例次，其中二级医疗机构1453例次、三级医疗机构4981例次。肺功能检查总数42560例次，其中二级医疗机构7590例次、三级医疗机构34970例次。睡眠呼吸监测共986例次，其中二级医疗机构77例次、三级医疗机构909例次。（图5）

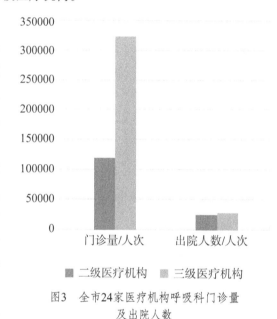

图3 全市24家医疗机构呼吸科门诊量及出院人数

图4 全市24家医疗机构呼吸科医疗安全指标

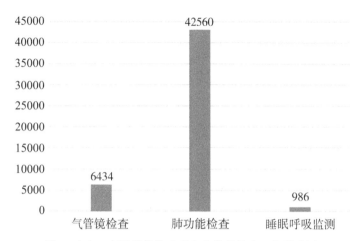

图5　全市24家医疗机构呼吸专业常见技术工作量/例次

抗菌药物使用强度平均为99.54%，其中二级医疗机构为81.80%、三级医疗机构为109.10%。住院患者抗菌药物使用前病原学送检率平均为82.47%，其中二级医疗机构为79.18%、三级医疗机构为85.76%。

2. 24家医疗机构通过数据采集获得的呼吸专业监测指标

CAP住院患者低危患者比例为69.73%（20家医疗机构的数据汇总），CAP住院患者病情严重程度评估的比例为77.84%，慢阻肺急性加重患者住院期间行动脉血气分析比例为86.09%，慢阻肺急性加重住院患者出院时处方长期维持吸入药物比例为69.71%，慢阻肺急性加重住院患者住院应用雾化吸入治疗的比例88.61%，支气管哮喘住院患者行肺功能检查比例为59.01%（21家医疗机构汇总数据），支气管哮喘住院患者应用抗菌药物治疗的比例为48.57%（21家医疗机构汇总数据），急性肺血栓栓塞症（PTE）住院患者行深静脉血栓相关检查的比例为100%（14家医疗机构汇总数据）。（图6）

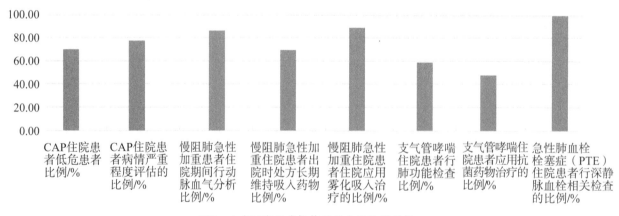

图6　全市24家医疗机构呼吸专业监测指标

三、存在问题

（1）部分医疗机构的医师、护理人数较少，比例失衡，可能会影响医疗服务质量。

（2）科研和创新能力有待提升，很多医疗机构缺乏相关成果。

（3）仍有部分医疗机构未提交数据，还有部分医疗机构的部分数据无法获取。

（4）部分医疗机构多项指标未达平均水平。

四、下一步工作

（1）建议加强培训、质量管理，提高医务人员的专业水平。

（2）医师、护理人员不足的医疗机构可考虑进行人力资源的调整。

（3）鼓励医疗机构加强科研和创新工作，提高相关成果的产出。

（4）完善数据收集和报告机制，确保所有医疗机构都按时提供完整的数据；督促未上报数据的医疗机构按时上报数据；视完成情况，给予一定的奖罚。

（5）对未达到指标的医疗机构，建议进行深入的调查，并制定相应的改进计划。

（6）对呼吸内科专业的工作量进行分级量化。对呼吸内科专业监测指标进行系统化培训。

青岛市呼吸内科质量控制中心

审稿：郭乃爽

消 化 内 科

一、数据范围和来源

共收集37家全市二级及以上公立和民营医疗机构消化内科数据，其中包括26家三级医疗机构、11家二级医疗机构。数据统计时间为2023年1月1日—12月31日。

收集的数据包括消化内镜中心医师年平均工作量、四级消化内镜诊疗技术占比、三级消化内镜诊疗技术占比、结肠镜盲肠插管成功率、结肠镜退镜检查时间≥6分钟占比、经内镜逆行胰胆管造影（ERCP）选择性深插管成功率、消化内镜相关严重并发症发生率、食管癌早期诊断率、胃癌早期诊断率、结直肠腺瘤检出率、结直肠癌早期诊断率、消化道早癌内镜黏膜下剥离术（ESD）完整切除率、ERCP胆总管取石成功率、超声内镜引导下胰腺细针穿刺术（EUS-FNA）标本病理阳性率共14个专业质量指标。

二、指标分析

（一）消化内镜中心医师年平均工作量

共收集到28家医疗机构的消化内镜中心医师工作量数据。其中，三级医疗机构23家，年平均工作量为1123例次；二级医疗机构5家，平均工作量为456例次。（图1）

（二）四级消化内镜诊疗技术占比

共收集到26家医疗机构的消化内镜中心四级技术比例数据。其中，三级医疗机构22家，平均四级诊疗占比为0.76%；二级医疗机构4家，平均四级诊疗占比为0.01%。（图2）

（三）三级消化内镜诊疗技术占比

共收集到26家医疗机构的消化内镜中心三级技术比例数据。其中，三级医疗机构22家，平均三级诊疗占比为4.5%；二级医疗机构4家，平均三级诊疗占比为0.23%。（图3）

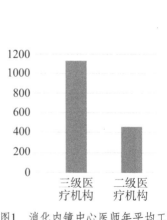

图1 消化内镜中心医师年平均工作量/例次

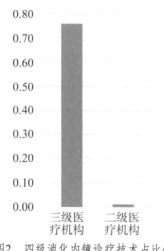

图2 四级消化内镜诊疗技术占比/%

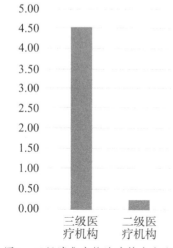

图3 三级消化内镜诊疗技术占比/%

（四）结肠镜盲肠插管成功率

共收集到28家医疗机构的结肠镜盲肠插管成功率数据。其中，三级医疗机构23家，成功率为93.2%；二级医疗机构5家，成功率为80.8%。（图4）

（五）结肠镜退镜检查时间≥6分钟占比

共收集到28家医疗机构的结肠镜退镜检查时间数据。其中，三级医疗机构23家，退镜检查时间≥6分钟占比为92.5%；二级医疗机构5家，退镜检查时间≥6分钟占比为84.8%。（图5）

（六）ERCP选择性深插管成功率

共收集到24家医疗机构的ERCP选择性插管成功率数据。其中，三级医疗机构22家，插管成功率为91.7%；二级医疗机构2家，插管成功率为82.2%。（图6）

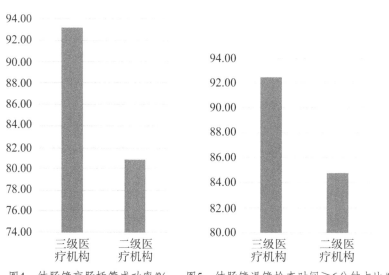

图4　结肠镜盲肠插管成功率/%　图5　结肠镜退镜检查时间≥6分钟占比/%　图6　ERCP选择性深插管成功率/%

（七）消化内镜相关严重并发症发生率

共收集到28家医疗机构的内镜相关严重并发症发生率数据。其中，三级医疗机构23家，严重并发症发生率为0.01%；二级医疗机构5家，严重并发症发生率为0.89%。（图7）

（八）食管癌早期诊断率

共收集到24家医疗机构的食管癌早期诊断率数据。其中，三级医疗机构22家，食管癌早期诊断率为18.9%；二级医疗机构2家，食管癌早期诊断率为4.3%。（图8）

（九）胃癌早期诊断率

共收集到24家医疗机构的胃癌早期诊断率数据。其中，三级医疗机构22家，胃癌早期诊断率为16.7%；二级医疗机构2家，胃癌早期诊断率为3.4%。（图9）

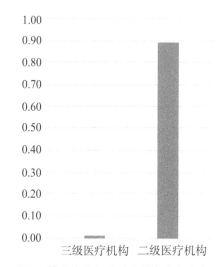

图7　消化内镜相关严重并发症发生率/%

（十）结直肠腺瘤检出率

共收集到28家医疗机构的结直肠腺瘤检出率数据。其中，三级医疗机构23家，结直肠腺瘤检出率为38.8%；二级医疗机构5家，结直肠腺瘤检出率为23.5%。（图10）

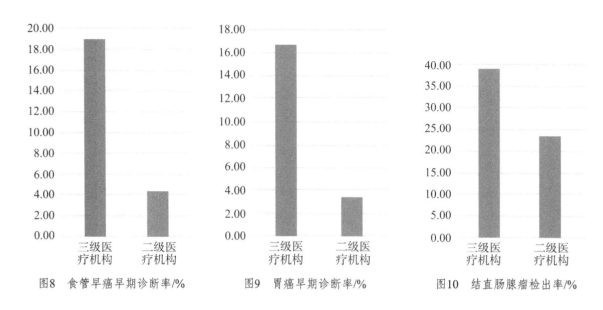

图8　食管早癌早期诊断率/%　　　图9　胃癌早期诊断率/%　　　图10　结直肠腺瘤检出率/%

（十一）结直肠癌早期诊断率

共收集到28家医疗机构的结直肠癌早期诊断率数据。其中，三级医疗机构23家，结直肠癌早期诊断率为16.7%；二级医疗机构5家，结直肠癌早期诊断率为3.9%。（图11）

（十二）消化道早癌内镜黏膜下剥离术（ESD）完整切除率

共收集到23家医疗机构的ESD完整切除率数据。其中，三级医疗机构22家，完整切除率为88.1%；二级医疗机构1家，完整切除率为50%。（图12）

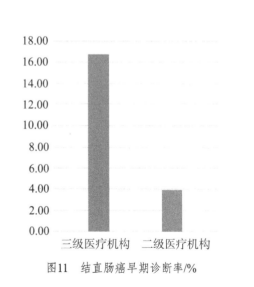

图11　结直肠癌早期诊断率/%　　　图12　消化道早癌内镜黏膜下剥离术完整切除率/%

（十三）ERCP胆总管取石成功率

共收集到23家医疗机构的ERCP胆总管取石成功率数据。其中，三级医疗机构22家，成功率为80.2%；二级医疗机构1家，成功率为50%。

（十四）超声内镜引导下胰腺细针穿刺术（EUS-FNA）标本病理阳性率

共收集到23家医疗机构的超声穿刺统计情况，有7家医疗机构（三级医疗机构）开展此项目，评估穿刺病理阳性率为23.3%。

三、存在问题

全市二级及以上医疗机构在消化内科诊疗水平尤其是消化内镜诊疗水平方面差距显著。在消化内镜诊疗质量、结肠镜技术临床应用质量、ERCP 技术临床应用质量、ESD技术临床应用质量、超声内镜技术临床应用质量等考核指标方面，三级公立医疗机构普遍优于二级医疗机构，这表明优质医疗资源多集中在三级公立医疗机构。

在食管癌早期诊断率考核指标上，医院间食管癌早期诊断率差距明显。2022年青岛市食管癌内镜检出率为9.8%，2023年青岛市食管癌内镜检出率为13.7%，11个医疗机构优于上年诊断率，26个医疗机构未达到上年诊断率。欠规范的胃镜操作、缺乏高清放大胃镜、对食管早癌认识不足可能是导致食管癌早期诊断率不高的原因。

一些医疗机构设备数量不足，可能需要考虑更新或增加设备；一些医疗机构的内镜医师、内镜专职护士较少，可能会影响医疗服务的质量；仍有部分医疗机构在多次督促下未提交材料。

四、下一步工作

（1）加强质控培训。邀请消化内科国家质控中心以及山东省质控中心的专家来青现场授课；同时积极邀请全国知名专家传授消化内镜以及消化内科最新的诊疗经验，提升全市消化内科诊疗水平。

（2）强化督导检查。发挥市、区（市）两级质控中心作用，强化督导检查，及时发现各医疗机构的短板与不足，制定整改措施，并对整改情况进行"回头看"，切实提升消化内科专业人员内镜操作规范。

（3）协助各医疗机构内镜硬件的提升，积极采购高清内镜。

（4）协助各医疗机构人力资源的调整，适当增加内镜专职护士。

（5）完善数据收集和报告机制。制定明确的数据收集和报告机制，确保所有医疗机构都按时提供完整的数据；敦促未上报数据的医疗机构按时上报数据；视完成情况，给予一定的奖罚。

青岛市消化内科质量控制中心

审稿：郭乃爽

血液内科

一、全市设有血液病专业的医疗机构调研情况

全市包括血液病专业的二级及以上医疗机构均纳入质控范畴。本次数据采集的医疗机构合计24家，包括三级医疗机构18家、二级医疗机构6家，二级医疗机构提供可供分析数据的1家。

二、数据分析情况

（一）资源配置指标分析

全市血液病专业总床位数为582张。其中，三级医疗机构床位数为552张，占94.8%；二级医疗机构床位数为30张，占5.2%。固定医师人数为141人，其中三级医疗机构为135人，占95.7%，与床位数占比相吻合。固定医师人数与床位数占比为0.24。固定护理人数为242人，三级医疗机构护理人数为230人，占95%，与医师人数占比相当。固定护理人数与床位数占比为0.42。医护比为0.58。出院人次为24869人次，其中三级医疗机构出院人次为23912人次，占96.2%。门诊人次为115942人次，其中三级医疗机构门诊人次为110361人次，占95.2%。二级医疗机构出院人次、门诊人次较三级医疗机构明显偏少，差距较大。（图1，图2）

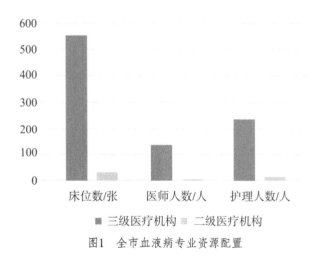

图1　全市血液病专业资源配置

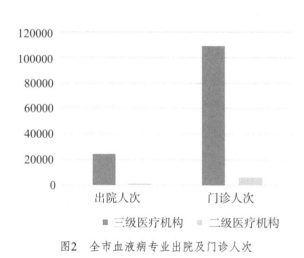

图2　全市血液病专业出院及门诊人次

（二）科研指标分析

全市有10家医疗机构配备血液病实验室，均为三级医疗机构，绝大多数为形态室，流式及分子检测需外送。血液病专业2023年共立项省级课题2项、市级课题6项，发表SCI论文14篇、核心期刊论文14篇。在研临床试验18项，已完成临床试验8项。均为三级医疗机构成果，二级医疗机构科研能力需进一步提升。（图3）

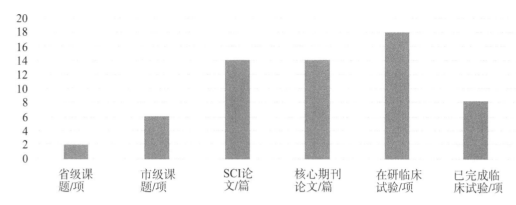

图3 全市血液病专业科研指标

（三）医疗服务能力指标分析

1. 平均住院日

全市医疗机构平均住院日中位数为6.63天，＜6.6天的有7家医疗机构，均为三级医疗机构，≥7天的有5家，均为三级医疗机构。

2. 床位使用率

全市医疗机构床位使用率中位数为98.6%，三级医疗机构床位使用率中位数为100.77%，二级医疗机构床位使用率中位数为72%，明显低于三级医疗机构。

3. 发病前三位的病种

三级医疗机构发病前三位的病种为白血病（包括急慢性白血病）、淋巴瘤、骨髓增生异常综合征，发病率较高的还有多发性骨髓瘤、缺铁性贫血、免疫性血小板减少症、再生障碍性贫血及骨髓增殖性疾病。

4. 造血干细胞移植

全市有6家可以开展造血干细胞移植的医疗机构，均为三级医疗机构。2023年全市共开展自体造血干细胞移植49例，异基因造血干细胞移植20例。

5. CMI

全市CMI中位数为0.91，≥0.91的医疗机构有6家。CMI最高的是青岛市妇女儿童医院，为1.11，CMI最低的是平度市人民医院，为0.72。

6. 疾病诊断相关分组（DRG）组数

全市DRG组数中位数为67组，≥67组的医疗机构有6家。

（四）医疗质量指标分析

1. 白血病患者规范化诊治率

全市白血病患者规范化诊治率平均值为87.7%，均值以下有3家医疗机构。（图4）

2. 淋巴瘤患者规范化诊治率

全市淋巴瘤患者规范化诊治率平均值为88.3%，均值以下有3家医疗机构。（图4）

3. 白血病患者随访率

全市白血病患者随访率平均值为90.4%，均值以下有4家医疗机构。（图4）

4. 淋巴瘤患者随访率

全市淋巴瘤患者随访率平均值为91.1%，均值以下有1家医疗机构。（图4）

5. 危急值及时处置数及处置率

全市危急值及时处置数量为10204项。危急值及时处置率为98.5%。

6. 死亡数及死亡率

全市2023年血液病死亡数为169例，死亡率为2.23%。

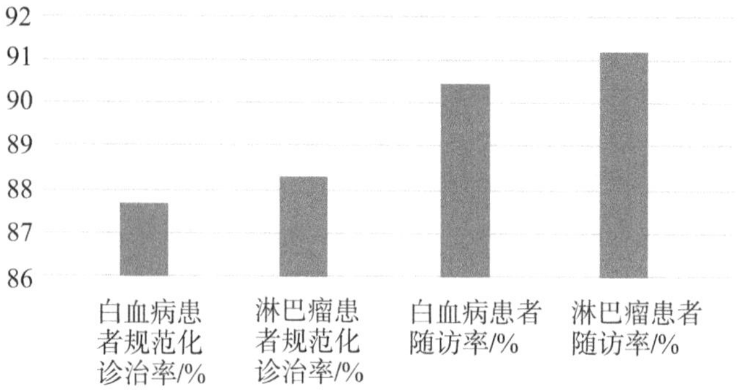

图4　全市白血病和淋巴瘤患者规范化诊治和随访率

（五）医疗安全指标分析

1. 住院患者静脉血栓栓塞（VTE）发生率

血液病住院患者共发生VTE例数为66例，VTE发生率中位数为0.34%，≥中位数的有2家。

2. 不良事件

全市不良事件报告数量为268件，每百名出院人次不良事件报告数为1.62件。

3. 外送标本医疗协议书签字率

全市外送标本医疗协议书签字率中位数为96%，＜中位数的有1家。

三、存在问题

（1）梯队结构。部分二级医疗机构没有固定血液科医师、护士，大多数医师需要同时兼职其他专业。

（2）资源配置使用情况。部分医疗机构床位使用率较低，出院人次、门诊人次较少。

（3）造血干细胞移植。全市目前进行造血干细胞移植的患者数量较少，有部分患者到别的省市治疗。

（4）规范化诊治情况。部分医疗机构在白血病及淋巴瘤诊治方面规范化程度偏低；血栓预防性治疗率偏低；二级医疗机构患者经济条件差，依从性差，流式、基因等送检率不高；保守治疗的患者偏多。

（5）医疗安全情况。部分医疗机构危急值及时处置率不足100%，存在安全隐患。

（6）数据采集情况。本次数据采集采用单位上报的方式，未进行专家核查。

四、下一步改进措施

（1）提高重视。各医疗机构要充分认识血液病专业规范化诊治的重要意义。医疗质量监测指标是用于度量和评价医疗服务质量的定量指标，可以从多个角度反映医疗服务的质量水平，包括患者安全、临床效果、医疗资源利用效率等方面。充分认识加强医疗质量监测指标管理的重要意义，加强指标数据的应用，将其作为强化质量管理、持续改进医疗质量的有力抓手，加强组织领导，制订工作方案，扎实做好相关工作。通过对这些指标的监控和分析，医疗机构可以及时发现问题，采取相应的改进措施，提高医疗服务的质量。各医疗机构应加大管理和质控力度，努力为肿瘤患者提供精准、规范、个体化的综合诊治方案。

（2）整改提升。各医疗机构要加强培训，质控中心将针对调研发现的问题组织专家有针对性地进行线上、线下、现场指导，督导改进；通过组织学术会议、培训讲座、病例分享等方式加强沟通交流，互相促进。逐步落实同质化管理。各医疗机构要根据自身存在的问题，进行自查，举一反三、对照整改，完善、规范工作流程，加强技能培训，提升医疗质量。

（3）强化督导。以质控检查为契机，督促各医疗机构职能部门把血液病医疗质量管理作为工作重点，优化工作流程、制度建设，坚持院、科两级督导，全面提高医疗质量，提高整体规范化诊治水平。

（4）交流合作。在学科间、医疗机构间学术交流以及技术推广、人才培养、双向转诊等方面，建立相关诊治流程，提升治疗规范性。质控中心将为各医疗机构建立联系，以管理为纽带，以合作为手段，以提升为目标，以业务联合为切入点，协同创新、聚力发展，从学术交流、新技术推广、进修学习、双向转诊、远程会诊等方面开展紧密合作，培养血液病专业人才，全面提升群众就医获得感和满意度。

（5）提升血液病精准诊疗水平。各医疗机构根据自身情况，在一线治疗前通过规范基因检测实施分子诊断指导下的免疫、靶向等治疗，提升规范化治疗水平。通过NRS、VTE、NRS2002等评分，充分评估患者病情，指导施治，提升患者生活质量，保障患者治疗安全性。

青岛市血液内科质量控制中心

审稿：郭乃爽

肾 病 学

一、基本情况

（一）采集内容

采用网络上报方式对全市二级及以上医疗机构及一级、民营、独立血液净化中心进行数据收集。完成数据采集指标体系的建设，该体系包括资源配置指标、科研指标、医疗服务能力、医疗质量及安全指标等4个方面。

1. 资源配置指标

病房核定床位数、病房医师人数与床位占比、病房护士人数与床位占比、护理岗位人员与医师之比、血透室医师人数、血透室护士人数、血透室工程师人数、现有透析机数量、现有HDF机器数量、现有CRRT机数量、传染病隔离区透析机数量、腹透医师人数、腹透护士人数、APD腹透机台数。

2. 科研指标

课题数、论文数、国家专利数、是否省级重点学科、是否市级重点学科。

3. 医疗服务能力

出院数、门诊量、平均住院日、平均住院费、连续性肾脏替代疗法（CRRT）例次、血透例次、在透血透人数、退出血透人数、在透腹透人数、退出腹透人数、肾活检数、内瘘手术例次、长期导管置管术例次、腹膜透析置管术例次。

4. 医疗质量及安全指标

每百名出院人次不良事件报告数量、医院感染发生率、危急值及时处置率、医疗事故（3年）、IgA肾病和血液透析质量指标。其中IgA肾病指标共10项：肾活检患者术前查完成率、肾脏病理切片染色规范率、IgA肾病患者病理分型诊断率、IgA肾病患者RAS阻断剂的使用率、IgA肾病患者随访完成率、IgA肾病患者血压控制达标率、肾功能恶化率、治疗6个月后24小时尿蛋白＜1克的患者比例、肾活检严重并发症发生率、激素免疫抑制剂治疗的严重并发症发生率。血液透析质量指标共19项：血液透析治疗室消毒合格率、透析用水生物污染检验合格率、新入血液透析患者血源性传染病标志物检验完成率、维持性血液透析患者血源性传染病标志物定时检验完成率、维持性血液透析患者的乙型肝炎和丙型肝炎发病率、血液透析患者尿素清除指数（Kt/V）和尿素下降率（URR）控制率、维持性血液透析患者 β_2 微球蛋白定时检验完成率、血液透析患者透析间期体重增长控制率、维持性血液透析患者的动静脉内瘘长期使用率、维持性血液透析患者常规定时检验率、维持性血液透析患者生化定时检验率、维持性血液透析患者全段甲状旁腺激素（iPTH）定时检验完成率、维持性血液透析患者的血清铁蛋白和转铁蛋白饱和度定时检验完成率、维持性血液透析患者的血清前白蛋白定时检验完成率、维持性血液透析患者的C反应蛋白定时检验完成率、维持性血液透析患者高压控制率、维持性血液透析患者肾性贫血控制率、维持性血液透析患者慢性肾脏病-矿物质与骨异常

（CKD-MBD）指标控制率、维持性血液透析患者血清白蛋白控制率。腹膜透析质量指标共15项：腹膜透析治疗室消毒合格率、腹膜透析患者Kt/V及总内生肌酐清除率（Ccr）控制率、腹膜透析患者β_2微球蛋白定时检验完成率、腹膜透析患者平衡试验记录定时完成率、腹膜透析退出患者治疗时间、腹膜透析患者常规定时检验率、腹膜透析患者生化定时检验率、腹膜透析患者iPTH定时检验完成率、腹膜透析患者的血清铁蛋白和转铁蛋白饱和度定时检验完成率、腹膜透析患者的血清前白蛋白定时检验完成率、腹膜透析患者的C反应蛋白定时检验完成率、腹膜透析患者高压控制率、腹膜透析患者肾性贫血控制率、腹膜透析患者CKD-MBD指标控制率、腹膜透析患者血清白蛋白控制率。

（二）数据采集情况

1. 资源配置

根据上报数据，目前全市肾内科病房核定床位数703张，血透室医师133人，血透室护士646人，血透室工程师41人，透析机数量1311台，HDF机器264台，CRRT机器53台，乙肝透析机86台，丙肝透析机10台，梅毒透析机5台，艾滋病（HIV）透析机0台。APD腹透机29台，腹透医师62人，腹透护士58人。

2. 科研指标

申请课题17项，发表论文102篇，授权国家专利12项。省级重点专科单位有青岛市市立医院、青岛市中医医院、青岛大学附属医院，市级重点专科单位有青岛市市立医院、青岛市中医医院、青岛大学附属医院、黄岛区中医医院。

3. 医疗服务能力

年出院25086人次，门诊量1360649人次，平均住院日9.65天，平均住院费用9112.9元。CRRT 6107例次，血透688226例次，在透血人数5006人，退出血透人数884人，在透腹透人数1283人，退出腹透人数192人。肾活检1140例次，内瘘手术1390例次，长期血透导管置管术319例次，腹膜透析置管术363例次。

4. 医疗质量及安全指标

危急值及时处置率为97%～100%，3年医疗事故为0。

IgA肾病数据：共17家医疗机构提供数据，其中青岛西海岸新区第二中医医院为二级医疗机构，其余均为三级医疗机构。

肾活检严重并发症发生率和激素免疫抑制剂治疗的严重并发症发生率均为0。

血液透析数据：共有42家医疗机构上报数据，其中一级医疗机构3家、二级医疗机构12家、三级医疗机构19家、独立血液净化中心3家、民营医疗机构5家。

二、存在问题及原因分析

（1）共收到42家血液透析中心数据指标，应报未报血液透析中心14家。

（2）已提交数据填报存在填写信息不全、填写数据不准确现象。如医疗质量及安全指标中每百名出院人次不良事件报告数、医院感染发生率较多医疗机构未提供数据，数据填写不准确。

（3）填写数据有疑问。

IgA肾病穿刺术前检查完成率应达100%，完成率低的原因是有些医疗机构术前常规不查血型：

医疗机构要求非输血需要不得行血型检查，部分医疗机构认为肾穿刺活检术后需要输血和血制品的可能性极低，有输血必要时可立即行血型检查。山东省肾脏病质控中心也建议《三级医院评审标准山东省实施细则指标手册》再版时不再将血型作为肾活检术前必须检查项目。

维持性血液透析患者的乙型肝炎和丙型肝炎发病率应达到或接近0，部分医疗机构填报数据明显有误，分析原因有些是填报错误，有些是错误理解该指标，填写的是现存乙肝和丙肝患者比率而不是新发率。

血液透析治疗室消毒合格率、透析用水生物污染检验合格率、新入血液透析患者血源性传染病标志物检验完成率、维持性血液透析患者血源性传染病标志物定时检验完成率应达100%，对于填报0或50%等数据的医疗机构将在2024年血液透析督查中予以重点检查，对于不符合要求的透析中心提出整改，必要时关停。

（4）部分质控指标完成较差。血液透析患者Kt/V和URR控制率、维持性血液透析患者β_2微球蛋白定时检验完成率、维持性血液透析患者的血清前白蛋定时检验完成率，尤其是维持性血液透析患者的血清铁蛋白和转铁蛋白饱和度定时检验完成率多家透析中心填报数据为0，原因主要是这些医疗机构未开展转铁蛋白饱和度检查项目。

（5）血液透析质控指标达标情况和完成情况整体要高于腹透指标，原因是腹透患者居家透析，而血液透析患者每周3次来往医院透析室，医护人员的科普教育和督促可促进相关质控指标的完成，相关透析化验指标检验完成度高，腹透管理需要进一步加强。

（6）部分医疗机构设备数量不足，一些透析中心医师、护理人员较少，缺少专职工程师。

（7）科研和创新能力有待提升，有很多医疗机构缺乏相关成果。

（8）肾穿刺活检开展例数少，阻碍提升肾脏病诊断和治疗水平。

三、下一步工作

（1）配合国家和山东省肾病学质控中心指标调研活动，提高专科管理水平。

（2）设备不足的医疗机构可以考虑增加设备，医师、工程师、护理人员不足的医疗机构可以考虑进行人力资源的调整。建议医疗机构开展如转铁蛋白饱和度等检查项目。建议有条件的三级医疗机构积极开展肾穿刺活检，提高肾脏病诊断水平。

（3）完善数据收集和报告机制，加强网络数据填报管理，督促各机构及时准确上报数据。要求各医疗机构认真对待数据上报工作，填写真实、有效数据。

（4）继续推进年度重点医疗质量改进工作，在原有"提高透析患者肾性贫血控制率"基础上增加"提高透析患者血磷控制率"，并将其作为第二个质量改进目标。

（5）深入调查未达标医疗机构：对未提报数据及上报数据存有疑问的医疗机构，将在2024年质控督查工作中重点检查，督促完成。

青岛市肾病学质量控制中心
审稿：郭乃爽

风 湿 免 疫

一、数据范围和来源

2023年7月风湿免疫质控中心对2023年3月1日至6月30日二级以上医疗机构所有系统性红斑狼疮合并狼疮性肾炎、狼疮性肾炎合并肾功能不全病例进行抽查。本次抽查以风湿免疫性疾病的常见住院病种为重点，其中低风险死亡病例、系统性红斑狼疮合并狼疮性肾炎或狼疮性肾炎合并肾功能不全为重点必报病例。本次共抽检病例33份，并采取随机抽取的形式，从中抽取9份病例进行重点检查，主要抽查内容：① 系统性红斑狼疮合并狼疮性肾炎、狼疮性肾炎合并肾功能不全的诊疗规范情况，包括合理用药、合理检验检查；② 医疗核心制度落实情况；③ 临床路径管理；④ 病案质量管理、首页规范化填写；⑤ 护理管理等方面。

2023年11月17日，风湿免疫质控中心对平度市人民医院风湿免疫科进行飞行检查。本次共随机抽检病例8份，检查内容如下。① 风湿病诊疗规范：病历书写规范、药物应用等。② 风湿病临床路径管理：入径率和完成率。③ 病房基础设施建设：床位数。④ 门诊规模：诊室数量及每日出诊人次。⑤ 科室医疗与护理的人员配备、学历构成。⑥ 医院检验科对于常见免疫指标的检测能力。⑦ 科室感染管理制度。⑧ 三级医师查房制度实施情况。⑨ 医疗机构质控记录。

二、指标分析

（一）资源配置指标

根据2023年度风湿免疫质控中心抽检结果，门诊诊室平均数量为2.8个，平均每日出诊人数为11人；病房平均床位数为22张；科室医疗与护理人员配备较充足，平均医疗、护理人员比例约为1∶1.2。

（二）医疗服务能力

2023年度风湿免疫质控中心对二级以上医疗机构进行抽检，抽检结果为各抽检单位检验科对风湿免疫相关指标可进行常规检测，如抗核抗体、ENA抗体、抗磷脂抗体等自身抗体检测的平均报告时间约为8.2小时。

（三）医疗安全指标

根据对二级以上医疗机构抽检的结果，抽检科室普遍落实医疗核心制度，科室感染管理制度较完善，医疗质控记录及时，三级医师查房制度执行率为100%，临床路径相关管理制度执行率为90%。

（四）风湿免疫专业检测指标

（1）在2023年7月抽检的33份病例中，系统性红斑狼疮合并狼疮性肾炎患者尿常规、24小时尿蛋白定量的检查率为100%；其中，13例患者进行了肾脏穿刺活检病理检查，占比39%；平均住院日为

10.2天；系统性红斑狼疮的入径率为90.9%，出径率为87.9%；首页规范化填写占比97%；相关护理管理制度（如每日记尿量、测空腹体重）执行率为84.8%。

（2）在2023年11月的飞行检查中，系统性红斑狼疮合并狼疮性肾炎患者尿常规检查率为100%，24小时尿蛋白定量检查率为87.5%；其中3例患者进行（含既往已行）肾脏穿刺活检病理检查，占比37.5%；平均住院日为11.3天；系统性红斑狼疮入径率为75%，出径率为75%；首页规范化填写占比87.5%；相关护理管理制度（如每日记尿量、测空腹体重）执行率为75%。

三、存在的问题

（1）临床规范诊疗：① 临床诊断证据不充分；② 必需检查检验方面不完整，部分检验检查不必要或缺少依据；③ 合理用药方面有不足；④ 护理管理欠细致；⑤ 出院指导不够完善、具体。

（2）医疗质量安全核心制度：缺少"修正诊断"及具体分析。

（3）病历质量管理：① 病程记录存在较多复制、粘贴的情况；② 异常检验、检查分析不充分；③ 知情同意书签字不及时。

四、下一步工作

（1）为进一步贯彻青岛市卫健委关于持续改进医疗质量的相关政策，进一步提高医疗质量安全和医疗服务水平，促使医疗质量的同质化，由质控中心主任委员及副主任委员组成的专家组于各月进行全市各医院分组检查，主要针对风湿免疫病临床路径开展情况及规范化诊疗展开检查。

（2）各季度分别进行质控培训会议，通过文献和诊疗指南的学习、病例分享及质控政策解读等方式，明确本专业质控指标，学习风湿免疫性疾病发病机制的最新研究进展和规范化疾病诊疗策略。

（3）风湿免疫质控中心拟于2024年分别对全市二级以上医疗机构的风湿免疫科进行两次飞行检查，对风湿病诊疗规范、临床路径管理、病房及门诊建设、三级医师查房制度实施情况及医疗机构质控记录等方面进行检查，通过调研数据、汇总分析、检查与督导等举措，促使全市风湿免疫病质量控制的同质化与规范化。

（4）在未来的工作中，将继续以改善风湿免疫病患者的生活质量为目标，以提高诊疗水平为核心，进一步完善质量控制体系，加强培训与宣传，提高数据采集和分析能力，加强交流与合作，从而全面加强风湿免疫病的质量控制工作。

青岛市风湿免疫质控中心

审稿：郭乃爽

老 年 医 学

医疗质量监测指标统计范围覆盖全市二级以上医疗机构35家，其中三级医疗机构18家、二级公立医疗机构16家、二级民营医疗机构4家、老年医学科独立建制15家。考虑老年医学科配置的实际情况，本次指标分析重点围绕独立建制的15家医疗机构。

一、资源配置

（一）核定床位数

全市独立建制老年医学科核定床位数为650张，其中三级医疗机构为610张、二级医疗机构为40张；非独立建制老年医学科床位数共计529张，其中三级医疗机构为60张、二级医疗机构为469张。

（二）医师及护士配置

全市15家独立建制老年医学科医师共有169人，其中具备老年医学专业资质的有80人，副高及以上职称的79人，硕士研究生及以上学历的125人；固定护理人员277人，具备老年医学专科护士资质的有65人。

（三）老年综合评估室配置情况

全市15家独立建制老年医学科老年综合评估室已经挂牌并有相关质控材料的有4家，未挂牌、仅执行相关功能的有11家。

（四）小结

1. 总体评价

床位数、医师及护士数量基本符合国家及青岛市规定要求；部分医疗机构的医床比和护床比未能完全达标，经了解，与这些医疗机构的硬件配置和绩效核算关系较大。

2. 解决方案

对不符合国家和青岛市制定的质控指标体系要求的医疗机构提出整改建议并听取反馈意见。

二、老年病（相关）专业学术影响力及科研指标

（一）学术影响及部分科研指标

全市15家独立建制老年医学科2023年度课题立项数为9项，发表论文74篇，授权国家专利3项，举办老年健康相关主题学术会议或继续教育项目30次（项）。

（二）科普工作

全市15家独立建制老年医学科2023年度各项明确记录的科普活动共计98项，包括科普视频、自媒体文案及视频、义诊、科普讲座，主题涉及老年慢病防治等多个领域。

（三）小结

1. 总体评价

数量统计方面，各单位差距较大，其中三级甲等医疗机构的指标领先，而其他医疗机构在数量方面较少甚至为零，这与学科带头人重视程度及既往研究基础有关。开展科普活动方面，各医疗机构较为积极，活动形式也呈现多样化。

2. 解决方案

呼吁相关管理者和学科带头人予以重视，必要时可进行调研座谈，加强横向合作。

三、老年病医疗服务能力

1. 出院人次

全市15家独立建制老年医学科2023年度老年医学科病房共出院24554人次。其中，65岁≤住院病患年龄＜80岁的为8743人次，住院病患年龄≥80岁的为5224人次，出院诊断≥5种疾病患者为19309人次。

2. 平均住院日

全市15家独立建制老年医学科2023年度老年医学科平均住院日为8.07天，死亡总人数为180人；出院具有延续性照护及面向下级机构转诊统计数据不齐全，考虑与各单位数据管理方式有关。

3. 门诊总人次

全市15家独立建制老年医学科2023年度老年医学科门诊总量为137833人次，其中≤65岁门诊病患年龄＜80岁的为37742人次，门诊病患年龄≥80岁的为16582人次。

4. 收治病种前七位（以出院记录第一诊断为准）（表1）

表1　青岛市15家独立建制老年医学科收治病种前七位疾病及并发症

疾病大类	并发症					
糖尿病	糖尿病伴血糖控制不佳	糖尿病伴多个并发症				
冠心病	稳定性心绞痛	不稳定型心绞痛				
高血压	高血压3级（极高危）					
肺部感染类	肺部感染	慢性支气管炎	慢阻肺急性加重			
脑血管病	脑梗死	短暂性脑缺血发作	椎基底动脉供血不足	后循环缺血	脑动脉供血不足	缺血性脑血管病
心力衰竭	慢性心功能不全急性加重	充血性心力衰竭				
消化系统	慢性萎缩性胃炎	慢性浅表性胃炎	结肠息肉	胃息肉	胆囊结石/胆囊炎	急性胰腺炎

四、老年医学专业服务指标

独立建制老年医学科基本具备老年综合评估的专业理念和意识，在主要评估维度上开展的工作较多，但大部分仍并未达95%；跌倒和压疮评估达100%，因为其评估是综合医疗机构必备要求。共病和多重用药维度较少评估，分析原因，与具体工具及量表工具的选择及操作耗时较多有关。

老年多学科会诊统计：2023年度15家独立建制老年医学科共完成3个及以上学科的多学科会诊1326人次。

五、总结

（一）共性问题

（1）老年医学专业理念及相关工作开展程度不够，尤其是部分二级医疗机构，相关文件和评估室等硬件设置欠佳，或者评估工作流于形式，起不到真正对临床工作和老年患者诊疗的指导和协助作用。

（2）学历、执业资质和进修深造等人才梯队建设方面亟待加强。超过2/3的医疗机构具有硕士学位和中高级职称的医师占比亟待加强；老年医学相关主题的各层级理论和技术培训学习亟待进一步开展和增加。各级医疗机构承办和参与老年医学业内学术活动的次数和程度远远不够。各级医疗机构科研亮点较少，涉及老年医学专业领域的研究更少。

（3）学科影响力方面亟待提高。除青岛大学附属医院之外，其他单位无省级平台资质；市级重点学科与老年病关联不大。

（4）各医疗机构对老年医学科室和学科建设的重视程度不高。经筛选，独立建制老年医学科的医疗机构仅为15家，其余机构中多见以下情况：① 加挂老年医学诊疗服务而未见与老年医学专业相关者；② 加挂老年医学诊疗服务而仅仅见少部分老年医学专业相关工作者；③ 挂老年医学科的标识牌，但科室本身完全是某内科学科的专科，科室和学科管理各项指标也完全遵从专科；④ 有老年医学科标识牌，有部分老年医学科医师（包括主任或者负责人和下级医生），有部分老年患者床位，但其值班安排、科室场所、硬件设置和护理人员完全与某其他专科科室合作；⑤ 未曾设置老年医学科甚至老年医学诊疗服务。

（5）各医疗机构存在不同程度的专业随访和双向转诊流于形式的问题。

（6）重点病例质控部分突出问题汇总：病历书写细节出现前后不一等问题；老年病专业分析内容（特别是与综合评估和综合征相关的内容）极少。

（二）下一步针对性工作

（1）提高专业重视度。各区（市）要充分认识老年医学科规范化建设的重要意义，指导各医疗机构按照相关建设标准，加大对其规范化建设支持力度，增加专业容量，努力为老年患者提供更专业的医疗服务。

（2）各医疗机构需整改提升。各医疗机构要根据本报告所列举的问题，加强自查、举一反三、对照整改，如有困难，可随时通过学科建设、培训等质控活动进行补齐。

（3）质控中心和各级医疗机构强化督导。强烈建议各区（市）、各医疗机构要将老年医学科建设工作与《国家卫生健康委办公厅关于印发〈老年医学科建设与管理指南（试行）〉的通知》及《关于老年医学科建设和管理的建议（中华医学会老年医学分会起草制订）》、老年友善系列活动和适老工作推进等相结合，突出结果和效果为导向的整改质控，推进老年医学科规范化建设。

（4）针对二级和部分三级医疗机构中非独立建制老年医学科指标提取和监测督察工作，在市卫健委老龄健康处和民政协助下，努力进一步扩大老年医学科质控指标体系的覆盖面。

（5）在常规质控工作基础上，计划每月开展一次老年疑难复杂病例讨论会活动。邀请专家点评并形成内部学习资料，这样既完成月度病例质控活动任务，又加强业务培训学习。

青岛市老年医学（老年病）质量控制中心

审稿：郭乃爽

普 通 外 科

一、基本情况

（一）采集内容

完成数据采集指标体系的建设，该体系包括资源配置指标、科研指标、医疗服务能力、医疗质量指标和医疗安全指标等5个方面。资源配置指标主要包括核定床位数、固定医师人数、医床比、固定护理人数、护床比和医护比；科研指标主要包括课题数、论文数和授权国家专利数；医疗服务能力主要包括出院数、固定医师与出院量比、各病种手术数量、出院患者手术量占比、微创手术量、微创手术占比、日间手术量、日间手术占比、平均住院日、平均住院费；医疗质量指标主要包括死亡数、死亡率、不良事件报告数、危急值及时处置数、危急值及时处置率、手术相关记录完整数、手术相关记录完整率、I类切口手术抗菌药物预防使用数、I类切口手术抗菌药物预防使用率、四级手术随访率、四级手术术前多学科讨论率、非计划重返手术数、非计划重返手术率；医疗安全指标主要包括手术并发症数、手术并发症发生率、住院手术患者VTE发生数、住院手术患者VTE发生率、围手术期死亡数、围手术期死亡率、每百名出院人次不良事件报告数。共20家医疗机构上报数据。

（二）指标分析

采用网络上报方式对全市二级及以上医疗机构进行数据收集，并进行有效数据的统计分析（图1至图6）。

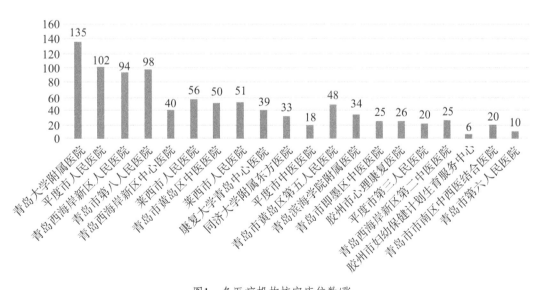

图1 各医疗机构核定床位数/张

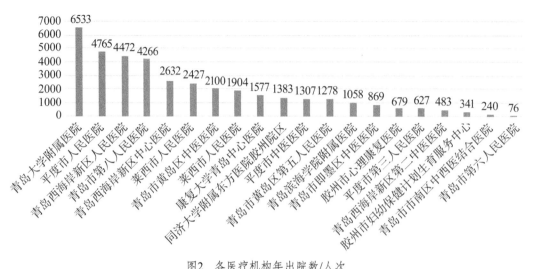

图2 各医疗机构年出院数/人次

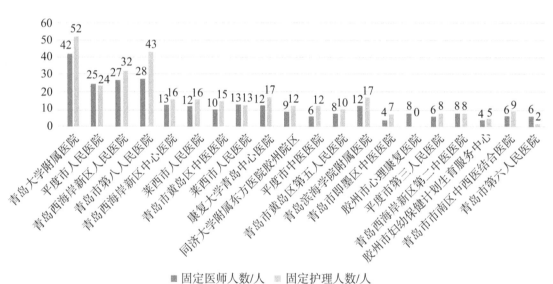

■ 固定医师人数/人 ■ 固定护理人数/人

图3 各医疗机构医护人数

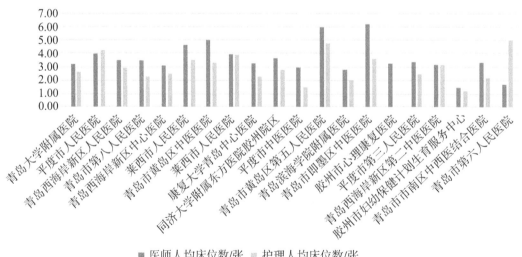

■ 医师人均床位数/张 ■ 护理人均床位数/张

图4 各医疗机构医护人均床位数

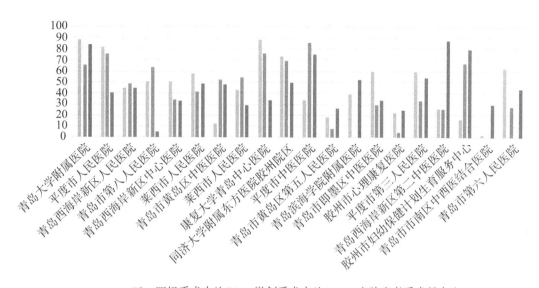

图5　各医疗机构医疗质量数据

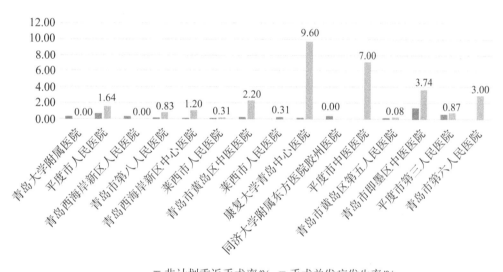

图6　各医疗机构医疗安全数据

20家上报数据的医院中：青岛滨海学院附属医院、胶州市心理康复医院、青岛西海岸新区第二中医医院、胶州市妇幼保健计划生育服务中心、青岛市市南区中西医结合医院的非计划重返手术率和手术并发症发生率均为0。

从病种收治及手术数量来看，青岛大学附属医院收治病种和数量较多。上报数据的20家医疗机构的医疗质量和医疗安全均比较理想。

二、存在问题

（1）部分医疗机构对本次医疗质量数据上报不重视，未上报数据。

（2）科研创新方面，青岛大学附属医院和青岛西海岸新区中心医院的课题、论文和国家专利的数量较多，其余医院的较少，科研能力和学术创新能力有待提高。

三、下一步工作

（1）完善考核机制，对本次未上报数据的医疗机构在下次质控会议上进行通报，公布考核机制，制定明确的数据收集和报告机制，确保所有医疗机构都按时提供完整的数据；敦促未上报数据的医疗机构按时上报数据，并视上报完成情况采取一定的奖罚措施。

（2）采用PDCA（计划+执行+检查+处理）方法追踪各医疗机构质量控制及反馈结果。

（3）逐步制定各病种医疗规范并推广。

（4）鼓励医疗机构加强科研和创新工作，提高相关成果的产出。

（5）对于日均检查量较低的医疗机构，可以优化工作流程，提高工作效率。

（6）针对未达到指标的医疗机构，建议进行深入的调查，找出问题根源，并制定相应的改进计划。

青岛市普通外科质量控制中心

审稿：郭乃爽

骨 科

一、数据范围和来源

完成数据采集指标体系的建设，该体系包括资源配置指标、科研指标、医疗服务能力、医疗质量指标和医疗安全指标等5个方面。资源配置指标主要包括核定床位数、医护人员数；科研指标主要包括课题数、论文数和授权国家专利数；医疗服务能力主要包括门诊量，出院人次，手术量，三、四级手术量，日间手术量，平均住院日，住院次均费用，髋/膝关节置换术的相关指标，等等；医疗质量指标和医疗安全指标主要包括死亡数/率、不良事件报告数、危急值及时处置数/率、Ⅰ类切口手术抗菌药物预防使用数/率、非计划重返手术数/率、手术并发症数/率、住院手术患者VTE发生数/率、围手术期死亡数/率、有植入物的膝关节手术例数及术后并发症例数/率等。

共收集22家青岛市二级及以上公立和民营医疗机构骨科质量控制数据，其中三级公立医疗机构14家、三级民营医疗机构2家、二级公立医疗机构4家、二级民营医疗机构2家。数据统计时间为2023年1月1日—12月31日。

二、指标分析

（一）核定床位数

共收集到22家医疗机构的核定床位数数据。22家医疗机构共设置骨科病床2027张。其中，14家三级公立医疗机构1444张，占病床总数的71.24%；2家三级民营医疗机构91张，占病床总数的4.49%；4家二级公立医疗机构设置209张，占病床总数的10.31%；2家二级民营医疗机构设置283张，占病床总数的13.96%。各级各类医疗机构骨科病床数平均值见图1。

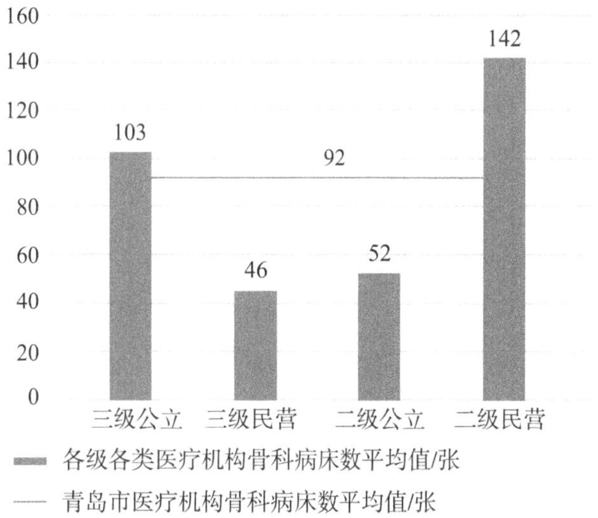

图1 各级各类医疗机构骨科病床数平均值

（二）医护人员数

共收集到21家医疗机构的骨科医师数数据。21家医疗机构共有医师530人。其中，13家三级公立医疗机构骨科医师397人，占74.91%；2家三级民营医疗机构骨科医师19人，占3.58%；4家二级公立医疗机构骨科医师45人，占8.49%；2家二级民营医疗机构骨科医师69人，占13.02%。各类医疗机构骨科医师数平均值见图2。

共收集到21家医疗机构的骨科护士数数据。21家医疗机构共有骨科护士621人。其中，13家三级公立医疗机构骨科护士437人，占70.37%；2家三级民营医疗机构骨科护士18人，占2.90%；4家二级公立医疗机构骨科护士56人，占9.02%；2家二级民营医疗机构骨科护士110人，占17.71%。各类医疗机构骨科护士数平均值见图3。

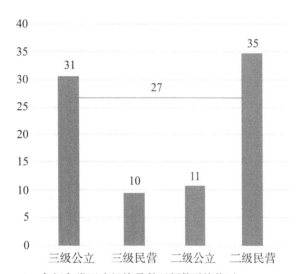

图2 各级各类医疗机构骨科医师数平均值

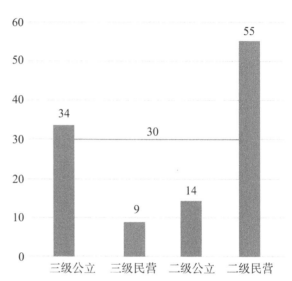

图3 各级各类医疗机构骨科护士数平均值

（三）科研方面

在开展课题研究、发表SCI论文和中文核心期刊论文、申请发明专利和实用新型专利方面，有很多医疗机构没有相关成果，提示亟须加强科研和创新能力。二级医疗机构最需提升，三级医疗机构的平均指标也略低，不同三级医疗机构的科研能力差距很大。

（四）门诊人数

共收集到20家医疗机构骨科门诊量数据。20家医疗机构骨科门诊量为898070人次。其中，12家三级公立医疗机构共720033人次，占80.18%；2家三级民营医疗机构共15477人次，占1.72%；4家二级公立医疗机构共60710人次，占6.76%；2家二级民营医疗机构共101850人次，占11.34%。各类医疗机构骨科门诊量平均值见图4。

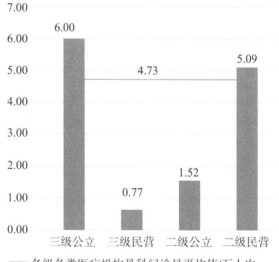

图4 各类医疗机构骨科门诊量平均值

（五）出院人数

共收集到21家医疗机构骨科出院人次数据。21家医疗机构骨科总出院人数为64487人次。其中，13家三级公立医疗机构合计48222人次，占74.78%；2家三级民营医疗机构合计1776人次，占2.75%；4家二级公立医疗机构合计7004人次，占10.86%；2家二级民营医疗机构合计7485人次，占11.61%。各类医疗机构骨科出院人数平均值见图5。

（六）手术量

共收集到21家医疗机构骨科手术量数据。21家医疗机构骨科总手术量为47048台次。其中，13家三级公立医疗机构合计38185台次，占81.16%；2家三级民营医疗机构合计1404台次，占2.98%；4家二级公立医疗机构合计4105台次，占8.73%；2家二级民营医疗机构合计3354台次，占7.13%。各类医疗机构骨科手术量平均值见图6。

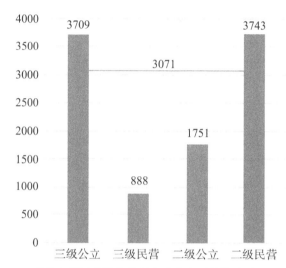

图5　各类医疗机构骨科出院人数平均值

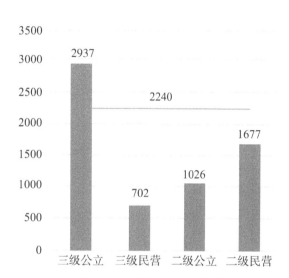

图6　各类医疗机构骨科手术量平均值

共收集到20家医疗机构骨科三、四级手术量数据。20家医疗机构骨科三、四级手术量共32216台次。其中，12家三级公立医疗机构合计27103台次，占84.13%；2家三级民营医疗机构合计832台次，占2.58%；4家二级公立医疗机构合计2519台次，占7.82%；2家二级民营医疗机构合计1762台次，占5.47%。

收集到的21家医疗机构中，只有7家医疗机构开展了日间手术，且均为三级公立医疗机构。不同三级医疗机构日间手术量差距较大，排名前三位的医疗机构为青岛市市立医院（710台）、青岛市即墨区人民医院（156台）、青岛大学附属青岛市中心医院（83台）。

（七）平均住院日

共收集到21家医疗机构骨科平均住院日数据。21家医疗机构骨科平均住院日为8.73天，其中13家三级公立医疗机构8.40天、2家三级民营医疗机构8.19天、4家二级公立医疗机构8.01天、2家二级民营医疗机构11.66天。

（八）住院次均费用

共收集到20家医疗机构骨科住院费用数据。20家医疗机构骨科住院次均费用为15357.9元，其中12家三级公立医疗机构16828.4元、2家三级民营医疗机构16603.5元、4家二级公立医疗机构10328.0元、2家二级民营医疗机构11384.6元。

（九）髋/膝关节置换术相关指标

共收集到20家医疗机构髋/膝关节置换术相关指标，仅有3家医疗机构单独上报了髋关节置换术和膝关节置换术的数据，这意味着大多数医疗机构提供的数据是合并的，没有区分这两种手术，这些数据在当前情况下不具备足够的分析价值，无法得出有意义的结论。

（十）死亡数/率

共收集到21家医疗机构骨科专业死亡数/率数据，死亡率为0.07%，整体较低，符合医疗安全要求。

（十一）不良事件报告

共收集到21家医疗机构骨科不良事件报告数据。21家医疗机构骨科每百出院人次不良事件报告平均值为1.08件，其中13家三级公立医疗机构为1.22件、2家三级民营医疗机构为2.59件、4家二级公立医疗机构为0.71件、2家二级民营医疗机构为0.20件。

（十二）危急值及时处置率

共收集到19家医疗机构危急值及时处置率数据。大部分医疗机构在危急值及时处置率方面表现良好，达到了100%的处置率，表明这些医疗机构在应对危急情况时，具备较高的响应速度和处理能力，能够有效地保障患者的安全。

（十三）Ⅰ类切口手术抗菌药物预防使用率

共收集到18家医疗机构Ⅰ类切口手术抗菌药物预防使用率数据。不同医疗机构Ⅰ类切口手术抗菌药物预防使用率差别较大。其中三级医疗机构Ⅰ类切口手术抗菌药物预防使用率最大值为100.00%、最小值为24.02%，中位数为51.90%；二级医疗机构Ⅰ类切口手术抗菌药物预防使用率最大值为50.00%、最小值为6.00%，中位数为31.00%；三级医疗机构Ⅰ类切口手术抗菌药物预防使用率明显高于二级医疗机构。

（十四）非计划重返手术数/率

共收集到20家医疗机构非计划重返手术数/率数据。共有13家医疗机构发生非计划重返手术，其中13家三级医疗机构共发生38例非计划重返手术、3家二级医疗机构共发生5例非计划重返手术。发生非计划重返手术的医疗机构中，三级医疗机构最大值为0.63%、最小值为0.01%，中位数为0.12%；二级医疗机构最大值为0.40%、最小值为0.04%，中位数为0.30%。

（十五）手术并发症数/率

共收集到19家医疗机构手术并发症数/率数据。共有13家医疗机构发生手术并发症，其中14家三级医疗机构共发生99例手术并发症、3家二级医疗机构共发生25例手术并发症。发生手术并发症的医疗机构中，三级医疗机构手术并发症发生率最大值为2.10%、最小值为0.05%，中位数为0.36%；二级医疗机构手术并发症发生率最大值为0.80%、最小值为0.33%，中位数为0.50%。三级医疗机构手术并发症发生率明显高于二级医疗机构。

（十六）住院手术患者VTE发生数/率

共收集到20家医疗机构住院手术患者VIE发生数/率数据。共有9家医疗机构发生住院手术患者VTE，其中8家三级医疗机构共发生117例VTE、1家二级医疗机构发生6例VTE。发生VTE的医疗机构中，三级医疗机构VTE发生率最大值为6.40%、最小值为0.02%，中位数为0.60%；二级医疗机构仅1家，VTE发生率为0.24%。三级医疗机构住院手术患者VTE发生率明显高于二级医疗机构。

（十七） 围手术期死亡数/率

共收集到21家医疗机构手术并发症数/率数据。共有5家医疗机构发生围手术期死亡。

（十八） 有植入物的膝关节手术相关指标

共收集到16家医疗机构有植入物的膝关节手术例数数据。16家医疗机构有植入物的膝关节手术总数为3913例。其中，11家三级公立医疗机构3571例，占91.26%；2家三级民营医疗机构219例，占5.60%；2家二级公立医疗机构60例，占1.53%；1家二级民营医疗机构63例，占1.61%。

三、小结

青岛市二级及以上医疗机构骨科质量控制水平参差不齐，针对这一问题，提出以下3项措施。

第一，加强重视并及时报送数据至关重要。医疗机构和相关部门应充分认识到骨科质量控制的重要性，并将质量控制作为日常工作的重要组成部分。同时，应建立完善的数据报送机制，确保骨科手术、并发症等相关数据的及时、准确报送。这有助于全面了解各医疗机构的骨科质量控制情况，为制定针对性的改进措施提供依据。

第二，统一标准、手术目录和并发症定义是提升骨科质量控制水平的关键。通过制定统一的标准和手术目录，可以确保各医疗机构在骨科手术操作和质量控制方面遵循相同的规范。同时，明确并发症的定义和分类，有助于更准确地评估手术效果和患者安全。为此，需要组织专家团队进行深入研究和讨论，制定出符合青岛市实际情况的标准和规范。

第三，加强信息化建设是提升骨科质量控制水平的重要手段。通过信息化平台，可以实现骨科手术数据的实时采集、分析和共享。这不仅可以提高数据报送的效率和准确性，还可以帮助医疗机构及时发现和解决质量控制中存在的问题。此外，信息化平台还可以为医护人员提供便捷的学习和交流渠道，促进骨科新技术、新项目的开展及应用。

另外，还需要注意以下几点：一是要加强与各医疗机构的沟通与协作，确保各项措施得到有效执行；二是要定期开展培训和指导活动，增强医护人员的质量控制意识和技能；三是要建立完善的监管和考核机制，对医疗机构的骨科质量控制工作进行定期评估和监督。

总之，通过加强重视、统一标准、加强信息化建设等多方面的努力，可以有效提升青岛市二级及以上医疗机构骨科的质量控制水平，保障患者的安全和权益。

青岛市骨科质量控制中心

审稿：焦丰叶

烧 伤 科

一、数据范围和来源

共收集12家青岛市二级及以上公立和民营医疗机构烧伤专业管理数据，其中二级公立医疗机构6家、二级民营医疗机构1家、三级公立医疗机构5家。数据统计时间为2023年1月1日—12月31日。

完成数据采集指标体系的建设，该体系包括资源配置指标、科研指标、医疗服务能力、医疗质量指标和医疗安全指标等5个方面。资源配置指标主要包括烧伤专业医护人数；科研指标主要包括课题数、论文数和国家专利数；医疗服务能力主要包括手术量、出院患者手术量占比，三、四级手术量，三、四级手术占比，平均住院日；医疗质量指标主要关注死亡数、死亡率、不良事件报告数等；医疗安全指标主要包括手术并发症发生率、手术患者VTE发生率等。

二、指标分析

1. 核定床位数

共收集到12家医疗机构的烧伤科床位数据。12家医疗机构烧伤科共设置床位250张。（图1）

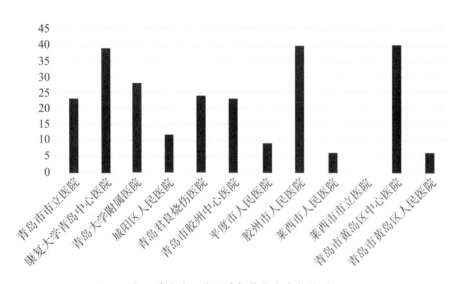

图1　青岛市12家医疗机构烧伤床位数/张

2. 固定医师数

12家医疗机构烧伤科共有固定烧伤医师84人。

3. 固定医护比

大部分医疗机构的固定医师平均人数较为合理，但也存在医师人数偏少的情况，可能会影响烧伤患者的收治。三级医疗机构在医师及护士人员方面明显多于二级医疗机构。（图2）

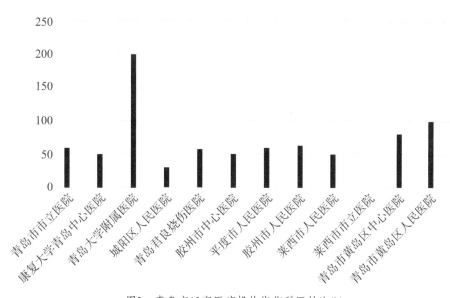

图2　青岛市12家医疗机构烧伤科医护比/%

4. 科研指标

科研指标排名前三的是青岛市黄岛区中心医院、青岛大学附属医院、青岛市市立医院。在开展课题研究、发表SCI论文和中文核心期刊论文、申请发明专利和实用新型专利方面，有很多医疗机构没有相关成果，需要加强科研和创新能力。二级医疗机构最需提升，三级医疗机构的平均指标也略低，不同三级医疗机构的科研能力差距很大。（图3）

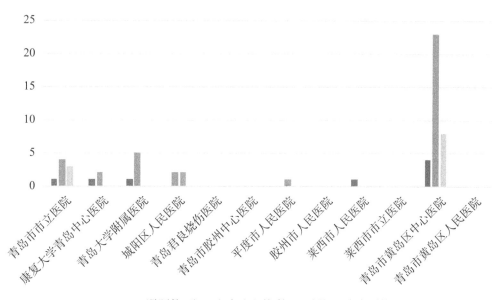

■ 课题数/项　■ 发表论文数/篇　■ 授权国家专利数/项

图3　青岛市12家医疗机构烧伤科科研指标

5. 手术量、出院患者手术量占比

手术量排名前三的是青岛大学附属医院、康复大学青岛中心医院、青岛市市立医院。分析原因主要为大型三甲公立医疗机构收治患者最多，且患者病情较二级医疗机构重，大多数患者比较相信三甲医疗机构水平高于二级医疗机构。（图4）

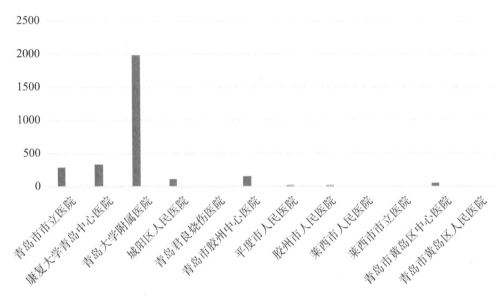

图4　青岛市12家医疗机构烧伤科手术量/例次

出院患者手术量占比排名靠前的是青岛大学附属医院、青岛市市立医院、康复大学青岛中心医院。（图5）

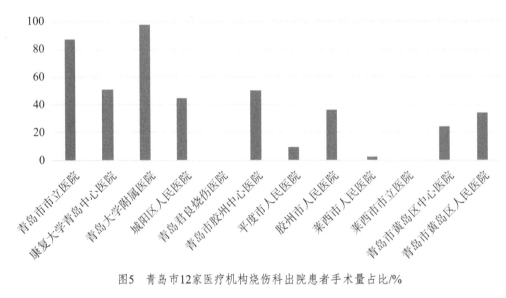

图5　青岛市12家医疗机构烧伤科出院患者手术量占比/%

6. 三、四级手术量，三、四级手术占比

三、四级手术量排名前三的是青岛大学附属医院、青岛市黄岛区中心医院、康复大学青岛中心医院。（图6）

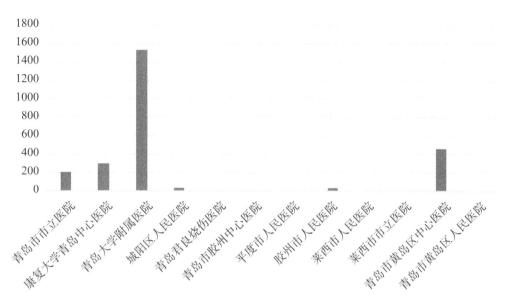

图6　青岛市12家医疗机构烧伤科三、四级手术量/例次

三、四级手术占比排名靠前的是康复大学青岛中心医院、青岛大学附属医院、青岛市黄岛区人民医院。（图7）

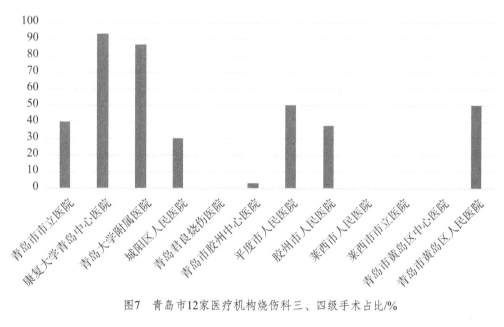

图7　青岛市12家医疗机构烧伤科三、四级手术占比/%

7. 平均住院日

住院患者平均住院日排名靠前的为青岛市市立医院、康复大学青岛中心医院、胶州市中心医院。分析原因为这3家医疗机构住院患者以烧伤患者为主，烧伤患者创面愈合时间长，导致平均住院日延长，其余9家医疗机构烧伤患者不是主要患者，平均住院日较长。

8. 督导检查指标考核分析

（1）制度建设和组织架构。除青岛市市立医院烧伤科外，其余11家医疗机构烧伤科没有制定烧伤质控管理规定，2家医疗机构未成立质控小组，2家医疗机构质控员对质控职责不熟悉。

（2）烧伤病房环境。3家医疗机构没有独立的烧伤病房，烧伤病人和其他科病人混住，存在交叉感染风险。

（3）烧伤病人围手术期死亡率。质控要求逐步下降，12家医疗机构，有11家开展了烧伤病人的手术治疗，围手术期死亡率为0。抗菌药物治疗前病原学送检率整体为74.2%，符合国家高于50%的指导标准。

三、存在问题

（1）部分医疗机构的手术量及手术占比较低，需要进一步分析原因并进行提升。

（2）有医疗机构烧伤治疗药膏及敷料不足，可能需要增加药品及敷料种类。

（3）一些医疗机构的医师、护理人员较少，可能会影响医疗服务的质量。

（4）科研和创新能力有待提升，有很多医疗机构缺乏相关成果。

（5）仍有部分医疗机构在多次督促下未提交材料。

（6）部分医疗机构多项指标未达平均水平。

四、下一步工作

（1）针对手术量及三、四级手术占比较低的医疗机构，建议加强培训、质量管理，提高医务人员的专业水平。

（2）药品、设备不足的医疗机构可以考虑更新设备或增加设备投入。

（3）医师、护理人员不足的医疗机构可以考虑进行人力资源的调整和增加。

（4）鼓励医疗机构加强科研和创新工作，提高相关成果的产出。重视信息化平台建设。充分认识互联网优势，与各质控医疗机构建立烧伤质控信息化平台，重视信息化平台建设，使数据的获取更加方便、准确、快捷。

（5）完善数据收集和报告机制。制定明确的数据收集和报告机制，确保所有医疗机构都按时提供完整的数据；敦促未上报数据的医疗机构按时上报数据，并视上报完成情况采取一定的奖罚措施。

（6）强化督导检查、质控培训目标任务。大力支持区（市）成立烧伤质控中心，发挥市烧伤质控中心的引领作用，从制度建设、组织结构、工作流程等方面进行帮扶，必将产生1+1＞2效应，更好地服务烧伤质控工作。将督导检查与质控培训紧密结合，对在督导检查中发现的问题、难点、痛点，将在质控培训中进行讲授，做到有的放矢，提高质控培训的针对性、实效性和可操作性。

（7）针对未达到指标的医疗机构，建议进行深入的调查，找出问题根源，并制定相应的改进计划。

青岛市烧伤科质量控制中心

审稿：焦丰叶

医 学 美 容

一、基本情况

（一）督导检查

两次督查覆盖委属共34家医疗机构（实为33家，市立医院本部及市立医院东院区因数据合并上报，默认为1家医疗机构）。第一次督查对各医疗机构上报的相关数据进行核实，内容按照规章制度落实、质控管理、人员培训与技术准入、围手术期管理、医疗文书、特殊药品管理、医疗安全、院感管理、患者权益与隐私保护等方面进行；重点是微整注射项目的全流程管理，涉及病历质量，知情告知，肉毒素、玻尿酸等生物制剂使用适应证及管理；现场查看制度落实情况、抽调重点病例资料、访谈工作人员；第二次督查对前一次督查发现问题的整改情况进行"回头看"。

（二）数据上报

采用问卷调查的方式对二级及以上医疗机构的医疗美容相关专业人员构成、住院及门诊工作情况进行摸底；对手术、注射治疗、光电治疗及各种治疗并发症发生人次等重点数据定期收集、分析；重点监控指标是注射并发症发生率，这是2023年青岛市医学美容质量控制中心（以下简称市医学美容质控中心）的医疗质量改进目标。共有27家医疗机构上报数据，25家上报数据有意义，其中公立医疗机构14家（三级医疗机构13家，二级医疗机构1家）、民营医疗机构11家。

二、存在问题

（一）部分医疗机构虽有医疗美容科目，但长期未开展工作

5家医疗机构虽有医疗美容科目注册，但因近几年新冠疫情、人员流失等原因一直未开展工作。对于此类早期设置医疗美容诊疗科目，但由于种种原因近几年未开展工作的医疗机构，建议取消相关科目的设置。

（二）个别医疗机构的情况说明

2家医疗机构2023年申请通过医疗美容科目的审批，但因药品、耗材等原因，一直没有开展实质性工作；数据上报方面仅有基础信息，工作量信息不全。

（三）督导检查方面

1.制度建设及质控管理方面

在制度建设和落实方面，第一次督查绝大部分民营医疗机构没有制定医疗安全（不良）事件相关制度，或有但未落实，或部分制度陈旧，多年未修订。诊疗规范、操作规范文字版和执行情况"两层皮"的现象较普遍。"回头看"时发现大部分民营医疗机构建立了相关制度，但对医疗安全（不良）事件的认识停留在纸面上，界定不甚清楚，如青岛华韩整形美容医院将病历检查出现的文书问题纳入了不良事件的范畴。在奖惩方面大部分医疗机构没有抓手，所以落实效果较差。

质控管理方面，公立医疗机构普遍比民营医疗机构好，成立有相关人员组成的质控小组，开展质控活动并有记录。民营医疗机构由于专业单一，质控是在医院层面开展，涉及的病历质控或院感质控有一定基础，但医疗或药事涉及质控的内容较少，或者仅有质控数据的收集，但缺少对质控工作的分析整改及总结。

2. 技术准入及人员管理方面

大部分民营医疗机构无手术、技术操作授权要求；青岛西海岸新区第二医院缺少医美科的手术分级管理制度及授权。个别公立医疗机构也存在未授权或授权等级未及时更新的情况。

3. 手术操作及医疗文书方面

医疗文书是扣分最多的项目。一是病历书写过于简单；病案号、过敏史等基本信息缺失；检查单无医师签名等。二是知情同意书落款仅有一个签署时间，未明确到时、分；或有时、分但空项，未体现医患沟通的"先告后知"。三是围手术期或治疗操作相关资料不全，如手术记录无记录时间等。"回头看"时发现医疗文书质量较前有所改善，大部分医疗机构在门诊病历、知情同意书的内涵上有所完善，但个别医疗机构还存在知情同意书方面的问题，如基础信息空项、签署时间没有精确到时、分，或者未体现医患沟通的"先告后知"。

围手术期管理方面，手术相关文书存在一定缺陷。1家医疗机构三级手术（皮瓣手术）缺少术前讨论，1家医疗机构门诊手术安全核查表有空项；2家民营医疗机构住院手术缺少手术风险评估表；1家民营医疗机构全麻手术仅有患者签名，无授权委托，特殊情况无法确保患者安全。

4. 注射类操作重点工作方面

2023年上半年督查时发现肉毒素使用者信息登记不详细、无操作记录（注射部位及剂量不详）；肉毒素按毒性药品管理的相关环节不规范，使用登记中剩余药量未登记，药品储存冰箱未做到随时上锁；对于非说明书范围注射时缺少超说明书用药申请备案及知情告知。"回头看"时有部分医疗机构已完善超说明书用药的申请和知情告知，但仍有部分医疗机构未整改。分析原因，该工作不仅涉及临床科室，还涉及药事管理部门，与这些部门不了解备案的流程或者职能部门未行动有关。此外，还发现部分医疗机构肉毒素注射缺少操作记录或使用、销毁登记本，或者使用登记信息不完善。

（四）工作量摸底统计方面

1. 医疗美容项目设置及人员基本情况

医学美容质控中心所辖二级及以上医疗机构共33家，有27家上报数据。

（1）设置医疗美容科一级科目的医疗机构中，4个二级科目全部具备的医疗机构有5家，均为民营医疗机构；设置3个二级科目的有3家设置了两个科目，但实际仅有一个科目开展工作的有4家医疗机构。

（2）美容中医科的开设较少，可能与有资质的美容中医科大夫数量少有关；而在已开设美容中医科的医疗机构，通过收集数据发现，实际均未开展美容中医科的工作。

（3）各医疗机构美容主诊医师合计112人，其中公立医疗机构42人、民营医疗机构70人。聘任多点执业的主诊医师38人。其中西海岸新区中心医院有1人，其余均为民营美容医疗机构。

2. 整体工作开展情况

根据25家医疗机构上报的有效数据进行分析。

（1）病房设置。仅有12家医疗机构设置有病房。其中公立医疗机构5家，收治患者多为肿物切除皮瓣修复、瘢痕修复等。民营医疗机构住院患者量比公立医疗机构多，以美容类患者为主，年平均收治207.3人次。

（2）区域分配。公立医疗机构的门诊诊室、治疗室、治疗床、手术室、手术床、牙椅、观察床等配置以及各二级专科医师数、专职护理人员数均不及民营医疗机构，且专科的医疗美容机构诊室、治疗室等布局更加合理，人员结构较为科学。

（3）手术相关情况。25家医疗机构共填报14401台次手术，其中门诊手术12569台次、病房手术1596台次、急诊手术236台次。各医疗机构以门诊手术为主，占手术总量的87.28%；其次为病房手术（11.08%）。急诊手术仅有9家医疗机构开展，其中公立医疗机构6家、民营医疗机构3家。

手术并发症合计93例，发生率为0.65%。位列前三名的是① 术后出血、血肿、血清肿、皮下积液34例（36.56%）；② 瘢痕凹陷、变宽或增生24例（25.81%）；③ 切口感染、愈合不良或延迟愈合12例（12.90%）。

（4）肉毒素使用情况。不区分单瓶剂量，共计使用25212支。使用量排名前六的均为民营医疗机构合计23785支，占总使用量的94.34%；公立医疗机构1097支（4.35%），低于民营医疗机构使用量。

肉毒素注射总人次为27611，其中仅1091人次（3.59%）是在公立医疗机构注射治疗。使用3支及以上肉毒素的有180人次（0.65%）。

并发症方面，共有6家医疗机构报告有17例肉毒素不良反应的情况，发生率为0.06%。排名前三的并发症依次为① 表情不对称（9例，52.94%）；② 急慢性过敏反应（如皮疹）（6例，35.29%）；③ 与注射创伤相关的长期红斑、局部淤血（4例，23.53%）。与肉毒素使用量和注射人次相比，并发症发生率相当低。分析原因：一是肉毒素注射技术简单，相对较安全；二是对于轻微并发症如与注射创伤相关的红斑、局部淤血、肿胀、疼痛等，部分医疗机构可能未重视和上报。

（5）玻尿酸使用情况。共计使用30877支，注射总人次为16184。玻尿酸的种类繁多，各医疗机构所使用的种类和数目差距较大。从数据可以看到大部分公立医疗机构无相关耗材，民营医疗机构的耗材种类齐全，可选择性大。故在使用数量和注射人次上，公立和民营医疗机构有较明显的差别，使用数量和注射人次排名前六的医疗机构均为民营医疗机构，公立医疗机构分别只占0.41%（126支）和0.68%（110人）。同期联合治疗约占20.84%（3372人），玻尿酸单次使用量在5支及以上的有528人次（3.26%）。

并发症方面，共计5家医疗机构报告17例并发症，并发症发生率为0.1%。排名前三的并发症是矫正不足、过量或不对称（9例，52.94%），注射过浅、局部结节、凸起、丁达尔现象（7例，41.18%），与注射创伤相关的长期红斑、局部淤血（5例，29.41%）；血管栓塞导致皮肤血运障碍1例。

（6）胶原蛋白使用情况。注射总人次为2178，均在民营医疗机构开展。并发症4人次（0.18%），主要为矫正不足、过量或不对称（2例），注射过浅、局部结节、凸起等（1例）。

（7）其他生物材料使用情况。如聚左旋乳酸（PLLA）、聚甲基丙烯酸甲酯（PMMA）等，共有52人次，其中7人次联合其他治疗。

（8）中胚层治疗［包括水光针、富血小板血浆（PRP）、微针治疗等］。共计23749人次，其中公立医疗机构仅有309人次（1.30%）。总并发症17例（0.07%），主要为与注射创伤相关的红斑、局部淤血、肿胀、疼痛等（10例）。

（9）注射并发症发生率。2023年全年注射项目（包括肉毒素、透明质酸、胶原蛋白等涉及生物注射材料的医疗操作）合计上报69774人次，并发症55人次，注射并发症平均发生率为0.08%，中位数为0。从2023年全年数据来看，注射并发症发生率很低，分析原因，不排除工作量较大的民营医疗机构有瞒报、漏报情况；公立医疗机构排名靠前，也与注射患者基数小有一定关系。

2022年医学美容质控中心上报数据提示：注射并发症发生率约6.8%。该指标一般是越低越好。目前尚无省级标准可参照。国家整形美容质控中心发布数据，2021年注射并发症发生率为0.24%，其中公立医疗机构（0.27%）明显高于民营医疗机构（0.14%）；2022年注射并发症发生率为0.21%；2023年基线值为1.87%，目标值呈逐年降低。由于在国家整形美容质控平台共有2800家医疗机构上报数据，其中民营医疗机构超过80%，而从文献资料推断实际注射并发症为3%～8%，所以也考虑存在瞒报、漏报导致数据过低的情况。

（10）光电治疗情况。共计84223人次，其中并发症1255人次（1.50%）。并发症主要为烧灼感（661例）、局部皮肤干燥（567例）。

（11）接诊外院并发症情况。共计321人次，均为公立医疗机构上报，说明在处理美容整形并发症方面，求美者对公立医疗机构有着较高的信任度。并发症涵盖手术22人次、注射296人次、光电3人次。注射并发症为主要并发症来源，主要有结节、钙化、囊肿形成（63人次，28.64%），切口感染、愈合不良或延迟愈合（9人次，4.91%），水肿（7人次，3.18%），还有奥美定注射物移位等少见并发症。在问诊过程中大多患者述说是在生活美容院、个人工作室、美博会等非医疗场所接受的注射，注射产品多为水货或无证产品。这说明求美者存在信息上的不对等，出现问题了到公立医疗机构寻求帮助的时候才知道这些都是和医疗有关的项目，不能在非医疗机构接受治疗。为避免此类风险的出现，社会及各医疗机构应加大对医疗美容规范性治疗的宣传。

三、下一步工作

（一）完善制度建设及落实，加强人员管理

完善医疗机构或医疗美容科室层面的制度建设，严格落实质控管理制度，落实质控管理措施；定期开展质控管理活动，质控管理活动记录责任到人，有效提高医疗美容专业的质控管理水平。

要组织各医疗机构梳理对现有人员可开展的医美技术，建立医美手术及操作的目录，开展人员技术授权，并根据人员变动、职称调整进行动态管理。技术准入（包括新技术）及授权将作为质控中心2024年督查的重点工作之一。

计划组织质控中心专家委员会的骨干成员到工作出色的其他城市美容整形质控中心参观学习，交流经验，提升医学美容质控中心专家组的管理水平。

（二）重视人员培训，加强流程管理

加强培训和教育机制，针对医疗美容专业"诊断少、疗程短、非疾病"的特殊情况，2024年将组织医疗美容病历书写规范的专项培训，结合医美机构管理中遇到的依法执业、质控管理方面的困惑，提供更加规范、更加有针对性、更加实用的质控培训，有目的地解决问题。除此以外，医学美

容质控中心也将重点针对新制度、新流程、新技术开展专项培训，同时增加督查反馈问题的培训内容，从而提高围手术期安全管理及注射操作的规范性，逐步实现医疗美容专业的同质化管理。

（三）强化数据上报，提高报送质量

各医疗机构上报的数据基本为人工统计，部分医疗机构有较为先进的电子病历系统，但在美容整形手术、微整形注射类操作中，无相应的模块，无法实现专科所需信息报表的呈现，数据统计相对烦琐。因填报数据来源差异，填报人个人理解、统计方式不同，其结果与真实情况可能存在差异。并发症类数据有瞒报、漏报可能。综上原因，大部分数据仍存在一定偏差。

2024年在稳定上述数据填报的基础上，结合整形美容专业新增的8个指标，增加相应并发症数据上报内容，同时将优化数据填报方式，细化填报内容，将市医学美容质控中心关注的代表医疗质量和医疗安全的数据纳入填报和管理范围。通过培训和考核加强质控对象数据填报及时性、准确性，确保数据的真实性和可代表性。

由于民营医疗机构开展医美项目居多，而质控所辖仅为二级及以上医疗机构，上报数据尤其是注射类的数据不能代表全市整体水平。2024年计划在市级医疗美容医疗机构微信群的基础上，将各区（市）医疗美容医疗机构纳入，以便发送通知和交流工作，并对个别医疗机构出现的异常数据及时发布预警信息和进行行业内干预。

（四）借鉴管理经验，狠抓问题整改

公立医疗机构开展医美项目不全，部分环节管理不能在公立医疗机构找到参照，而公立医疗机构的管理模式也无法在民营医疗机构直接落地融合；医美项目在民营医疗机构开展居多，而质控所辖仅为二级医疗机构，更庞大的工作量数据隐藏在未定级医美机构中，仅靠质控中心无法一一顾及；民营医疗机构营利的特殊性以及以往接受医疗质量相关检查较少，病历、知情同意等环节存在问题较多，质控检查不涉及利益，部分医疗机构依从性差，督查难度大。针对上述问题，一是从委属质控单位中选取执行力好、工作有借鉴的医疗机构，以分享经验的方式带动某一共性问题得到解决；二是通过各区（市）卫健局将相关工作及督查思路向下传导，尤其是已成立区一级医美质控中心的，可以纳入市级质控中心的工作群，以点带面共同推进。三是加强与卫生监督部门的联系，发现可移交的问题及时反馈，保证督查的力度和效果。

（五）加强科普宣传，倡导安全医美

鼓励医学美容质控中心成员单位发挥公众信赖公立医疗机构的优势，大力开展多种形式的健康宣教、科普讲堂、义诊咨询、志愿服务等公益性社会活动，向公众传播安全变美、科学变美的理念，提高公众对本专业的认知度和不良医美行为的辨识度，带动提升全市医美行业的专业水平和服务能力。

青岛市医学美容质量控制中心

审稿：焦丰叶

精 神 医 学

目前全市共有精神卫生医疗机构43家，本次医疗质量监测指标统计工作有5家机构未报送，均为二级精神专科医院。纳入统计的38家医疗机构中，有三级医疗机构5家、二级医疗机构27家、一级医疗机构3家、综合医院精神科3家。

一、资源配置指标

（一）床位数

全市精神卫生机构核定床位数8434张，其中三级医疗机构2377张、二级医疗机构5338张、一级医疗机构309张、综合医院精神科410张。全市精神卫生机构实际开放床位数9123张，其中三级医疗机构2911张（32%）、二级医疗机构5418张（60%）、一级医疗机构309张（3%）、综合医院精神科485张（5%）。

（二）卫生技术人员数

全市精神卫生医疗机构卫生技术人员（包含医、药、护、技）4412人，其中三级医疗机构1562人（35%）、二级医疗机构2466人（56%）、一级医疗机构195人（5%）、综合医院精神科189人（4%）。

（三）卫生技术人员数与实际开放床位数比

全市精神卫生医疗机构卫生技术人员数与实际开放床位数比为0.48，三级医疗机构为0.54，二级医疗机构为0.46，一级医疗机构为0.63，综合医院精神科为0.39。（图1）

（四）小结

根据《医疗机构基本标准（试行）》，一、二、三级精神专科医院卫生技术人员数与实际开放床位数的比值分别应达到0.4、0.44、0.55，全市三级医疗机构为0.54，略低于标准值。建议加强精神科医师培养，落实《国务院办公厅关于深化医教协同进一步推进医学教育改革与发展的意见》，探索建立以临床岗位需求为导向的人才供需平衡机制，稳定精神医学本科专业招生规模，继续推进精神科医师转岗培训，优化精神科专业技术人员岗位结构。

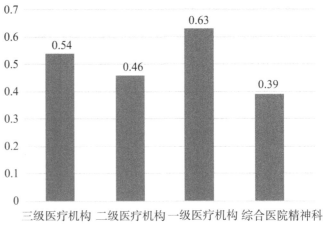

图1　全市精神卫生医疗机构卫生技术人员数与实际开放床位数比

二、指标分析

（一）科研指标

2023年全市精神卫生医疗机构共立项课题4项，发表中文核心期刊论文21篇、SCI论文12篇，授权国家专利11项，均主要来自公立精神卫生医疗机构，民营医疗机构科研成果较少。

（二）医疗服务能力

1. 住院日及住院费用

2023年全市精神卫生医疗机构共计出院41966人次，总住院日2816405天，平均住院日67.11天，总住院费用70503.50万元，次均住院费用16800.15元。（表1）

表1　全市精神卫生机构住院日及住院费用

机构类型	出院人数/人次	平均住院日/天	总住院日/天	患者次均住院费用/元	总住院费用/万元
三级精神专科医院	14939	64.86	968878	21534.11	32169.80
二级精神专科医院	22699	71.13	1614605	14591.04	33120.21
一级精神专科医院	1119	68.99	77203	7270.13	813.53
综合医院精神科	3209	48.53	155719	13711.30	4399.96
总计	41966	67.11	2816405	16800.15	70503.50

2. 精神分裂症和双相情感障碍患者比例

2023年全市出院诊断为精神分裂症的患者数为19089人次，占全部出院人数的45.49%；出院诊断为双相情感障碍的患者数为4438人次，占全部出院人数的10.58%。（表2）

表2　2023年全市出院诊断为精神分裂症和双相情感障碍患者比例

机构类型	出院诊断为精神分裂症的患者数/人次	出院诊断为精神分裂症的患者比例/%	出院诊断为双相情感障碍的患者数/人次	出院诊断为双相情感障碍的患者比例/%
三级精神专科医院	4950	33.13	2053	13.74
二级精神专科医院	11898	52.42	2109	9.29
一级精神专科医院	845	75.51	89	7.95
综合医院精神科	1396	43.50	187	5.83
总计	19089	45.49	4438	10.58

3. 小结

2023年全市精神卫生医疗机构总住院日281.64万天，相较于市医保局公布的2022年数据（231.07万天）增加50.57万天，增幅21.89%，全市居民精神卫生诊疗需求持续增加。除综合医院精神科外，全市各级精神卫生医疗机构患者平均住院日均超过60天，存在长期住院现象，未实现"重症治疗在医院、轻症康复回社区"的诊疗规范要求。

建议争取医保支持，持续完善符合精神疾病临床诊疗特点的分层、分类支付机制，推进精神疾病住院治疗按床日分段支付方式改革，激励医疗机构和医生自觉主动地规范医疗服务，控制成本，减少医疗资源浪费。同时引导医疗机构提高疾病诊断能力，不断提升技术水平，提高医疗机构床位周转率和患者的治愈率。形成"双向转诊"模式，做到急危重症和疑难病患者及时上转，诊断明确、病情稳定患者及时下转，建立转诊档案，为患者提供有序衔接的连续性诊疗服务。

（三）医疗质量指标

2023年全市共545名精神疾病患者存在多种同类精神药物联合使用情况（共33家医疗机构报送联用情况），联用率为1.36%，较2022年（2.32%）有所下降，已达到山东省低于10%的要求。

建议各医疗机构建立多种同类精神药物联合使用管理制度并落实执行情况，谨慎给予患者三种及以上同类精神药物联合使用，在用药前对患者病情给予详细而准确的评估，请患者及家属签署相关用药知情同意书，告知相关用药风险及注意事项。进一步降低多种同类精神药物联用率，避免不良反应出现。建议医疗机构借助信息化手段，随时获取多种精神科药物联合使用情况，及时督导落实。

（四）医疗安全指标

2023年全市精神卫生医疗机构共报告不良事件1707件，床均医疗质量安全不良事件报告数为0.19件。其中，三级医疗机构报告不良事件371件，床均报告数0.13件；二级机构报告不良事件1244件，床均报告数0.23件；一级医疗机构报告不良事件64件，床均报告数0.21件；综合医院精神科报告不良事件28件，床均报告数0.06件。

全市三级、一级精神卫生医疗机构和综合医院精神科总体未达到床均不良事件报告0.2件的要求。

针对不良事件报告数低的问题，提出如下建议：

（1）医疗机构成立由医务、护理、院感、各临床科室等部门组成的专项工作小组，完善医疗质量安全不良事件管理的相关制度、工作机制，重点明确医疗质量安全不良事件的分级、分类管理。

（2）医疗机构加强培训工作，持续提升医务人员识别与防范医疗质量安全不良事件的意识和能力，引导和鼓励医务人员主动发现和上报医疗质量安全不良事件的积极性，构建非惩罚性文化氛围。

（3）建立及完善医疗机构医疗安全（不良）事件的报告、监测及评价机制，按季度进行该机构数据分析、反馈，建立激励约束机制。

（4）重点提升对医疗质量安全隐患问题或未造成严重不良后果的负性事件的识别能力与主动报告意识。

（5）运用质量管理工具，查找、分析影响医疗机构实现该目标的因素，提出改进措施并落实执行情况。

三、存在的问题

2023年3月、11月市精神卫生质控中心开展两次质控督导，各医疗机构在服务条件、医疗质量、护理质量、院感管理、公共卫生服务五方面主要存在以下问题。

（1）服务条件方面。每床建筑面积、每床净使用面积不达标；医务人员配备不足。

（2）医疗质量方面。疑难病例讨论不规范；不良事件上报不规范；危急值处置及抢救不规范；医疗技术临床应用管理不规范；病案管理存在问题；三级医师查房制度不规范。

（3）护理质量方面。护理文书书写不规范；抢救车物品管理存在问题；护理排班未能体现责任制整体护理；护理培训不规范；护理质控不规范。

（4）院感管理方面。院感管理流程不健全；院感质控不规范；医疗废物、污水处理存在问题；院感防护不规范；院感培训不规范。

（5）公共卫生服务方面。严重精神障碍发病报告不规范。

已督促各医疗机构对病历书写质量、危急值上报、不良事件管理等薄弱环节和共性问题制定切实可行的整改措施，提升医疗管理质量。

四、下一步工作

（1）加强督导考核，促进同质化管理。依照最新等级评审细则、公立医疗机构考核标准，结合精神专科特点，修订质控标准。根据质控标准，常态化开展质控中心检查工作，建立监督反馈机制，提出改进措施并督促落实，提升成员单位的医疗服务能力和管理水平。

（2）加强业务培训，提高临床医师诊疗能力。根据群众看病就医需求，针对严重精神障碍、睡眠障碍、物质依赖、儿童心理行为发育异常等方面的诊疗技术开展培训指导，促进发展诊疗新技术、新项目，逐步缩小区域间精神专科医疗服务能力差异，提升各成员单位对老年、孕产妇、儿童等重点人群的医疗服务能力。

（3）落实分级诊疗，引导医疗资源合理配置。引导成员单位提高疾病诊断能力，不断提升技术水平，提高医疗机构床位周转率和患者的治愈率。形成"双向转诊"模式，做到急危重症和疑难病患者及时上转，诊断明确、病情稳定患者及时下转，建立转诊档案，为患者提供有序衔接的连续性诊疗服务。

青岛市精神医学质量控制中心

审稿：焦丰叶

妇　科

共收集31家青岛市二级及以上公立和民营医疗机构管理数据，其中二级公立医疗机构14家、二级民营医疗机构5家、三级公立医疗机构11家、三级民营医疗机构1家。数据统计时间为2023年1月1日—12月31日。

一、关键技术开展情况

（1）开腹手术：25家医疗机构具备开腹手术的能力和条件。

（2）腹腔镜手术：25家医疗机构已开展腹腔镜手术，其中三级医疗机构12家、二级医疗机构13家。

（3）宫腔镜手术及阴道镜检查：所有三级医疗机构及绝大部分二级医疗机构已开展宫腔镜手术及阴道镜检查。

（4）机器人手术：青岛大学附属医院、青岛市市立医院开展。

三级医疗机构总手术量和腹腔镜手术量均明显高于二级医疗机构。各医疗机构基本达到山东省和青岛市妇科建设标准所要求的人员、设施设备、技术能力和管理的标准。

二、各级医疗机构科研能力

三级医疗机构申报国家级及省级课题16项；发表论文56篇，其中SCI论文22篇、核心期刊论文34篇；授权国家发明专利7项。二级医疗机构申报国家级及省级课题2项，发表核心期刊论文2篇。有很多医疗机构没有相关成果，需要加强科研和创新能力。二级医疗机构最需提升，不同三级医疗机构的科研能力差距很大。

三、各级医疗机构业务基本水平

各级医疗机构门诊量、出院人数、平均住院日见表1。统计表明，三级医疗机构、二级医疗机构门诊量及出院人数依次递减。三级医疗机构及部分二级医疗机构人员配置相对不足，加班加点现象较普遍，医务人员疲劳度增加、幸福指数降低。

表1　业务基本水平

医院级别	门诊量/人次	出院人数/人次	平均住院日/天
三级	518410	40325	4.1
二级	81401	9215	4.3

四、各级医疗机构妇科医生的职称及学历组成

全市妇科医疗从业人员总体业务素质较高。三级医疗机构技术力量雄厚，且具有一大批省内外颇具影响力的专家、教授。从业人员接受培训的机会较多，知识更新及时，对妇科各种急慢性疾病、危重疑难复杂病例能够及时给予最先进、最合理的治疗。二级及以下医疗机构技术力量相对薄弱，接受继续教育的机会较少，处置急危重症患者的能力相对较差。

三级医疗机构妇科医师职称和学历比例：高级、中级、初级医师所占比例合理，高级职称约占42.2%。学历层次分布合理，大部分妇科医师具有本科及以上学历，其中硕士研究生及以上学历约占71.7%、专科学历占2.3%。二级及以下医疗机构以本科学历为主。（表2、表3）

表2 全市医疗机构妇科医师学历组成

学历	医疗机构级别	
	三级	二级
博士研究生占比/%	6.9	0
硕士研究生占比/%	64.8	14.3
本科生占比/%	26	70.8
专科及以下占比/%	2.3	14.9

表3 各级医疗机构医生职称组成汇总

职称	医疗机构级别	
	三级	二级
正高级职称占比/%	14.6	5.7
副高级职称占比/%	27.6	22.9
中级职称占比/%	39.4	40
初级职称占比/%	18.4	31.4

四、存在的问题

调查显示，三级医疗机构最突出的问题是人员数量不足，其余依次为设备数量不足、医患关系紧张等；而二级医疗机构最多见的问题是人员素质低、人员数量不足等。

五、下一步工作

（1）建议加强培训、质量管理，提高医务人员的专业水平。

（2）设备不足的医疗机构可以考虑更新设备或增加设备投入。

（3）医师不足的医疗机构可以考虑进行人力资源的调整和增加。

（4）鼓励医疗机构加强科研和创新工作，提高相关成果的产出。

青岛市妇科质量控制中心

审稿：焦丰叶

产　科

一、医疗质量控制指标情况

医疗质量监测指标统计范围为全市二级以上医疗机构，共计49家，其中三级医疗机构24家、二级公立医疗机构14家、二级民营医疗机构11家。

监测指标包括剖宫产率、会阴侧切率、产后出血率、巨大儿发生率、早产率、新生儿窒息率及软产道裂伤率。各指标的定义如下。剖宫产率：剖宫产分娩产妇人数占同期分娩产妇（分娩孕周≥28周）总人数的比例；会阴侧切率：会阴侧切分娩产妇人数占同期阴道分娩产妇（分娩孕周≥28周）总人数的比例；巨大儿发生率：单位时间内，巨大儿（出生体重≥4000克）人数占同期活产数的比例；早产率：单位时间内，早产（孕周在 28～36周加6天之间）产妇人数占同期分娩产妇（分娩孕周≥28周）总人数的比例；新生儿窒息率：单位时间内，新生儿出生后 1 分钟 Apgar评分＜7分人数占同期内足月活产儿总数的比例；软产道裂伤率：软产道裂伤分娩产妇人数占同期阴道分娩产妇（分娩孕周≥28周）总人数的比例。2022年及2023年1—11月全市各指标数据见表1。

表1　2022年及2023年1—11月全市各指标数据

年份	剖宫产率/%	会阴侧切率/%	产后出血率/%	巨大儿率/%	早产率/%	新生儿窒息率/%	软产道裂伤率/%
2022年	45.8	20.2	3.73	7.90	5.68	0.85	5.80
2023年 1—11月	48.10	18.55	3.61	7.56	5.74	0.80	5.97

（一）剖宫产率

2022年全市剖宫产率为45.8%，2023年1—11月全市剖宫产率为48.10%，2023年较2022年有所升高。

（二）会阴侧切率

2022年全市会阴侧切率为20.2%，2023年1—11月全市会阴侧切率为18.55%，会阴侧切率较2022年有所降低。

（三）产后出血率

2022年全市产后出血率为3.73%，2023年1—11月全市产后出血率为3.61%，2023年较2022年有所降低。

（四）巨大儿发生率

2022年全市巨大儿发生率为7.90%，2023年1—11月全市巨大儿发生率为7.56%，2023年较2022年有所降低。

（五）早产率

2022年全市早产率为5.68%，2023年1—11月全市早产率为5.74%，早产率2023年较2022年有所升高。

（六）新生儿窒息率

2022年全市新生儿窒息率为0.85%，2023年1—11月全市新生儿窒息率为0.80%，2023年较2022年有所降低。

（七）软产道裂伤

2022年全市软产道裂伤率为5.80%，2023年1—11月全市软产道裂伤率为5.97%，2023年较2022年有所升高。

（八）学科影响力

国家级孕产保健特色专科：青岛市妇女儿童医院。省级危重孕产妇救治中心：青岛大学附属医院。市级危重孕产妇救治中心：青岛大学附属医院、青岛市市立医院、青岛市妇女儿童医院、山东大学齐鲁医院（青岛）。

二、总体评价及存在的问题

产科医疗质量控制指标中剖宫产率、早产率及软产道裂伤率2023年（1—11月）较2022年升高，其余指标均较2022年降低。

国家产科质控中心2021年发布的《降低阴道分娩并发症发生率专项行动指导意见》，确立了全国目标：以 2019 年为基线，2021—2023年实现阴道分娩产后出血发生率在基线基础上下降3%～5%。实现其他阴道分娩并发症发生率有所下降，确保降低阴道分娩并发症发生率的同时，产妇会阴切开比例不上升，剖宫产率上升幅度不高于2016—2019 年年均增幅。2023年（1—11月）全市剖宫产率较2022年上升2.3%，增幅较大；早产发生率较2022年上升0.06%，呈持续上升趋势；软产道裂伤率较2022年升高0.17%。分析主要原因为：高龄高危产妇增加、辅助生育技术普及、医疗水平提高致使流产减少以及早产流产儿救治能力提升、助产技术不均衡，此外，社会压力、环境污染等因素也会造成影响。

三、下一步工作

（1）加强质控培训。利用线下线上相结合的形式尽量做到全员参与培训，培训内容贴合实际，定期开展诊疗规范、技能操作培训及组织竞赛等方式夯实全员实践理论基础及操作动手能力。督促各医疗机构加强产科质控指标学习，引导其准确把握质控指标意义并完成正确上报。持续对指标进行监测并进行综合分析，对排名靠后的医疗机构进行提醒、督促其改进。

（2）强化督导检查。定期对各接产机构进行实地现场督导，确保各助产机构上报数据的真实性，敦促其完善制度建设及院内质量控制架构体系建设，不断提升助产机构产科质量改进。

（3）推进质控体系建设。完成各区（市）产科质控中心建设，积极同省级产科质控中心沟通协作，形成省、市、区（市）三级质控中心协调联动，致力于提升青岛市产科服务能力。

（4）形成产科工作规范。根据省、市级质控精神，充分发挥市产科质控中心的效能，及时形成各级各类产科工作的规范、路径及完善的学科建设，使质控工作呈网络放射状网格化管理，青岛市的产科质量在原有保质保量的基础上逐步提高。

青岛市产科质量控制中心

审稿：焦丰叶

儿　科

一、数据范围和来源

共收集34家青岛市含儿科的公立和民营医疗机构的临床医疗数据。其中，一级公立医疗机构1家，二级公立医疗机构9家，二级民营医疗机构5家，三级公立医疗机构18家，三级民营医疗机构1家。数据统计时间为2023年1月1日—12月31日。

收集的数据包括儿科住院资源配置相关指标、医疗服务能力相关指标及儿童癫痫诊断分型准确率、川崎病患儿心脏事件发生率、川崎病相关死亡率、住院新生儿黄疸中胆红素脑病发生率、儿童隐睾的腹腔镜微创手术率、儿童气道异物救治成功率等6个儿科质量改进指标。

二、资源配置指标

（一）固定医师人数与床位占比

共收集到34家医疗机构的住院数据。其中27家医疗机构有儿科床位，合计1782张，对应固定儿科医师700名，27家医疗机构固定医师人数与床位占比为0.39。其中，17家三级公立医疗机构核定儿科床位1631张，对应固定儿科医师645名，固定医师人数与床位占比为0.40；5家二级公立医疗机构核定儿科床位67张，对应固定儿科医师20名，固定医师人数与床位占比为0.30；1家三级民营医疗机构核定儿科床位36张，对应固定儿科医师8名，固定医师人数与床位占比为0.22；3家二级民营医疗机构核定儿科床位30张，对应固定儿科医师10名，固定医师人数与床位占比为0.33；1家一级公立医疗机构核定儿科床位18张，对应固定儿科医师5名，固定医师人数与床位占比为0.28。（图1）

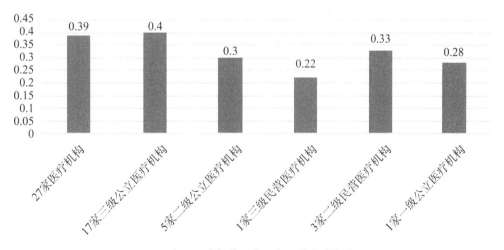

图1　各级医疗机构固定医师人数和床位占比

（二）固定护理人数与床位占比

共收集到34家医疗机构的住院数据。其中27家医疗机构有儿科床位，合计1782张，对应固定护理人员1234名，27家医疗机构固定护理人数与床位占比为0.69。其中，17家三级公立医疗机构核定儿科床位1631张，对应固定护理人员1161名，固定护理人数与床位占比为0.71，整体符合≥0.65的要求；5家二级公立医疗核定儿科床位67张，对应固定护理人员37名，固定护理人数与床位占比为0.55，整体符合≥0.5：1的要求；1家三级民营医疗机构核定儿科床位36张，对应固定护理人员15人，固定护理人数与床位占比为0.42；3家二级民营医疗机构核定儿科床位30张，对应固定护理人员18人，固定护理人数与床位占比为0.60；1家一级公立医疗机构核定儿科床位18张，对应固定护理人员6人，固定护理人数与床位占比为0.33。（图2）

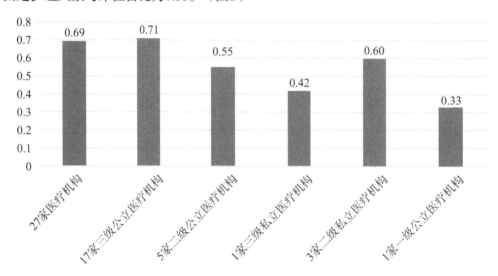

图2 各级医疗机构固定护理人员数和床位占比

（三）医护比

共收集到34家医疗机构的住院数据，儿科医生总数700人，护理人员总数1234人，医护比为0.57。其中，18家三级公立医疗机构儿科医生总数645人，护理人员总数1161人，医护比为0.56；9家二级公立医疗机构儿科医生总数28人，护理人员总数38人，医护比为0.74；1家三级民营医疗机构儿科医生总数8人，护理人员总数15人，医护比为0.53；5家二级民营医疗机构儿科医生总数14人，护理人员总数14人，医护比为1；1家一级公立医疗机构儿科医生总数5人，护理人员总数6人，医护比为0.83。（图3）

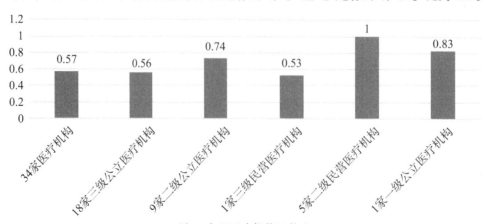

图3 各级医疗机构医护比

三、医疗服务能力

收集到的34家医疗机构有关数据，2023年每日平均开放诊室约169个，年门诊量287.88万人次。其中，18家三级公立医疗机构年门诊量273.52万人次，占比95.01%；9家二级公立医疗机构年门诊量7.57万人次，占比2.63%；1家三级民营医疗机构年门诊量2.1万人次，占比0.73%；5家二级民营医疗机构年门诊量3.47万人次，占比1.21%；1家一级公立医疗机构年门诊量1.22万人次，占比0.42%。（图4）

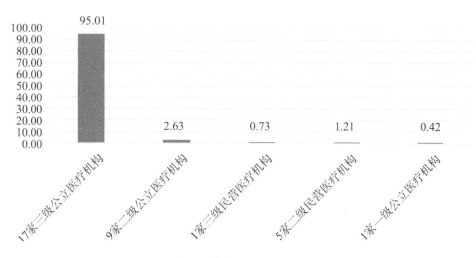

图4 各级医疗机构年门诊量占比/%

27家医疗机构有儿科固定床位，共1782张，年儿内科出院74875人次；其中，17家三级公立医疗机构年儿内科出院63526人次，占比84.84%；5家二级公立医疗机构年儿内科出院5738人次，占比7.66%；1家三级民营医疗机构年儿内科出院1381人次，占比1.84%；3家二级民营医疗机构年儿内科出院3960人次，占比5.29%；1家一级公立医疗机构年儿内科出院270人次，占比0.36%。（图5）年儿外科出院13798人次。

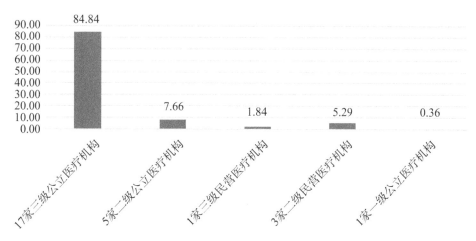

图5 各医疗机构儿内科年出院量占比/%

四、质量改进指标分析

（1）儿童癫痫诊断分型准确率。共收集到9家医疗机构的儿童癫痫诊断分型数据。9家医疗机构均为三级公立医疗机构，共诊断儿童癫痫11124例，平均儿童癫痫诊断分型准确率为55.52%。通过2023年数据分析发现，有能力开展儿童癫痫诊断及治疗的医疗机构不多，各医疗机构诊治的患儿量存在明显差异，且癫痫发作形式多样，影响儿童癫痫诊断分型诊断的准确率。

（2）川崎病患儿心脏事件发生率。共收集到12家医疗机构的儿童川崎病数据。12家医疗机构均为三级医疗机构，共诊断川崎病患儿914例，发生心脏事件150例，川崎病患儿心脏事件发生率为16.41%。2023年全年川崎病患儿心脏事件发生率较2023年上半年发生率（64.29%）明显下降，提示儿科医生对川崎病的识别能力提高，可能导致川崎病获得早期诊断及及时治疗，降低川崎病心脏事件发生率。另外，2023年下半年呼吸道疾病、多种病原导致的发热性疾病发生率明显升高，且病情较重，家长较往年更为重视，从发病到就诊时间缩短，也可能导致川崎病被早期发现并获得早期干预，减少川崎病心脏事件的发生。

（3）川崎病相关死亡率。共收集到12家医疗机构的儿童川崎病数据。12家医疗机构均为三级医疗机构。共诊断川崎病患儿914例，未出现死亡病例，川崎病相关死亡率为0。12家医疗机构川崎病相关死亡率均为0。目前儿科医生对川崎病造成的严重心脏事件警觉性较高，且诊断及治疗手段较完善，尽可能地避免因川崎病造成的死亡事件。

（4）住院新生儿黄疸中胆红素脑病发生率。共收集到15家医疗机构的新生儿黄疸中胆红素脑病数据。14家医疗机构为三级医疗机构，1家为二级医疗机构。共诊断新生儿高胆红素血症3687例，确诊胆红素相关神经损伤2例，住院新生儿黄疸中胆红素脑病发生率为0.05%。新生儿黄疸作为一种生理现象已被广泛认识，伴随分娩机构对患儿家属健康教育的加强、社区妇幼保健机构定期随访的实施，新生儿高胆红素血症患儿能及时就诊并获得有效治疗，极大地避免了新生儿黄疸中胆红素脑病的发生。

（5）儿童隐睾的腹腔镜微创手术率。共收集到4家医疗机构的儿童隐睾数据。4家医疗机构均为三级医疗机构。出院儿童隐睾患儿254例，儿童隐睾腹腔镜睾丸固定术75例，儿童隐睾的腹腔镜微创手术率为29.53%。儿童隐睾手术方式，需要根据患儿隐睾的类型进行选择，目前较多的临床研究表明腹腔镜睾丸固定术更适合高位隐睾。因此，提高儿童高位隐睾的腹腔镜微创手术率，对于提升医疗质量和保障患者医疗安全有重要意义。2023年的数据未对隐睾分型，后期将根据分型评估腹腔镜微创手术率。

（6）儿童气道异物救治成功率。共收集到5家医疗机构儿童气道异物的数据。5家医疗机构均为三级公立医疗机构。儿童气道异物患者91例，儿童气道异物患者救治成功数91例，儿童气道异物救治成功率为100%。儿童气道异物经诊断后，救治成功率较高，考虑与目前辅助检查技术和相关专业医生技术水平提高有关；但由于确诊时间不能通过信息化手段抓取数据，统计早期诊断率不能实现，为下一步工作需解决的问题。

五、存在问题

（1）收集数据量较少。在2023年收集质量改进指标工作中，并非所有具有儿科诊疗能力的医疗机构均能及时提交数据，导致个别数据量较少，不能对医疗机构专业技术能力进行全面评估。

（2）信息化水平不高。各医疗机构信息化水平差距较大，影响数据统计的便捷性和全面性。另外，目前市大数据平台与各级医疗机构数据平台的互通工作正在铺开，个别医疗机构的数据尚无法通过市大数据平台获取，影响标准化数据获取。

（3）个别医疗机构对质量改进工作重视度不够。儿科质量改进指标对提高儿科相关疾病的早期诊断及治疗、避免发生严重相关事件、降低儿童相关死亡率有极为重要的意义，个别医疗机构对质量改进工作重视度不够，存在通知下发延迟、数据上报不积极等情况。

六、下一步工作

（1）优化大数据平台。优化市大数据平台与各级医疗机构数据平台的互通性，扩大数据收集范围，提升数据准确性、及时性，减少医务人员手动获取数据的负担。

（2）完善数据收集和报告机制。进一步完善质量改进指标的定义、收集途径和报告机制，确保所有医疗机构都按时提供准确、完整的数据；督促未上报数据的医疗机构及时下发数据收集通知，并监督相关科室积极上报数据。

（3）加强监督检查。2024年度儿科质控中心将进一步对所属医疗机构的工作进行监督和检查，现场评估质量改进工作的开展情况，加强监督管理。

青岛市儿科质量控制中心

审稿：焦丰叶

眼 科

一、基本情况

通过公文办公系统下发质控数据采集通知，对二级及以上医疗机构眼科质量控制指标数据进行采集并进行统计分析。53家医疗机构上报完整数据，涵盖所有应采集医疗机构。其中，三级医疗机构25家，二级医疗机构28家；综合医疗机构35家，眼科专科医疗机构18家。

二、青岛市眼科资源配置情况

1. 床位分布

青岛市医疗机构眼科共有床位1152张，其中三级综合医疗机构眼科床位413张、三级眼科医疗机构180张、二级综合眼科医疗机构87张、二级专科医疗机构472张；专科医疗机构床位配置高于综合医疗机构。

2. 医师情况

纳入调查的青岛市眼科医师有591人，其中独立完成白内障手术的医师135人、独立完成玻切手术医师56人、独立完成青光眼手术医师117人、独立完成角膜移植术医师22人。

3. 辅助人员配置情况

青岛市眼科固定医技人员225人，固定护理人员644人。三级综合医疗机构医技人员配置数量高于三级专科医疗机构，二级专科医疗机构医技人员配置数量高于二级综合医疗机构。青岛市医疗机构床护比为1.79∶1，医护比为1∶1.09。其中，三级综合医疗机构床护比2.1，医护比1.36；三级专科医疗机构床护比1.17，医护比0.82；二级综合医疗机构床护比1.93，医护比1.4；二级专科医疗机构床护比1.9，医护比0.54。专科医疗机构的床护比优于综合医疗机构，综合医疗机构存在护理人员配置不全。医护比方面，二级专科医疗机构的医护比低于综合医疗机构，主要是二级专科医疗机构医师数量配置不足，存在安全隐患。青岛市眼科的设备配置方面，10万～50万元设备配置787台，50万～100万元设备231台，100万元以上设备118台。专科医疗机构的设备配置数量优于综合医疗机构。

三、科研情况

2023年青岛市医疗机构眼科共立项纵向课题37项、横向课题19项。发表SCI论文105篇、中文核心期刊论文319篇，课题、论文数量较多的主要集中在三级综合医疗机构和三级专科医疗机构。

授权实用新型专利26项、发明专利38项，出版著作58部，主要集中在三级综合医疗机构和三级专科医疗机构。

2023年青岛市医疗机构眼科共获市级奖励5项、省级奖励2项、国家级奖励2项，主要集中在三级医疗机构。

2023年青岛市医疗机构眼科组织学术会议30次，在市级学术会议上发言49人次，在省级、国家级会议上发言144人次。专科医疗机构参加会议交流发言人次数高于综合医疗机构。

四、医疗服务能力

1. 门诊、住院量

2023年青岛市眼科共接诊患者1577385人次，其中眼科急诊62367人次，出院103658人次。（图1）

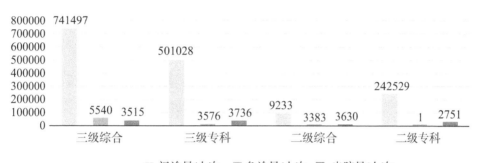

图1 各级医疗机构眼科门诊、住院人数

2. 开展病种

三级专科医疗机构开展病种数量1133种，高于三级综合医疗机构和二级综合专科医疗机构。开展手术方面，三级专科医疗机构开展病种达664种，三级综合医疗机构为528种，高于二级医疗机构。（图2）

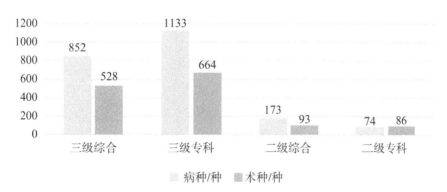

图2 各级医疗机构眼科病种、术种

3. 手术量

全年手术量为97403台次。其中，三、四级手术69509台次，三级专科医疗机构三、四级手术占比明显高于其他医疗机构；日间手术量为33334台次，三级专科医疗机构的日间手术量最高，明显高于其他医疗机构。

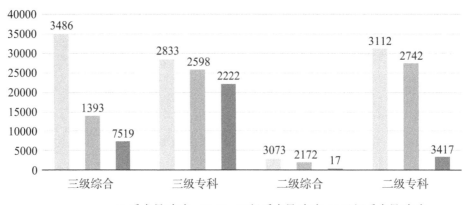

图3 各级医疗机构眼科手术量

4. 平均住院日

三级综合医疗机构平均住院日2.2天，三级专科医疗机构平均1.15天，二级综合医疗机构平均2.8天，二级专科医疗机构平均2天。总体来说，专科医疗机构运行效率高于综合医疗机构。综合医疗机构的运行效率需要进一步提升。

五、青岛市眼科医疗质量与安全情况

2023年青岛市医疗机构眼科死亡人数为0，全年共报告不良事件1175件，危急值处置数量1151人次，危急值处置及时率为99.9%。

2023年青岛市医疗机构眼科非计划再次入院220例，非计划再次手术40例。2023年青岛市眼科手术并发症发生数量497例，发生率为0.5%。

手术记录完整数48245套，手术记录完整率中位数为100%。Ⅰ类切口手术抗菌药物预防使用数25013人次，预防使用率中位数为100%。四级手术随访率中位数为100%，四级手术术前多学科讨论率中位数为100%。

全市眼科住院患者VTE发生1例，发生率为0.001%。围手术期死亡率为0。每百名出院人次不良事件报告数中位数为0.6例。青岛市眼科医疗质量与安全相关指标总体良好。

六、青岛市眼科医疗质量改进目标监测情况

1. 青光眼前房角镜检查率

三级综合医疗机构86.89%，三级专科医疗机构59.88%，二级综合医疗机构35.10%，二级专科医疗机构50.30%，各医疗机构前房角镜检查率较低，需进一步提升。

2. 儿童青少年屈光不正验光准确率

三级综合医疗机构98.03%，三级专科医疗机构99.50%，二级综合医疗机构99.00%，二级专科医疗机构99.53%。二级专科医疗机构验光准确率最高，三级综合医疗机构最低，综合医疗机构需要进一步提升验光准确率。

3.糖尿病患者白内障术前眼底检查率

三级综合医疗机构为97.30%，三级专科医疗机构为100.00%，二级综合医疗机构为84.70%，二级专科医疗机构为99.89%；三级专科医疗机构糖尿病患者术前眼底检查率最高，二级综合医疗机构检查率最低。二级综合医疗机构需要进一步提高糖尿病患者术前眼底检查率。

4.角膜塑形镜所致的角膜不良反应发生率

三级综合医疗机构为1.83%，三级专科医疗机构为0.04%，二级综合医疗机构为10.05%，二级专科医疗机构为0.72%。三级专科医疗机构的角膜塑形镜不良反应发生率较低，二级综合医疗机构发生率最高，需进一步规范角膜塑形镜验配。

七、下一步工作

（1）注重监测指标分析应用。持续对医疗机构眼科质量控制指标进行监测并综合分析，引导各区（市）、各医疗机构准确把握各项监测指标意义，指导医疗机构在保证医疗质量和患者安全的同时，确保各项监测指标符合标准。

（2）强化督导检查。发挥市、区（市）两级眼科质控中心作用，通过自查-互查-抽查相结合的方式，及时发现短板弱项，增强医疗机构质控意识，制定具体措施，优化工作流程，实现眼科诊疗质量的高质量发展。

（3）加强质控培训。督促各区（市）、各医疗机构加强质控指标培训，做到培训内容贴合实际，培训范围全员参与，并覆盖科室医疗、护理人员，确保人人参与质控，共同提升眼科诊疗质量。

青岛市眼科质量控制中心

审稿：王重

耳鼻咽喉头颈外科（甲状腺）

本次指标数据采集共收到来自30家医疗机构（专业）的数据反馈，较2022年数据采集的医疗机构数量明显增加，但仍有少量医疗机构存在迟报、漏报现象。现将所采集数据分析如下。

一、资源配置指标

1. 固定床位数

40张床位以上的医疗机构：青岛大学附属医院（100张）、山东大学齐鲁医院（青岛）（70张）、青岛西海岸新区人民医院（50张）、青岛市市立医院东院（43张）、青岛市城阳区人民医院（41张）。

2. 固定医师数

按医师人数计前5名的医疗机构：青岛大学附属医院（29名）、山东大学齐鲁医院（青岛）（25名）、青岛大学附属妇女儿童医院（15名）、青岛市即墨区人民医院（12名）、青岛市黄岛区中心医院（12名）、青岛市城阳区人民医院（10名）、青岛西海岸新区人民医院（10名）。

3. 固定护理人数

前5名的医疗机构：青岛大学附属医院（37名）、山东大学齐鲁医院（青岛）及青岛开泰耳鼻喉医院（均为22名）、康复大学青岛中心医院（17名）、青岛西海岸新区人民医院（16名）。

4. 固定医师人数与床位占比

除只设门诊的医疗机构外，6家医疗机构固定医师与床位比＜0.3，21家医疗机构固定医师与床位比＞0.3。

5. 固定护理人数与床位占比

除1家医疗机构未达到二级医疗机构所要求的1∶3以外，29家医疗机构固定护理人数与床位占比均达标（三级医疗机构要求1∶6以上）。

二、指标分析

（一）科研指标

1. 承担省级以上课题数量

4家医疗机构有省级以上课题，大多数医疗机构都没有省级以上课题。

2. 发表核心期刊及SCI论文数

青岛大学附属医院发表论文最多，12家医疗机构有相关论文发表。

（二）医疗服务能力

各医疗机构专业间出院人数差别较大，与各医疗机构所设床位数、病种设置及医疗机构对专业的重视程度相关，但各行政区该专业年出院人数均＞1000人次，医疗服务能力基本满足青岛市需求。

青岛大学附属医院、山东大学齐鲁医院（青岛）、青岛市市立医院、青岛市妇女儿童医院手术量明显高于其他医疗机构，意味着手术患者相对集中，其他区级医疗机构在手术方面仍有较大提升空间，可能需要上述几家医疗机构扶持。

三、四级手术占比存在明显差异，部分医疗机构全部为三、四级手术，其手术分级有待进一步核查，各医疗机构存在手术分级标准不统一的可能，需要进一步调查分析。

各医疗机构微创手术量差异过大，包括已开展微创手术的医疗机构手术量差异明显多于预期和平均水平，考虑各医疗机构对微创手术的定义和标准存在差别，需要进一步调研、统一。

与微创手术量类似，微创手术占比也存在明显超过预期或不合理情况，与国家卫健委对微创手术的定义有明显差别。

12家医疗机构开展了日间手术，仍有较大的空间，可适当鼓励部分医疗机构开展日间手术，有助于缩短住院周期，节约医疗资源。

已开展日间手术的部分医疗机构存在部分比例过高的情况，需要进一步核查。过高的日间手术占比可能影响正常的病房周转，存在一定的医疗隐患。

各医疗机构平均住院日均控制在7天左右，相对较长的几家医疗机构可能与开展较复杂手术有关。

（三）医疗质量指标

1. 死亡患者数量

2023年度，2家医疗机构各有1例死亡患者，其余医疗机构及科室无死亡患者。

2. 不良事件报告数

2023年度，9家医疗机构耳鼻咽喉头颈外科不良事件报告数为0，6家医疗机构不良事件报告数超过15件。不良事件报告数与科室手术量及三、四级手术量相关，科室需严格把握手术指征，加强围手术期患者管理。

3. Ⅰ类切口手术抗菌药物预防使用数

2023年度，17家医疗机构及科室Ⅰ类切口手术抗菌药物预防使用数为0，4家医疗机构Ⅰ类切口手术抗菌药物预防使用数超过10例。需严格把握预防性应用抗生素使用指征，科室及医院药学部需加强监督，避免抗生素滥用。

4. Ⅰ类切口手术抗菌药物预防使用率

2023年度，17家医疗机构Ⅰ类切口手术抗菌药物预防使用率为0，5家医疗机构Ⅰ类切口手术抗菌药物预防使用率为100%。需严格把握预防性应用抗生素使用指征，科室及医院药学部需加强监督，避免抗生素滥用。

（四）医疗安全指标

1. 非计划再次手术数量

4家医疗机构发生非计划再次手术的数量较多，6家医疗机构各发生1例非计划再次手术，其余医疗机构均未发生非计划再次手术。

2. 住院患者VTE发生率

只有5家医疗机构发生VTE，其余医疗机构均未发生。

（五）专科指标

1. 恶性肿瘤手术量

山东大学齐鲁医院（青岛）的恶性肿瘤手术量为993例。青岛大学附属医院两个科室（耳鼻咽喉头颈外科和平度院区的甲乳外科）的恶性肿瘤手术量分别为596例和494例。青岛市妇女儿童医院的乳甲二科恶性肿瘤手术量为241例。

2. 恶性肿瘤术前TNM分期率

高分期率医疗机构：青岛市黄岛区中心医院、青岛市胶州中心医院、莱西市中医医院、康复大学青岛中心医院的耳鼻咽喉科的恶性肿瘤术前TNM分期率都达到了100%。这表明有些医疗机构虽然手术量少，但在手术前对恶性肿瘤进行TNM分期的能力非常强，有助于更准确地评估病情和制定手术计划。

恶性肿瘤术前TNM分期率是一个重要的指标，有助于医疗机构评估其在恶性肿瘤诊断和治疗方面的能力。对于分期率较低的医疗机构，建议审查和改进自己的流程，以提高分期的准确性和一致性。同时，尚未开展相关工作的医疗机构应考虑引入TNM分期流程和培训，以提高整体的医疗服务水平。

3. 抗生素使用前病原学送检率

高送检率医疗机构：青岛大学医疗集团西海岸第二医院的耳鼻咽喉科送检率达到了100%，这表明该医院在抗生素使用前非常重视病原学送检，有助于确保抗生素使用的针对性和减少不必要的抗生素使用。青岛市城阳区人民医院的甲乳外科送检率为95.69%，也非常高，说明该科室在抗生素使用前同样注重病原学送检。

抗生素使用前病原学送检率是评估医疗机构抗生素使用合理性的重要指标。对于送检率较低的医疗机构，建议加强病原学送检的培训和流程管理，确保抗生素使用的针对性和合理性。同时，送检率为0的医疗机构需要立即采取措施，引入并加强病原学送检的流程，以确保患者的治疗效果和抗生素使用的安全性。

4. 临床路径占比

全面实施临床路径的医疗机构：同济大学附属东方医院胶州医院的甲乳疝外科、青岛开泰耳鼻喉头颈外科医院、青岛西海岸新区人民医院的肝胆甲乳疝外科、康复大学青岛中心医院的甲状腺外科等几家医疗机构的相关科室临床路径占比达到了100%，这意味着这些科室的所有患者都按照临床路径进行治疗，具有极高的规范化程度。

临床路径的占比反映了医疗机构规范化治疗的程度。对于临床路径占比较低的医疗机构，建议加强临床路径的培训与推广，优化流程管理，确保更多的患者能够按照标准化、规范化的路径接受治疗，从而提高医疗质量和效率。

5. 额窦及上颌窦手术70度镜使用率

5家医疗机构耳鼻喉科70度镜使用率达到了100%。这表明这些医疗机构在进行额窦及上颌窦手术时经常使用70度镜，并在此类手术中具有较高的专业能力和经验。

额窦及上颌窦手术70度镜使用率反映了医疗机构在进行此类手术时采用的技术和工具。高使用率表明医疗机构在此类手术中能有效开放术腔，获得全面的手术视野，保障手术高质量地完成，而低使用率或未使用的医疗机构可能需要进一步评估和改进其手术技术和工具的选择。

6. 阻塞性睡眠呼吸暂停（OSA）术前多导睡眠监测诊断率

6家医疗机构的耳鼻喉科或相关科室的OSA术前多导睡眠监测诊断率达到了100%。这表明这些医疗机构在OSA术前诊断中非常依赖多导睡眠监测，并且其诊断流程非常规范和高效。

OSA术前多导睡眠监测诊断率反映了医疗机构在OSA术前诊断中依赖多导睡眠监测的程度。高诊断率可能表明医疗机构在此类诊断中具有较高的专业能力和经验，而低诊断率或未进行诊断的医疗机构可能需要进一步评估和改进其诊断方法和流程。

7. 鼓室成形术的成功率

4家医疗机构的耳鼻喉科鼓室成形术的成功率达到了100%。这表示这些医疗机构在进行鼓室成形术时非常成功，有着很高的手术效率和很好的治疗效果。

鼓室成形术的成功率反映了医疗机构在该手术领域的专业能力和经验。高成功率可能意味着医疗机构具有高效的手术流程和经验丰富的医疗团队。而未进行手术的医疗机构可能需要考虑加强相关培训和引进相关专家，以在鼓室成形术方面提高能力和积累经验。

耳鼻咽喉头颈外科（甲状腺）质量控制中心

审稿：王重

口 腔 医 学

本次调查共33家医疗机构上报数据，其中三级医疗机构17家、二级医疗机构16家。15家公立医疗机构、10家民营口腔专科医疗机构未上报数据。

一、医院运行类数据统计

各级医疗机构资源配置指标和医疗服务能力详见表1。

表1　各级医疗机构资源配置指标和医疗服务能力

医院级别	核定椅位数/张	核定床位数/张	固定医技人数/人	固定护理人员数/人	医护比	出院量/人次	门诊量/人次	门诊每椅位日均接诊人次	非计划重返手术人次	死亡人数/人
二级医疗机构	113	28	93	51	1.82	188	132099	3.2	0	0
三级医疗机构	254	127	460	272	1.69	5611	841557	9.07	5	1

二、科研数据统计

各级医疗机构课题数、发表论文数、国家专利数统计见表2。

表2　各级医疗机构科研统计

医疗机构级别	课题数/项	论文数/篇		国家专利数/项	
		SCI论文	中文核心期刊论文	发明专利	实用新型
二级医疗机构	0	0	0	1	12
三级医疗机构	12	36	58	12	6

三、重点技术工作量统计

2023年9个门诊重点技术服务总量298977人次，排名前4位的技术依次是：错颌畸形矫治术、阻生牙拔除术、根管治疗术、牙周洁治术治疗。（图1）

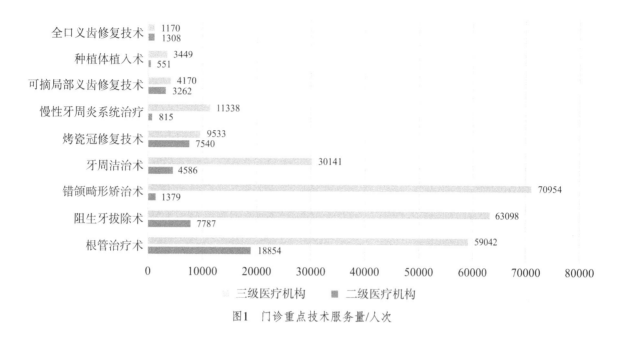

图1　门诊重点技术服务量/人次

四、门诊常见并发症

2023年门诊患者总人次973656，门诊六类常见并发症984例次，总体发生率为0.1%，排名前三位的并发症依次为口腔软组织损伤、门诊手术并发症、根管治疗断针。（图2）

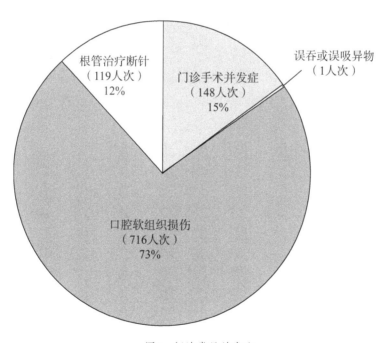

图2　门诊常见并发症

五、口腔专业检测指标

1. 橡皮障隔离术在根管治疗中的使用率

2023年牙体根管治疗中根管预备和（或）根管充填等操作时使用橡皮障41357人次，同期根管预备或根管充填71958人次，橡皮障使用率为57.47%。其中三级医疗机构橡皮障使用率为61%、二级医疗机构橡皮障使用率为9.7%。

2. 种植体修复前脱落率

2023年发生的修复前脱落种植体为31颗，植入的种植体总数为5174颗，种植体修复前脱落率为0.59%。其中三级医疗机构修复前脱落率为0.4%，二级医疗机构修复前脱落率为1.4%。（图3）

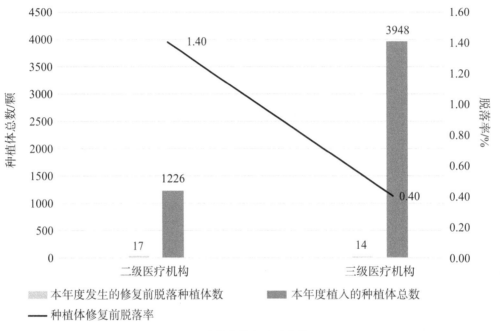

图3　种植体修复前脱落情况

3. 牙周炎患者龈下刮治前牙周检查记录表使用率

2023年牙周炎患者龈下刮治前使用牙周检查记录表7972例，牙周炎患者龈下刮治9008例，牙周炎患者龈下刮治前牙周检查记录表使用率为88.49%。其中三级医疗机构牙周检查记录表使用率为94.5%，二级医疗机构牙周检查记录表使用率为14.5%。（图4）

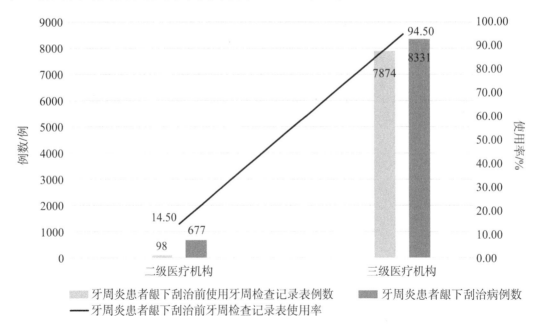

图4　牙周检查记录表使用情况

4.修复体返工率

2023年修复体返工1410件，制作完成的修复体总数为49829件，修复体返工率为2.82%。其中三级医院修复体返工率为2.3%，二级医疗机构修复体返工率为4.2%。（图5）

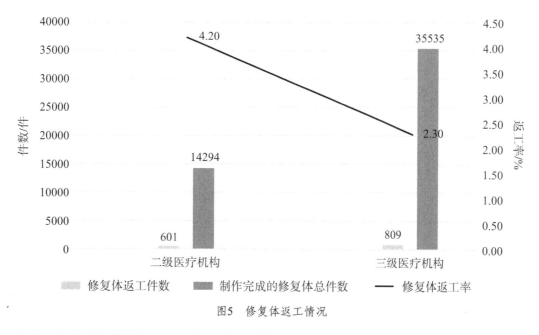

图5　修复体返工情况

5.原发口腔癌治疗前临床TNM分期评估完成率

2023年原发口腔癌治疗前临床TNM分期评估187例，原发口腔癌病224例，原发口腔癌治疗前临床TNM分期评估完成率为83.48%。其中二级医疗机构TNM分期评估完成率为0。

青岛市口腔医学质量控制中心

审稿：王重

皮肤和性传播疾病

医疗质量监测指标统计范围全市32家二级以上医疗机构，其中三级医疗机构23家、二级公立医疗机构9家，上报数据共18家二级及以上医疗机构。

一、资源配置

1. 医师梯队结构

共收集18家医疗机构数据，固定医师180人。其中，三级医疗机构170人，占比94.4%；二级医疗机构10名，占比5.6%。主任医师32人，占比17.8%；副主任医师50人，占比27.8%；中级医师59人，占比32.8%；初级医师39人，占比21.7%。（图1）

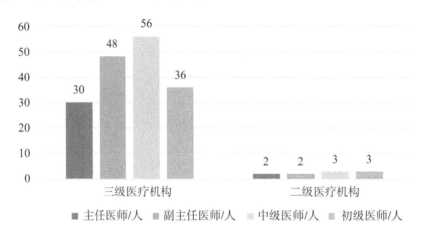

图1　各级医疗机构医师梯队结构

固定医师180人。其中，博士学位30人，占比16.7%；硕士学位104人，占比57.8%；学士及以下学位46人，占比25.5%。

2. 病房配置

18家医疗机构中7家设有皮肤科病房，共128张床位。其中，三级医疗机构6家，107张床位，占比83.6%；二级医疗机构1家，21张床位，占比16.4%。

7家设有皮肤科病房的医疗机构，共有病房固定医师33人。其中，三级医疗机构28人，占比84.8%；二级医疗机构5人，占比15.2%。

7家设有皮肤科病房的医疗机构，病房固定护士与核定床位数比，除青岛市市立医院为1∶2，达到每张床位大于0.4个护士的标准之外，其他均未达标。

二、医疗能力

1. 门急诊患者量

18家医疗机构总门急诊患者量2823101人次。其中，三级医疗机构2789181人次，占比98.8%，平均174323人次；二级医疗机构33920人次，占比1.2%，平均16960人次。（图2）

2. 病理活检

全市开展病理活检术的医疗机构15家，共活检病例数12078例。其中，三级医疗机构14家，12054例，占比99.8%，临床诊断与病理符合率平均为81.68%；二级医疗机构1家，24例，占比0.2%，临床诊断与病理符合率为90%。（图3）青岛市市立医院（5600例）、青岛大学附属医院（2480例）、山东大学齐鲁医院（青岛）（1000例）超过1000例。

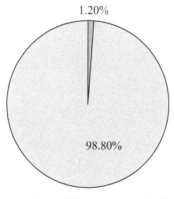

图2　各级医疗机构门急诊量占比

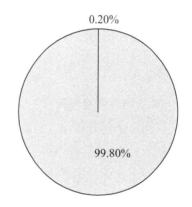

图3　各级医疗机构行病理活检量

3. 皮肤科收入

18家医疗机构皮肤科总收入25621万元。其中，三级医疗机构收入24779万元，平均1548万元，技术性服务收入11352万元，平均709万元；二级医疗机构收入842万元，平均421万元，技术性服务收入428万元，平均214万元。三级医疗机构药占比均数为38.05%，二级医疗机构药占比均数为35.5%。

4. 病房情况

7家设有皮肤科病房的医疗机构，出院量共5373人次。其中，6家三级医疗机构，出院量5002人次，占比93.1%；1家二级医疗机构，出院量371人次，占比6.9%。

7家设有皮肤科病房的医疗机构，平均住院日三级医疗机构均数为7天，二级医疗机构均数为14天。平均住院费三级医疗机构均数为4822元，二级医疗机构均数为4200元。

5. 手术情况

13家开展手术的医疗机构，年内共开展手术14327台。其中，三级医疗机构12家，开展手术14291台，平均1190台；二级医疗机构1家，开展手术36台。其中三、四级手术共开展284台，3家医疗机构开展。日间手术2家医疗机构开展。

三、医疗质量

1. 死亡率

18家医疗机构患者死亡数、死亡率均为0，严格把控医疗质量安全。

2. 不良事件报告数

18家医疗机构不良事件报告总数67件，其中9家医疗机构为0，上报数据的医疗机构均为三级医疗机构，占比100%。

3. 危急值

16家医疗机构上报危急值及时处置数量。其中，2家上报数为0，危急值及时处置总数为334次，及时处置率均为100%；三级医疗机构13家，总数为328次，占比98.2%；二级医疗机构1家，总数为6次，占比1.8%。

四、医疗安全

1. 百名出院人次不良事件报告数

7家设有皮肤科病房的医疗机构，百名出院人次不良事件报告数，有3家上报数为0，其余4家上报数均数为0.755例。

2. 手术并发症

13家开展皮肤科手术的医疗机构，有3家上报手术并发症共19例。

3. 住院患者VTE发生情况

7家设有皮肤科病房的医疗机构，住院患者VTE发生数、发生率均为0，低风险病种住院死亡率为0。

五、科研情况

18家医疗机构，承担市级及以上课题总数12项，均为三级医疗机构承担；出版专著7部，发表SCI论文12篇、核心期刊论文20篇，授权国家专利6项，均为三级医疗机构产出；在各类学会任职总数121人次，其中，三级医疗机构115人次，占比95%；二级医疗机构6人次，占比5%。

六、督导检查

年内完成两次督导检查，覆盖全市32家设有皮肤病性病科室的二级及以上医疗机构。检查采用"不发通知，不打招呼，直接去单位"的方法，随机抽取门诊及住院病历，在临床规范诊疗、医疗质量安全核心制度落实、临床路径入组情况、病历质量管理、病案首页规范填写、合理用药、合理检查检验等方面进行评价。

（1）学科建设、配备方面。① 有的医疗机构皮肤科门诊配置极其不合理，全科仅有2间相互联通的房间，空间严重不足，不符合院感要求，不能满足三级乙等医院的诊疗需求，建议所在医疗机构立即整改，提供足够的诊疗空间。② 有的医疗机构，其门诊电脑无法调出之前的门诊病历，因此无法查看病历质量。建议改进门诊HIS系统。

（2）诊疗方面：① 较多医疗机构缺少梅毒治疗的一线药物苄星青霉素和青霉素过敏后的替代治疗药物。② 抗病毒、镇痛药物选择不合理、药物剂量不适合，部分药物无适应证用药的情况。③ 门诊银屑病拟行生物制剂治疗患者，未进行梅毒等传染病筛查。④ 缺少对共病的筛查、诊断。⑤ 自备外用药物未注明使用部位、用法用量。⑥ 物理治疗项目缺乏治疗部位标识。⑦ 临床诊断漏诊的情况。

（3）病历质量管理方面：大部分门诊病历基本完整，未发现明显缺项，评分均在95分以上，但因不同医院评审专家不同，所以评分扣分分值略有差异，但扣分项目存在一些共性的问题，住院病历问题相对较多。① 部分用词不规范，专科查体过于简单，不能体现疾病严重程度。② 病例书写存在复制粘贴，重点不突出，不能体现疾病特点。③ 鉴别诊断格式化，流于形式，不能针对不同患者进行鉴别。④ 病程记录不能体现病情变化。⑤ 部分医疗人员签字遗漏，病案首页漏项。⑥ 部分医嘱、检验和检查结果在病历中未记录。⑦ 部分药物的用药目的记录不准确。⑧ 门诊病历现病史治疗过程中院外使用药物无或者不具体。⑨ 门诊病历既往史记录过于简单。

七、存在问题

全市二级及以上医疗机构皮肤科在各方面均有较大差别，尤其二级医疗机构在资源配置、医疗服务能力、科研水平等方面较三级医疗机构均有明显差距。同时各三级医疗机构之间在很多方面也存在较大差距。资源配置方面，只有5家三级医疗机构有博士学位医师，6家医疗机构设有皮肤科病房；12家开展皮肤科手术，3家医疗机构能够开展三、四级手术。医疗质量指标、医疗质量安全指标方面，各医疗机构控制均较好。各医疗机构科研水平参差不齐，科研论文产出较少。

八、解决方案

（1）加强质控培训。按计划组织质控培训会议，邀请学科专家进行专题讲座，督促各医疗机构积极参加质控培训会议，及时更新、修订重要病种诊疗指南，加强质控材料、疾病诊疗指南学习，提高业务水平。

（2）强化督导检查。加大督导检查力度，通过自查、抽查相结合的方式，及时发现学科建设、临床诊疗等方面的问题，督导及时整改、完善；强调病历书写规范，保证病历书写质量，提高医疗机构医疗诊疗安全、质量。

（3）注重监测指标分析应用。持续对皮肤病性病质量控制指标进行监测并综合分析，引导各医疗机构准确把握监测指标意义，指导协助医疗机构完善学科建设，提高诊疗水平。

（4）吸纳新生力量、高级人才，培养业务骨干，丰富人才梯队结构，提高服务能力。

皮肤和性传播疾病质量控制中心

审稿：王重

感染性疾病

一、数据范围和来源

1. 数据采集情况

2024年1月青岛市感染性疾病质控中心完成全市二级及以上医疗机构感染性疾病医疗质量安全建设指标体系的采集数据工作，该指标体系包括资源配置指标、科研指标、医疗服务能力、医疗质量指标、医疗安全指标、感染性疾病专业监测指标等6个方面共计38个指标。

2. 数据来源

采集数据来源于23家二级及以上公立医疗机构和8家二级及以上非公立医疗机构。

二、指标分析

（一）资源配置情况

1. 感染性疾病科病房核定床位

共收到23家医疗机构上报的数据，其中13家医疗机构设立感染性疾病科病房，共计322张核定床位，平均床位数24.77张。其中14家三级医疗机构床位共计227张，平均16.21张，9家二级医疗机构共计床位95张，平均床位数10.56张。（图1）

2. 固定医护人员

23家医疗机构感染性疾病专业固定医疗技术人员数量共计129人，固定护理人员数量179人，平均各医疗机构分别为5.61人、7.78人。总体固定医技人数与床位占比为0.4：1，固定护理人数与床位占比为0.56：1，医护比为0.72：1。

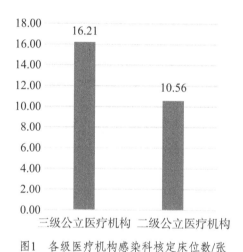

图1　各级医疗机构感染科核定床位数/张

（二）科研指标

共计4家医疗机构上报有效科研指标数据，年内共计发表SCI论文3篇、核心期刊论文3篇、其他期刊论文2篇。在研国家级课题1项、市级课题3项。获得国家实用新型专利4项。

（三）医疗服务能力

21家医疗机构感染性疾病专业年内共计出院6572人次，平均321.95人次，中位数234人次。固定医师与出院量之比为0.02：1。各感染性疾病专业收治法定传染病共计22种，中位数6种。各医疗机构平均住院日9天，中位数8.9天。平均住院费用7999元。（图2至图5）

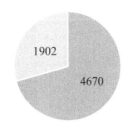

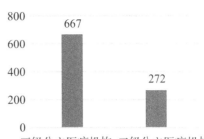

三级公立医疗机构　二级公立医疗机构

图2　各级医疗机构感染科出院人数/人次

三级公立医疗机构　二级公立医疗机构

图3　各级医疗机构感染科平均出院人数/人次

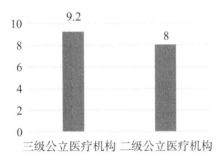

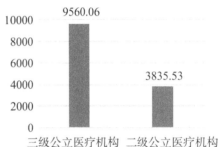

图4　各级医疗机构感染科平均住院日/天

图5　各级医疗机构感染科平均住院费/元

（四）医疗质量指标

11家医疗机构感染性疾病专业收治患者中共计死亡64人，总体死亡率0.97%。13家医疗机构共计报告医疗不良事件167件，每家医疗机构每年平均报告12.85次。14家医疗机构危急值及时处置数量1441次，及时处置率99%。22家医疗机构门诊均次费用平均为368.96元。22家医疗机构感染性疾病专业院内会诊共计3494人次。17家医疗机构住院患者中腹水患者共计588人次，进行腹水穿刺数共计362次。慢性乙肝患者抗病毒治疗共计19974人次，慢性乙肝患者DNA检测27631人次。年内全市有16家医疗机构共计发现新增HIV感染者346人，HIV感染者累计在治疗人数4100人。

（五）医疗安全指标

9家医疗机构上报每百名出院人次不良事件报告数平均数为2.61件，中位数为0.1件。

（六）感染性疾病专业监测指标

20家医疗机构有效数据提示：年内同期发热门诊、感染科病毒性肺炎例数4919人次，病毒性肺炎患者抗菌药物平均使用率为21.39%，中位数为36%。发热门诊、感染科门诊呼吸道感染性疾病患者133925人次，呼吸道感染性疾病核酸检测百分比为8.45%。依据收集各医疗机构的数据，各医疗机构呼吸道病原体检测覆盖率中位数为32%，感染性腹泻患者病原学诊断阳性率中位数为21.5%，感染性腹泻抗菌药使用率为50%。（图6）

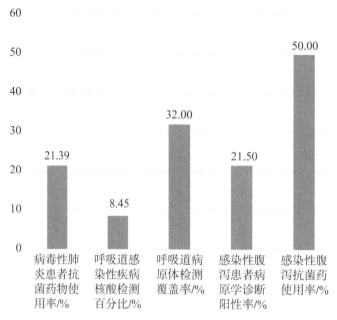

图6　各医疗机构感染科疾病专业检测指标

三、存在的问题

本次医疗质量安全报告收集数据时，部分医疗机构未及时上报数据，给数据分析带来了一定的困扰和可能的错误：

（1）数据不完整。部分医疗机构未及时上报数据，导致报告中存在缺失的数据，影响了全面的数据分析和评估。

（2）数据准确性受影响。缺乏完整数据集，可能导致数据分析的准确性受到影响，使得报告中的结论可能存在偏差或不完全准确。

（3）影响决策和改进。数据不及时上报可能会影响管理部门对医疗质量和安全情况的准确了解，进而影响决策和改进措施的制定和实施。

（4）本次数据收集工作发现，部分医疗机构管理信息化水平有待提高，存在部分数据无法提取的情况，导致数据无法及时上报。下一步将优化资源配置和医疗服务流程，减少住院日数和费用，加强医疗质量监测，降低死亡率和医疗不良事件发生率。呼吸道病原体检测覆盖率、感染性腹泻患者病原学诊断阳性率仍较低，这可能是病毒性肺炎患者抗菌药物使用率及感染性腹泻抗菌药使用率较高的原因，仍需提高医院病原检测率，加强医师注重病原检测的意识。

四、下一步工作

下一步将加强数据报告监管，建议加强对各医疗机构数据报告的监管和督促，确保数据及时、完整地上报，以提高数据分析的准确性和报告的可信度。在以后的工作中，将重点督促医疗机构及时上报数据，建立完善的监管机制，确保数据的完整性和准确性，以提高医疗质量安全报告的可靠性和有效性。

现有数据初步展示了全市二级及以上医疗机构的感染性疾病医疗质量情况，通过分析数据，发现存在以下问题，在今后的工作中将进行重点关注和改进：

（1）资源配置不均衡。各级医疗机构床位分布存在差异，三级医疗机构平均床位数多于二级医疗机构，大多数医疗机构未开展感染科病房工作。固定医护人员与床位占比不平衡，需要进一步优化资源配置。

（2）科研水平待提高。科研成果较少，未获得科研成果奖励。需要提高科研项目的数量和质量，提升学术影响力。

（3）医疗服务能力需加强。住院日数、住院费用等指标仍有改进空间。固定医师与出院量比例较低，可能影响医疗服务效率。

（4）医疗质量和安全。死亡率、医疗不良事件报告数等指标需要进一步监测和改进。危急值及时处置率较高，但今后仍需持续关注医疗质量问题。

青岛市感染性疾病质量控制中心

审稿：王重

急 诊 医 学

2023年度全市共有37家医疗机构参与急诊医学医疗质量数据采集，其中三级医疗机构18家（48.6%），二级医疗机构19家（51.4%），基本涵盖青岛市急诊科，数据具有一定的代表性。

一、资源配置指标

1. 抢救室床位

各医疗机构均设置抢救室，抢救床位共225张，中位数为4张，平均数为6张。《山东省急诊科建设与管理指南（试行）》（以下简称指南）要求抢救床位数不少于急诊科日均就诊患者的4%，达标的有6家，占43.2%。

2. 留观室床位

指南要求留观床原则上不少于急诊科日均就诊患者的10%~20%。青岛市留观床位共756张，中位数11张，平均数20张。按照指南最低要求（10%计算）达标的有14家，占37.8%。

3. 急诊病房床位

指南要求床位数不少于医疗机构总床位数的3%。青岛市急诊病房床位共550张，平均数15张。设置急诊病房的有13家，占35.1%，其余未设置病房。

4. EICU床位

指南要求三级医疗机构应当设立不少于急诊科日均就诊患者4%的急诊重症监护室（EICU）床位（至少12张），省级及以上区域医疗中心应不少于16张，用于收治急危重症患者。二级医疗机构EICU的床位数不少于急诊科日均就诊患者的4%（不少于4~6张）。全市EICU病房床位共146张，平均数为4张。设置EICU的有11家，占29.7%。

5. 急诊就诊量

全市年内急诊量共286.19万人次，中位数4.42万人次，平均数7.73万人次，超过10万人次的有8家医疗机构。

6. 医师总数

指南要求急诊门诊医师总数参考值：

日均急诊量不足300人次，在岗接诊医师不少于6人；日均急诊量300~500人次，在岗接诊医师不少于8人；日均急诊量500~800人次，在岗接诊医师不少于10人。

急诊科固定定科医师数占同期急诊医师数（含轮转、借调），定科人数应≥75%。

全市急诊在岗医师数共886人，中位数17人，平均数24人，定科达标有26家，占70.1%。

7. 护理总数

急诊科固定定科护士数占同期急诊护士数（含轮转、借调、休假、外出、临时帮忙等），定科人数应≥90%。全市急诊在岗护士数共1831人，中位数22人，平均数49人，定科人数基本达标的有33家，占89.2%。

（一）科研指标

全市年内急诊科共有课题20项，主要在分布在9家医疗机构；共发表论文106篇，发明专利12项。

（二）医疗质量指标

1. 留观患者人次及时间

全市急诊科留观患者共37.6万人次，中位数3053人次，平均1.02万人次，平均留观时间约20小时。

2. 抢救室人数

全市急诊科抢救室共收治10.41万人次，中位数1239人次，平均2815人次，死亡5274人，中位数53人。

3. 心脏骤停与心肺复苏

心脏骤停患者复苏成功率是2023年度医疗质量改进目标工作之一。2022年全市心脏骤停患者复苏成功率约23.56%，2023年度青岛市急诊科共收治心脏骤停患者3659人，心肺复苏成功899人，复苏成功率25.2%。

4. 脓毒血症患者

全市急诊科共收治脓毒血症患者31214例，脓毒血症患者3小时内抗生素使用率在90%以上，其中达到100%的有14家。

5. 中毒患者

全市急诊科共收治中毒患者9242例，死亡181例，总体死亡率1.9%。

6. 急诊就诊各级患者人次

全市急诊科共收治各级患者分别为Ⅰ级36079人次、Ⅱ级188189人次、Ⅲ级969956人次和Ⅳ级1351582人次，其中Ⅰ级和Ⅱ级共占总数的8.8%。

7. 各医疗机构急诊科缺编情况

全市各医疗机构急诊科医护人员相对偏少，特别是年急诊量大且医患比低的单位，建议增加急诊在岗人数，设立紧急情况下医疗、护理资源调配方案，保证急诊工作高效、安全、有序地开展。

二、存在问题

（1）梯队结构。部分二级医疗机构固定医师、护士不足，多数二级医疗机构无急诊病房、EICU。

（2）抢救设备。抢救设备配备不足，大多缺少血液净化、临时起搏器、支气管镜、电子胃镜、主动脉内球囊反搏器（IABP）、体外膜氧合器（ECMO）等高端设备。

（3）急诊分流。某些地区级综合医疗机构、三级医疗机构危重患者在急诊科积压严重，留观患者较多且时间长，滞留超72小时，存在分流困难现象。有的医疗机构急诊科面积明显不足，留观病人留滞积压明显。

（4）政策绩效。急诊医护人员在职称晋升、绩效分配方面未体现政策倾斜。省急诊科建设指南要求：医疗机构应设立合理的薪酬分配制度，充分考虑急诊科工作强度大、风险高、应急事件多以及精神压力大等特点，在绩效考核分配上予以体现。青岛市急诊科绩效考核分配在所在医疗机构处于中等水平。

三、下一步工作

（1）质控中心按照国家有关法律法规、规章和各级卫生健康部门要求，认真履行职责，积极开展工作，按时、保质完成所担负的工作任务。主要质控省、市级发证的医疗机构，指导区（市）级质控中心开展工作。质控中心按照"分层培训、督导检查、修订标准、形成报告"的模式开展工作。开展1次质控标准修订、2次督导检查、3次以上全市层面质控培训，对质控工作较差的医疗卫生机构落实"一对一"帮扶措施。

（2）每季度召开一次委员会会议，讨论本专业质控工作计划、技术方案和重要事项，落实质控中心工作任务；定期召集专家委员会会议，部署质控工作安排，交流质控工作经验。

（3）对急诊医学医疗质量改进目标进行定点培训与质控，提高全市心脏骤停患者复苏成功率，缩短急危重症患者抢救室急诊滞留时间。

（4）急诊科从自身做起，丰富内涵并提高服务质量；根据指南完善相关制度及流程，加强演练，对发现的问题积极整改。

青岛市急诊医学质量控制中心

审稿：王重

康 复 医 学

一、基本情况

（一）督导检查

2次督导均覆盖51家医疗机构，采取查阅资料、实地查看、访谈人员方式，重点督导了康复组织架构建设、康复诊疗水平、质控指标变化情况，以及康复病历书写规范、临床路径等情况，并对前次康复督查问题整改情况进行"回头看"。

（二）指标监测

采用发邮件自查方式，统计分析二级及以上医疗机构的康复医学质量控制指标（按照《康复医学专业质量控制指标（2022版）》；表1），共51家医疗机构上报完整数据，其中三级医疗机构22家，二级医疗机构12家，专科医疗机构17家。

表1 康复专业质量控制指标

序号	监测指标	早期康复介入率/%
1	脑卒中患者早期康复介入率（REH-ER-01）	34.14
2	脊髓损伤患者早期康复介入率（REH-ER-02）	33.7
3	髋、膝关节置换术后患者早期康复介入率（REH-ER-03）	28.59
4	日常生活活动能力（ADL）改善率（REH-ADL-01）	74.1
5	脊髓损伤患者ADL改善率（REH-ADL-02）	57.36
6	脑卒中患者ADL改善率（REH-ADL-03）	77.18
7	脑卒中患者运动功能评定率（REH-EVA-01）	85.68
8	脑卒中患者言语功能评定率（REH-EVA-02）	60.14
9	脑卒中患者吞咽功能评定率（REH-EVA-03）	65.38
10	脊髓损伤患者神经功能评定率（REH-EVA-04）	75.39
11	髋、膝关节置换术后患者功能评定率（REH-EVA-05）	62.22
12	住院患者静脉输液使用率（REH-IVG-01）	23.54
13	脑卒中后肩痛发生率（REH-AE-01）	20.25
14	脑卒中后肩痛预防实施率（REH-AE-02）	78.3
15	脊髓损伤患者泌尿系感染发生率（REH-AE-03）	26.56
16	脊髓损伤神经源性膀胱患者间歇性导尿实施率（REH-AE-04）	31.51

续表

序号	监测指标	早期康复介入率/%
17	住院患者静脉血栓栓塞症发生率（REH-AE-05）	5.6
18	住院患者静脉血栓栓塞症规范预防率（REH-AE-06）	80.39

二、指标分析

（一）资源配置指标

我国康复医学专业医疗服务与质量安全整体稳中有升，同质化程度进一步加强。年内报送数据的51家综合医疗机构中，各医疗机构康复医学科每床平均配置康复医务人员数量差距较大。目前存在的突出问题：多数综合医疗机构虽配置康复医学科病房，但康复医务人员总量不满足要求、分布不均；康复治疗效果尚有提升空间。（图1）

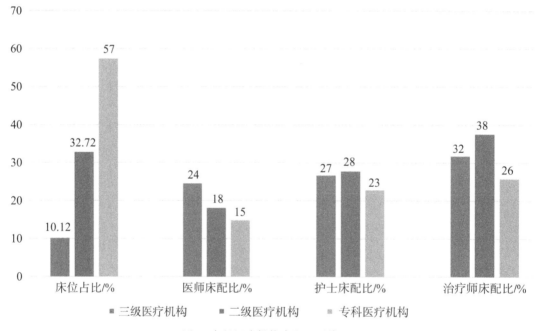

图1 各级医疗机构资源配置情况

1. 康复医学科床位占比

其中三级综合医疗机构为9.60%，中医三级专科医疗机构为12.49%，二级中医医院为33.67%，二级综合医疗机构为32.38%，专科医疗机构为57.36%。

2. 医师床配比

其中三级综合医疗机构为26.49%，中医三级专科医疗机构为15.5%，二级中医医院为19.66%，二级综合医疗机构为15.9%，专科医疗机构为14.78%。

3. 护士床配比

其中三级综合医疗机构为28.2%，中医三级专科医疗机构为19.68%，二级中医医院为27.58%，二级综合医疗机构为27.9%，专科医疗机构为22.83%。

4. 治疗师床配比

其中三级综合医疗机构为35.2%，中医三级专科医疗机构为16.1%，二级中医医院为44.22%，二级综合医疗机构为28.28%，专科医疗机构为25.78%。

（二）科研指标

在开展课题研究、发表SCI论文/中文核心期刊论文、授权发明专利/实用新型专利方面，有很多医疗机构没有相关成果，可能需要加强科研和创新能力，专科医疗机构最需提升，三级医疗机构的平均指标也略低，不同三级医疗机构的科研表现差距很大。发表论文数≥30篇的医疗机构占4%，10～30篇的医疗机构占4%，<10篇的医疗机构占36%，发表论文数为0的医疗机构占56%。年内承担课题>3项的医疗机构占8%，≤3项的医疗机构占18%，课题数为0的医疗机构占74%。

（三）医疗服务能力

（1）出院患者总人数。其中三级综合医疗机构约为1091人，中医三级专科医疗机构为2019人，二级中医医院为472人，二级综合医疗机构405人，专科医疗机构459人。

（2）平均住院日。其中三级综合医疗机构为17.32天，中医三级专科医疗机构为20.81天，二级中医医院为33.4天，二级综合医疗机构37.4天，专科医疗机构37.7天。

平均住院日能在一定程度上反映医疗机构住院诊疗效率。但是，不同医疗机构之间、不同科室之间，因诊疗难度不同，很难直接进行比较。

（3）平均药占比。其中三级综合医疗机构为12.68%，中医三级专科医疗机构为11.05%，二级中医医院为7.99%，二级综合医疗机构10.3%，专科医疗机构12.79%。

（4）CMI。其中三级综合医疗机构为1.06，中医三级专科医疗机构为0.74，二级中医医院为0.54，二级综合医疗机构为0.73，专科医疗机构为0.36。部分二级中医院、专科医疗机构的CMI较低，需要进一步提升。

（四）医疗质量

1. 早期康复介入率

（1）脑卒中患者早期康复介入率。其中三级综合医疗机构为33.79%，三级中医医院为26.43%，二级中医医院为55.56%，二级综合医疗机构为40.68%，专科医疗机构为24.14%。

（2）脊髓损伤患者早期康复介入率。其中三级综合医疗机构为49.1%，三级中医医院为38.6%，二级中医医院为0%，二级综合医疗机构为44%，专科医疗机构为23.64%。

（3）髋、膝关节置换术后患者早期康复介入率。其中三级综合医疗机构为26.44%，三级中医医院为50%，二级中医医院为31.67%，二级综合医疗机构为25%，专科医疗机构为25.63%。

统计发现，各个医疗机构早期康复介入率较为理想，可见早期康复意义重大。早期康复介入，可预防患者后继发障碍的发生与发展；积极预防肌肉萎缩、关节僵硬、褥疮等并发症的发生；维持心肺及循环功能，促进其功能障碍的恢复，并为以后的系统康复打下基础；显著提高疗效；大大降低致残率；显著提高生活质量，并使患者能早日回归社会；尽快恢复患者生活自理能力，减轻家庭和社会负担。

2. ADL改善率

日常生活活动能力（ADL）改善率为患者功能改善的重要指标之一，也是康复治疗的重要目的之一。统计发现，各个医院ADL改善率较为理想，可见早期康复意义重大。不同级别医疗机构的ADL改善率有所不同，但整体水平较高，功能改善效果明显。（图2）

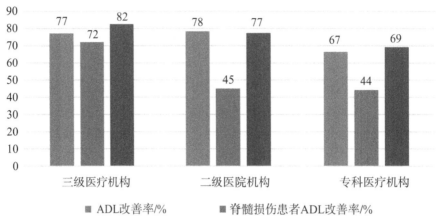

图2　各医疗机构康复后ADL改善率

（1）日常生活能力改善率。其中三级综合医疗机构为74.83%，三级中医医院为89.7%，二级中医医院为88.8%，二级综合医疗机构为65.96%，专科医疗机构为66.52%。

（2）脊髓损伤患者ADL改善率。其中三级综合医疗机构为72.59%，三级中医医院为69.33%，二级中医医院为27.78%，二级综合医疗机构为65.74%，专科医疗机构为44.27%。

（3）脑卒中患者ADL改善率。其中三级综合医疗机构为80.21%，三级中医医院为94.4%，二级中医医院为85.47%，二级综合医疗机构为67.54%，专科医疗机构为69.12%。

3. 功能评定率

（1）脑卒中患者言语功能评定率。其中三级综合医疗机构为84.08%，三级中医医院为98.67%，二级中医医院为78%，二级综合医疗机构为100%，专科医疗机构为81.44%。

（2）脑卒中患者吞咽功能评定率。其中三级综合医疗机构为56.94%，三级中医医院为84.97%，二级中医医院为46.44%，二级综合医疗机构为51.66%，专科医疗机构为65.18%。

（3）脊髓损伤患者神经功能评定率。其中三级综合医疗机构为64.66%，三级中医医院为80.9%，二级中医医院为58.96%，二级综合医疗机构为63.88%，专科医疗机构为66.17%。

（4）髋、膝关节置换术后患者功能评定率。其中三级综合医疗机构为86.26%，三级中医医院为95.33%，二级中医医院为33.33%，二级综合医疗机构为100%，专科医疗机构为65.91%。

统计发现，各医疗机构评定率较高，尤其三级医疗机构较为理想，早期评定意义重大。对于评估患者生活状况和需求非常重要。评定的结果可以用于制定个性化的护理计划、康复计划或提供适当的支持服务。

4. 脑卒中后肩痛发生率与预防实施率

其中三级综合医疗机构为13.89%，三级中医医院为46.27%，二级中医医院为18.04%，二级综合医疗机构为23.06%，专科医疗机构为22.49%。

统计发现，脑卒中后肩痛预防实施率较高，卒中后肩痛发生率较为理想，可见早期康复意义重大。

（五）医疗安全

（1）静脉血栓栓塞症发生率。其中三级综合医疗机构为59.64%，三级中医医院为21.83%，二级中医医院为1.99%，二级综合医疗机构为5.06%，专科医疗机构为2.63%。

（2）静脉血栓栓塞症规范预防率。其中三级综合医疗机构为93.57%，三级中医医院为100%，二级中医医院为75.76%，二级综合医疗机构为68.8%，专科医疗机构为64.3%。

统计发现，各个医院规范预防静脉血栓栓塞症，很大程度降低了静脉血栓栓塞症的发生，静脉血栓栓塞症预防率较为理想，可见早期康复意义重大。

三、存在问题

（一）督导检查方面

（1）康复机构与制度建设。市级三级医疗机构反馈情况较好，其中有几家民营医疗机构的康复医学科较为突出。有部分医疗机构的康复医学科规模较小，甚至未开设病房；也就是说这些医疗机构的康复科或康复医学科的基础建设及基本配置均未达标。尤其是基层医院的二级医疗机构康复医学科建设薄弱，未按照国家、省、市要求及时对康复组织架构、工作流程进行更新，部分与实际工作内容不符，需及时优化。

（2）培训与考核。部分医疗机构工作人员未及时参加康复培训；培训效果不理想。

（二）指标监测方面

2022年版质量控制指标更突出指导性，在相关内容上只做了指导与说明，没有给出硬性的指标与规定。要求各级各类医疗机构结合自身实际情况，充分利用各项质控指标和各种医疗质量管理工具开展自我管理，不断提升医疗质量管理的科学化、精细化、规范化水平，保障医疗安全，并按要求做好相关指标信息的上报工作。

四、下一步工作

（1）注重监测指标分析应用。持续对康复医学专业质量控制指标进行监测并综合分析，尤其是早期康复介入、重点病例监测等康复医学专业质量控制指标，引导各区市、各医疗机构准确把握各项监测指标意义，指导医疗机构查漏补缺，在保证医疗质量和患者安全的同时，确保各项监测指标符合标准。

（2）强化督导检查。发挥市、区（市）两级康复医学专业质控中心作用，于2024年3月、9月组织开展2次"拉网式"督导检查，通过自查-互查-抽查相结合的方式，及时发现短板弱项，增强医疗机构康复医学专业意识、完善制度建设、修订工作方案、落实规章制度、优化工作流程，守住医疗机构院感防控底线。

（3）加强质控培训。督促各区市、各医疗机构加强康复医学专业法律法规、管理指标培训，计划组织4次康复诊疗学习培训，做到培训内容贴合实际、培训范围全员参与，并覆盖保洁、保安等第三方人员，确保医疗机构人人掌握康复医学政策、人人履行院感监督责任。

青岛市康复医学质量控制中心

审稿：王重

麻　　醉

共收集全市51家二级及以上公立医疗机构麻醉质控指标，其中三级医疗机构26家，二级医疗机构25家，分析汇总如下。

一、资源配置

（一）手术间

51家医疗机构共设置手术间688间，其中三级医疗机构手术间556间，二级医疗机构手术间132间。其中， 三级医疗机构手术室内425间，手术室外131间； 二级医疗机构手术室内100间，手术室外32间。

（二）PACU建设

PACU床位总数：195张。三级医疗机构PACU总床位数：177张，二级医疗机构PACU总床位数：18张。（图1、图2）

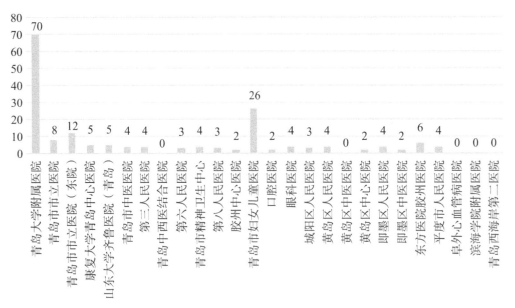

图1　三级医疗机构PACU床位数/张

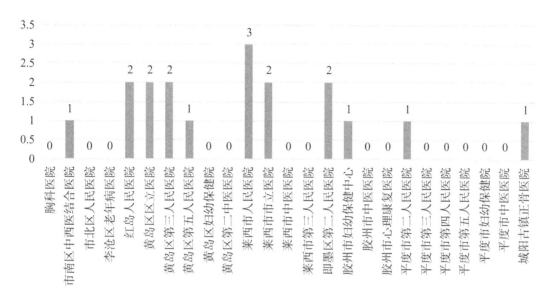

图2 二级医疗机构PACU床位数/张

（三）手术麻醉信息化系统

（1）共34家医疗机构安装手术麻醉信息系统，17家医疗机构无手术麻醉信息系统。

（2）三级医疗机构中2家医疗机构无手术麻醉信息系统。

（3）二级医疗机构中10家医疗机构有手术麻醉系统，15家医疗机构无手术麻醉系统。

（四）质控指标统计方式

（1）三级医疗机构中1家医疗机构为全信息化采集，2家医疗机构为手动统计，其余医疗机构为HIS、手麻系统、手动统计相结合的统计方式。

（2）二级医疗机构中17家医疗机构为全手动统计，8家医疗机构为HIS、手麻系统、手动统计相结合的统计方式。

（五）超声配置

（1）三级医疗机构共有床旁超声53台，其中食道超声14台，经胸心脏超声31台。

（2）二级医疗机构共有床旁超声13台，其中食道超声0台，经胸心脏超声3台。

（六）气道管理设备

（1）三级医疗机构共配备可视喉镜326个，配备纤维支气管镜63个，5家医疗机构无纤维支气管镜。

（2）二级医疗机构共配备可视喉镜46个，2家医疗机构未配备可视喉镜；配备纤维支气管镜7个，18家医疗机构无纤维支气管镜。

（七）术中主动保温设备

1. 三级医疗机构

暖风机：145台，6家医疗机构未配置暖风机。

输液加温仪：122台，7家医疗机构未配置输液加温仪。

液体加温箱：215个，4家医疗机构未配置液体加温箱。

2. 二级医疗机构

暖风机：19台，12家医疗机构未配置暖风机。

输液加温仪：16台，15家医疗机构未配置输液加温仪。

液体加温箱：32个，3家医疗机构未配置液体加温箱。

（八）麻醉医护人员

共有麻醉医师750人，麻醉护士184人。三级医疗机构麻醉医师617人，麻醉护士164人。二级医疗机构麻醉医师133人，麻醉护士20人。

二、麻醉专业医疗质量控制指标分析

（一）麻醉科医护比

51家医疗机构目前共有麻醉医师750名，麻醉科护士184人。麻醉科医护比为0.25：1。三级医疗机构麻醉科医护比为0.27：1。二级医疗机构麻醉科医护比为0.15：1，13家二级医疗机构无麻醉护士。

（二）麻醉医师人均年麻醉例次数

51家医疗机构共完成各类麻醉585495例，人均年麻醉780例。三级医疗机构完成麻醉535553例，麻醉医师617人，人均年麻醉868例。二级医疗机构完成麻醉49943例，二级医疗机构麻醉医师133人，人均年麻醉375例。

（三）手术室外麻醉

共完成手术室外麻醉203073例，手术室外麻醉占比为35.1%，较2022年（36.2%）下降1.1个百分点。三级医疗机构手术室外占比为33.8%。二级医疗机构手术室外占比为51.6%。

（四）择期手术麻醉前访视率

共完成择期手术356188例，择期手术麻醉前访视率为98.1%，较2022年（95.2%）提升2.9个百分点。三级医疗机构择期手术麻醉前访视率为98.4%。二级医疗机构择期手术麻醉前访视率为94.5%。

（五）入室后手术麻醉取消率

患者入室后手术麻醉取消305例，比例为0.528‰，较2022年（0.575‰）下降0.047个千分点。三级医疗机构入室后手术麻醉取消281例，取消率为0.527‰。二级医疗机构入室后手术麻醉取消24例，取消率为0.539‰。

（六）麻醉开始后手术取消率

麻醉开始后手术取消69例，比例为0.119‰，较2022年（0.061‰）增长0.058个千分点。三级医疗机构麻醉开始后手术取消64例，取消率为0.12‰。二级医疗机构麻醉开始后手术取消5例，取消率为0.11‰。

（七）全身麻醉术中体温监测率（2022年国家医疗质量安全改进目标）

2023年共完成气管插管全身麻醉224011例，全身麻醉术中体温监测率为59.8%，较2022年（44.9%）提升14.9个百分点。三级医疗机构全身麻醉术中体温监测率为58.5%。二级医疗机构全身麻醉术中体温监测率为95.3%。

（八）术中主动保温率（2023年国家医疗质量安全改进目标）

全身麻醉术中主动保温152571例，术中主动保温率为68.1%，较2022年（21.5%）提升46.6个百分点。三级医疗机构术中主动保温率为68.6%。二级医疗机构术中主动保温率为55%。

（九）术中自体血输注率

麻醉中接受输血治疗患者总数13480例，接受自体血输注患者数5801例，术中自体血输注率为43%，较2022年（34.2%）提升8.8个百分点。三级医疗机构术中自体血输注率为43.1%。二级医疗机构术中自体血输注率为42.3%，二级医疗机构5家医疗机构开展自体输血。

（十）手术麻醉期间低体温发生率

手术麻醉期间133948例接受术中体温监测，发生低体温765例，低体温发生率为0.57%，较2022年（1.33%）下降0.76个百分点。三级医疗机构低体温发生率为0.57%。二级医疗机构低体温发生率为0.63%。

（十一）术中牙齿损伤发生率

插管全身麻醉224011例，共发生术中牙齿损伤34例，牙齿损伤发生率为0.15‰，较2022年（0.12‰）增长0.03个千分点。三级医疗机构牙齿损伤发生率为0.14‰。二级医疗机构牙齿损伤发生率为0.37‰。

（十二）麻醉期间严重反流误吸发生率

共发生麻醉期间严重反流误吸7例，麻醉期间严重反流误吸发生率0.012‰，较2022年（0.0046‰）增长0.0074个千分点。

（十三）计划外建立人工气道发生率

计划外建立人工气道104例，发生率为0.18‰，较2022年（0.88‰）下降0.7个千分点。三级医疗机构计划外建立人工气道发生率为0.17‰。二级医疗机构计划外建立人工气道发生率为0.27‰。

（十四）术中心脏骤停率

术中心脏骤停44例，术中心脏骤停率为0.076‰，较2022年（0.075‰）增长0.001个千分点。三级医疗机构术中心脏骤停率为0.069‰，二级医疗机构为0.157‰。

（十五）麻醉期间严重过敏反应发生率

发生麻醉期间严重过敏反应58例，发生率为0.1‰，较2022年（0.065‰）增长0.035个千分点。三级医疗机构麻醉期间严重过敏反应发生率为0.107‰。二级医疗机构麻醉期间严重过敏反应发生率为0.022‰。

（十六）全身麻醉术中知晓发生率

发生全身麻醉术中知晓13例，发生率为0.03‰，较2022年（0.14‰）下降0.09个千分点。三级医疗机构全身麻醉术中知晓发生率为0.03‰。二级医疗机构无术中知晓发生。

（十七）PACU入室低体温发生率

共176317例患者术后入PACU，发生低体温683例，PACU入室低体温发生率为0.39%，较2022年（0.43%）下降0.04个百分点。三级医疗机构PACU入室低体温发生率0.388%。二级医疗机构术后入PACU547例，PACU入室低体温发生率为0。

（十八）麻醉后PACU转出延迟率

麻醉后PACU转出延迟410例，转出延迟率为0.23%。较2022年（0.59%）下降0.36个百分点。三级医疗机构PACU转出延迟率为0.23%。二级医疗机构PACU转出延迟率为0。

（十九）非计划二次气管插管率

术后气管插管拔除患者总数194673例，非计划二次气管插管32例，非计划二次插管率为0.16‰。较2022年（0.14‰）增长0.02个千分点。三级医疗机构非计划二次插管率为0.154‰。二级医疗机构非计划二次插管率为0.44‰。

（二十）非计划转入ICU率

非计划转入ICU103例，非计划转入ICU率为0.18‰。较2022年（0.24‰）下降0.06个千分点。三级医疗机构非计划转入ICU率为0.18‰。二级医疗机构非计划转入ICU率为0.13‰。

（二十一）术后镇痛满意率

实施术后镇痛患者共110346例，术后镇痛随访VAS≤3分患者数104815例，术后镇痛满意率为95%。较2022年（93.5%）提高1.5个百分点。三级医疗机构术后镇痛满意率为95.5%。二级医疗机构术后镇痛满意率为92.2%。

（二十二）区域阻滞麻醉后严重神经并发症发生率

区域阻滞麻醉总例数102530例，区域阻滞麻醉后严重神经并发症6例，并发症发生率为0.0585‰。较2022年（0.0500‰）增长0.0085个千分点。

（二十三）全身麻醉气管插管拔管后声音嘶哑发生率

气管插管全身麻醉224011例，发生气管拔管后声音嘶哑7例，声音嘶哑发生率为0.031‰。较2022年（0.057‰）下降0.026个千分点。

（二十四）麻醉后新发昏迷发生率

非颅脑手术全身麻醉总例次数238496例，新发昏迷1例，麻醉后新发昏迷发生率为0.0042‰。较2022年（0.0046‰）下降0.0004个千分点。

（二十五）麻醉后24小时内患者死亡率

麻醉后24小时内死亡患者58例，麻醉后24小时内患者死亡率为0.1‰。较2022年（0.093‰）增长0.007个千分点。三级医疗机构麻醉后24小时内患者死亡率为0.0937‰。二级医疗机构麻醉后24小时内患者死亡率为0.18‰。

（二十六）阴道分娩椎管内麻醉使用率

阴道分娩产妇26561例，实施椎管内麻醉人数13668例，阴道分娩椎管内麻醉使用率为51.4%。较2022年（46.6%）增长4.8个百分点。三级医疗机构阴道分娩椎管内麻醉使用率为51.6%。二级医疗机构阴道分娩椎管内麻醉使用率为50.2%。

三、医疗能力

（一）麻醉学科专科护理队伍建设

根据国家卫生健康委员会印发的《关于印发麻醉科医疗服务能力建设指南（试行）的通知》（国卫办医函〔2019〕884号）要求，医疗机构应当建立麻醉专科护理队伍，配合麻醉科医师开展相关工作，具体包括手术室内麻醉护理、手术室外麻醉护理、麻醉门诊护理、麻醉相关专科病房的护理等工作，配合开展围手术期工作的麻醉科护士与麻醉科医师的比例原则上不低于0.5∶1。2023年全市麻醉科护士与麻醉科医师的比例为0.24∶1，三级医疗机构为0.27∶1，二级医疗机构为0.15∶1，全市麻醉护士人员配备不足。

（二）麻醉医师配备

2023年麻醉医师人均年麻醉例次数较2022年增加20.9%。

根据国家卫生健康委员会印发的《关于印发麻醉科医疗服务能力建设指南（试行）的通知》（国卫办医函〔2019〕884号）要求，三级综合医疗机构麻醉科医师和手术科室医师比例逐步达到1∶3，二级及以下综合医疗机构可根据诊疗情况合理确定比例，但不低于1∶5。专科医疗机构以满足医疗服务需求为原则合理确定比例。目前麻醉医师人员相对短缺。

（三）舒适化医疗工作开展情况

（1）手术室外麻醉占比。2023年手术室外麻醉占比较2022年总体下降1.1个百分点，三级医疗机构下降1.7个百分点，二级医疗机构增加8.9个百分点，2023年二级医疗机构舒适化医疗占比已大于50%。

（2）术后急性疼痛服务质量。总体术后镇痛满意率较2022年提升1.5个百分点，三级医疗机构术后镇痛满意率与2022年持平，二级医疗机构较2022年提升8.6个百分点。

（3）无痛分娩。总体阴道分娩椎管内麻醉使用率较2022年提升4.8个百分点，三级医疗机构提升5.4个百分点，二级医疗机构提升2.9个百分点。

四、医疗质量与医疗安全

（一）术前风险管理

2022年版质量控制指标关于麻醉访视、诱导阶段的质量增设了"择期手术麻醉前访视率"和"入室后手术麻醉取消率"，与2015年版指标"麻醉开始后手术取消率"一起，构成了麻醉诱导阶段质量安全评估系列指标。该系列指标旨在推动规范术前访视，提升麻醉访视质量。入室后手术麻醉取消率、麻醉开始后手术取消率关注了麻醉评估与麻醉诱导过程中出现意外导致后续麻醉或手术无法继续进行的情况；择期手术麻醉前访视率则是希望通过提升麻醉前评估覆盖率与访视质量，尽可能降低入室后手术麻醉取消率和麻醉开始后手术取消率。

2023年择期手术麻醉前访视率较2022年总体提高2.9个百分点，三级医疗机构提高2.9个百分点，二级医疗机构提高2.4个百分点。

通过提高择期手术麻醉前访视率，2023年入室后手术麻醉取消率较2022年总体下降0.047个千分点，三级医疗机构下降0.02个千分点，二级医疗机构下降0.281个千分点。

麻醉开始后手术取消率较2022年增长0.058个千分点，三级医疗机构增长0.063个千分点，二级医疗机构增长0.016个千分点。

根据国家卫生健康委员会印发的《手术质量安全提升行动方案（2023—2025年）》要求，应以科学评估为抓手，加强术前风险管理、加强手术风险评估、加强手术人员能力评估、加强患者风险评估。医疗机构进一步完善患者术前评估管理制度和流程，规范实施患者术前评估，包括但不限于患者一般情况、疾病严重程度、重要脏器功能状况、用药情况、凝血功能、心理和营养状态等。探索建立结构化的患者术前评估表，防止漏评、错评，并在手术前对已完成的评估项目进行核定和分析，对其中发生变化的项目及时复评。

规范做好术前准备。医疗机构要加强患者术前管理，充分告知并指导患者遵守术前注意事项，规范完成手术部位标记、禁食禁饮、药物使用等要求，采取措施降低手术应激反应。对存在糖尿病、高血压、凝血功能障碍等情况的患者，严格核实术前药物应用情况，防止出现意外。属于急诊手术的，应当有规范、简便的术前准备清单、流程，避免遗漏必要的术前准备内容。

（二）术中风险管理

（1）围手术期体温管理。体温相关指标包括全身麻醉术中体温监测率、术中主动保温率、手术麻醉期间低体温发生率、PACU入室低体温发生率。该系列指标旨在通过对体温的监测、干预和结局的系统管理，提升患者体温相关质量安全现状。

（2）全身麻醉术中体温监测率。全身麻醉术中体温监测率关注对全麻患者体温进行监测的情况。2023年全身麻醉术中体温监测率较2022年总体提升14.9个百分点，三级医疗机构提升14个百分点，二级医疗机构提升42.1个百分点。

（3）术中主动保温率。术中主动保温率关注对于已出现低体温或存在低体温风险患者进行保温干预的情况。2023年术中主动保温率较2022年提升46.6个百分点，三级医疗机构提升47.2个百分点，二级医疗机构提升30.9个百分点。

（4）手术麻醉期间低体温发生率。手术麻醉期间低体温发生率关注低体温的发生情况。2023年手术麻醉期间低体温发生率较2022年下降0.76个百分点，三级医疗机构增加0.21个百分点，二级医疗机构下降22.57个百分点。

（5）PACU入室低体温发生率。PACU入室低体温发生率承袭了2015版麻醉质控指标对于围手术期体温变化的关注。2023年PACU入室低体温发生率较2022年下降0.04个百分点，三级医疗机构下降0.042个百分点，二级医疗机构PACU入室低体温发生率为0。

（三）术中血液保护

2023年自体血输注率较2022年总体提升8.8个百分点，三级医疗机构提升9.2个百分点，二级医疗机构提升0.3个百分点。

（四）术中麻醉相关并发症

（1）术中牙齿损伤发生率。2023年术中牙齿损伤发生率较2022年增长0.03个千分点，三级医疗机构增长0.04个千分点，二级医疗机构增长0.03个千分点。

（2）麻醉期间严重反流误吸发生率。2023年麻醉期间严重反流误吸发生率较2022年增长0.0074个千分点，三级医疗机构增长0.0084个千分点，二级医疗机构降低0.0015个千分点。

（3）全身麻醉术中知晓发生率。2023年全身麻醉术中知晓发生率较2022年下降0.11个千分点，三级医疗机构下降0.11个千分点。

这3项指标均为与麻醉关系较为密切的并发症或围手术期的严重不良结局，相关的每一个案例都是值得科室层面质控小组进行关注并加以分析的，应针对存在的漏洞或隐患进行系统性的改进。

（五）术中生命体征严重异常

（1）计划外建立人工气道发生率。2023年计划外建立人工气道发生率较2022年下降0.7个千分点，三级医疗机构下降0.7个千分点，二级医疗机构下降0.2个千分点。

（2）术中心脏骤停率。2023年术中心脏骤停率较2022年增长0.001个千分点，三级医疗机构下降

0.008个千分点，二级医疗机构增加0.11个千分点。

（3）麻醉期间严重过敏反应发生率。2023年麻醉期间严重过敏反应发生率较2022年增加0.035个千分点，三级医疗机构增加0.037个千分点，二级医疗机构下降0.0015个千分点。

这3项指标主要关注麻醉期间呼吸、循环等生命体征的剧烈波动。这些生命体征的剧烈波动通常并不一定是由麻醉因素引起，但是麻醉学科作为围手术期患者生命安全的守卫者，需要在围手术期针对这些变化积极干预和治疗，以避免严重不良结局。所以该类指标相关事件也是麻醉专业质量管理工作应当关注的重点内容。

根据国家卫生健康委员会印发的《手术质量安全提升行动方案（2023—2025年）》要求，以强化核查为基础，严格术中风险管理。强化手术设备设施核查。在手术开始前，对手术使用的设备、设施、耗材等进行安全核查，确保相关设备设施可用，耗材准备到位，性能符合要求。强化手术人员及环节核查。

强化患者与手术过程核查。手术过程中，严密监测患者血压、心率、体温、血氧饱和度等生命体征，密切关注患者的意识状态、肌肉紧张程度、失血量、出入量等情况，及时发现苗头性问题并予以干预。加强全麻患者术中体温管理，积极采取术中主动保温措施，防止患者失温。同时，严格执行手术室无菌技术、各项操作流程及技术规范，规范使用抗菌药物、止血药物和耗材。

（六）术后流程非计划改变

（1）麻醉后PACU转出延迟率。2023年麻醉后PACU转出延迟率较2022年下降0.36个百分点，三级医疗机构下降0.36个百分点，二级医疗机构PACU转出延迟率为0。

（2）非计划转入ICU率。2023年非计划转入ICU率较2022年（0.24‰）下降0.06个千分点，三级医疗机构下降0.05个千分点，二级医疗机构下降0.22个千分点。

麻醉后PACU转出延迟率和非计划转入ICU率通过关注复苏时间延长以及术后无法按计划转回普通病房的情况，提供改进复苏阶段麻醉质量安全水平的切入点。

（七）术后生命体征严重异常

（1）非计划二次插管发生率。2023年非计划二次插管率较2022年增长0.02个千分点，三级医疗机构增加0.043个千分点，二级医疗机构下降0.85个千分点。

（2）麻醉后24小时内患者死亡率。2023年麻醉后24小时内患者死亡率较2022年增长0.007个千分点，三级医疗机构增长0.0167个千分点，二级医疗机构下降0.055个千分点。

（八）术后麻醉并发症

（1）区域阻滞麻醉后严重神经并发症发生率。2023年区域阻滞麻醉后严重神经并发症发生率较2022年增长0.0085个千分点，三级医疗机构增加0.017个千分点，二级医疗机构下降0.115个千分点。

（2）全身麻醉气管插管拔管后声音嘶哑发生率。2023年全身麻醉气管插管拔管后声音嘶哑发生率较2022年下降0.026个千分点，三级医疗机构下降0.018个千分点，二级医疗机构下降0.225个千分点。

（3）麻醉后新发昏迷发生率。2023年麻醉后新发昏迷发生率较2022年下降0.0004个千分点。

术后麻醉流程非计划改变、麻醉相关并发症以及围手术期生命体征严重异常等三大类指标的实际发生率通常较低，在日常信息化监控中即便可以统计，也常常缺乏足够的细节，影响了下一步的质量安全改进工作的开展。建议各医疗机构麻醉科，通过建立围手术期医疗安全事件报告系统弥补这一缺陷。也便于在收到相关安全事件的报告后，不只是止步于质控指标数据的统计，而是针对发生的安全事件，排查是否存在系统性漏洞，积极提升麻醉质量安全水平。

根据国家卫生健康委员会印发的《手术质量安全提升行动方案（2023—2025年）》要求，以精细管理为保障，强化术后风险管理。做好术后转运衔接。强化术后即时评估。医疗机构根据既定手术方案和患者术后情况，科学选择麻醉复苏室、普通病房、重症监护室等术后观察和恢复区域。加强麻醉复苏室管理，建立转入、转出标准与流程并严格落实，鼓励按患者风险程度分区管理，明确岗位职责。密切关注患者生命体征及意识状态变化，加强对患者引流物性状、引流量、出入量、伤口渗血等情况的观察，及时开展疼痛评估，规范处置危急值。

五、总结

在新版麻醉质控指标的基础上，各医疗机构应当积极通过医院信息系统、麻醉信息系统等，提升麻醉质量管理的信息化水平，尽可能通过信息化手段对麻醉质控指标信息进行统计。

有条件的医疗机构应当摸索尽可能通过信息化手段采集质控指标数据，对于信息化难以采集的质控指标，积极鼓励通过不良事件报告系统进行报告，以获取尽可能真实的麻醉质量安全现状。

对于麻醉专业质控指标的应用不应仅仅止步于与指标相关数据的采集，更重要的是对相关情况加以分析，对于相应流程加以规范。

临床中落实新版麻醉专业质控指标，改进临床麻醉质量安全现状，还应当注意与所在医疗机构的自身实际结合，制定合理的改进目标，逐步改进。

六、督导检查

为进一步加强麻醉医疗质量管理，规范麻醉医疗行为，提升麻醉医疗质量管理的标准化、同质化水平，根据市级质控中心的要求，麻醉质控中心组织专家对全市设有麻醉专业的二级及以上公立医疗机构进行麻醉质量督导检查，共督察44家医疗机构，其中三级医疗机构28家，二级医疗机构16家。

（一）国家卫健委印发的《2023年各专业质控工作改进目标》中"提高术中主动保温率（PIT-2023-25）"执行和完成情况

（1）与上半年相比，9月、10月术中主动保温率明显提升。10月全市共40家二级及以上医疗机构上报术中主动保温率指标，手术麻醉期间采取主动保温措施6048例，同期全麻10260例，术中主动保温率平均值为58.9%。其中33家医疗机构优于青岛市标准，4家医疗机构未达到青岛市标准。

（2）三级医疗机构中9家医疗机构较上半年提升，2家医疗机构较上半年下降，其余医疗机构数据变异较大。二级医疗机构中2家医疗机构较上半年提升，3家医疗机构较上半年下降，4家医疗机构持平。

（3）9月、10月多家医疗机构未上报术中主动保温数据，导致数据偏倚。

（4）部分医疗机构9月、10月两个月之间数据存在较大变异。医疗机构应建立术中主动保温率的监测系统，定期进行该机构数据分析、反馈。运用质量管理工具，查找、分析影响该机构实现该目标的因素，提出改进措施并落实。

（5）目前大多数医院已配置暖风机、输液加温仪、液体加温、体腔冲洗液加温等术中保温设备，采取多种形式组合的术中保温措施。3家医疗机构术中主动保温设备相对单一。

（二）国家卫健委印发的《手术质量安全提升行动方案（2023—2025年）》推动和落实情况

1. 全麻术中体温监测率

全麻患者受麻醉、手术因素的影响，围手术期易出现体温波动。长期以来，术中体温并未作为全身麻醉的常规监测项目，导致无法及时发现患者低体温。提高全麻患者体温监测率，对保障麻醉安全、提高麻醉质量具有重要意义。

目前全市13家三级医疗机构插管全麻术中体温监测率达80%，10家二级医疗机构插管全麻术中体温监测率达80%，全麻术中体温监测率全市平均值为53%。部分医疗机构体温监测率低的原因为一次性体温探头价格偏贵以及DRG付费限制。

2. 术中低体温发生率

随着对术中主动保温的重视以及多种主动保温措施的应用，被督察医院中术中低体温发生率较低。

低体温发生率：3家三级医疗机构较上半年下降，4家三级医疗机构较上半年上升，9家三级医疗机构与上半年持平。其中2家医疗机构较上半年下降，9家医疗机构与上半年持平。

存在问题：目前体温监测率偏低（53%），可能部分低体温患者未被监测到。

术中体温保护原则及进一步改进措施：

（1）全麻诱导前测量和记录患者体温，随后每15~30 min测量并记录一次，直至手术结束。术中做好被动隔离以保存热量。

（2）维持环境温度不低于21℃，建立主动加温后方可下调环境温度。

（3）患者核心体温≥36 ℃方可进行麻醉诱导，除非病情紧急需立刻手术（如大出血或其他急诊手术）。

（4）即使手术时间<30 min，对于围手术期高危低体温患者，同样建议在麻醉诱导前使用压力暖风毯等加温设备进行体温保护。

（5）对于手术时间≥30 min的患者，均建议在麻醉诱导前使用压力暖风毯等加温设备进行体温保护。

（6）输注超过500 mL的液体以及冷藏血制品需使用输液加温仪加温至37 ℃再输注。

（7）所有腹腔冲洗液建议加热至38～40 ℃后再使用。

3. 入室后手术麻醉取消、麻醉开始后手术取消

此两项指标关注麻醉评估与麻醉诱导过程中出现意外导致后续麻醉或手术无法继续进行的情况。入室后手术麻醉取消主要集中存在于部分三级医疗机构，发生的主要原因包括患者因素、术前准备因素等。患者因素包括病情的突然变化，入室后患者出现发烧、头晕、心绞痛、严重心律失常等。麻醉开始后手术取消主要原因为麻醉后患者出现严重血流动力学不稳定、重要器官功能不全等。

改进措施：需进一步提升麻醉前评估覆盖率，规范术前访视，提升麻醉访视质量，在患者入室后充分关注患者病情突然变化，以避免因评估不充分导致的麻醉后手术取消。

4. PACU转出延迟/非计划转入ICU

重点关注复苏时间延长以及术后无法按计划转回普通病房的情况。目前全市有3家医疗机构未设置PACU单元，2家医疗机构PACU无法正常运转或使用率较低。

PACU转出延迟主要集中于部分三级医疗机构，发生的原因包括苏醒期延迟、苏醒后生命体征不稳定以及手术因素，需进一步提升麻醉苏醒期管理质量。

5. 非计划二次插管

2家医疗机构非计划二次插管率偏高，主要原因为气管拔管后呼吸抑制，需进一步提升麻醉管理和麻醉苏醒期质量，严格掌握拔管指征。

6. 麻醉期间严重反流误吸

随着患者对医疗服务要求的不断提高，对消化内镜诊疗的舒适需求也日益增加，目前全市多数医疗机构开展了镇静/麻醉下的消化内镜操作。

无痛胃肠镜配置：

（1）诊疗单元配置符合要求，均配备常规监护仪（包括心电图、脉搏氧饱和度和无创血压）、供氧与吸氧装置和单独的负压吸引装置、静脉输液装置、常规气道管理设备和常用麻醉药物以及常用的心血管活性药物等。

（2）麻醉恢复室与内镜操作室床位配置、设备配置［监护仪、麻醉机和（或）呼吸机、输液装置、吸氧装置、负压吸引装置以及急救设备与药品］符合麻醉恢复室的基本要求。

（3）部分医疗机构消化内镜诊疗区域未配备麻醉机、困难气道处理设备、抢救设备（如心脏除颤仪）。

反流误吸风险预防：

镇静/麻醉能使胃肠道蠕动减弱，加上某些胃镜检查过程中可能大量注气和注水，使胃肠道张力下降。如果患者伴有胃食管交界处解剖缺陷、口咽或胃内大量出血或幽门梗阻等均可增加反流与误吸风险。被督导医院中无严重反流误吸病例发生。

7. 麻醉期间严重过敏反应

麻醉期间严重过敏反应是一种罕见但潜在致命的疾病，在手术室诊断和治疗该病具有困难。目前全市严重围手术期过敏反应的发生率接近1∶10000，临床表现出现于麻醉开始后30 min内，常见过敏原是神经肌肉阻滞剂、抗生素和催眠药，临床表现出现于麻醉开始30 min后，其主要原因包括氯己定、乳胶、染料、血浆扩容剂、血制品和舒更葡糖。

由于多种药物同时使用、具有能诱发超敏反应特点的多种麻醉药物药效的重叠、在麻醉状态下患者无法诉说症状以及手术室对围手术期过敏反应（PA）或围手术期超敏反应（POH）的诊断方法不同，致使诊断PA存在困难。围手术期过敏反应会导致较高的病死率。正确识别潜在过敏原，对阻止病情恶化和制定手术计划而言非常必要。鉴于相关临床表现并不特异，故可能无法确诊围手术期过敏反应。因此，对疑似患者的诊断应准确，并意识到心血管衰竭可能是其唯一的临床表现。

8. 术中心跳骤停

降低住院患者围手术期死亡率是2023年国家医疗质量安全改进目标（目标四），2023年1—11月全市共发生术中心脏骤停30例。

术中心跳骤停病历分析：

（1）性别：男性患者22例，女性患者8例；

（2）年龄分布：10～20岁1例，30～40岁4例，50～60岁6例，60～70岁10例，10～80岁7例，大于80岁2例；

（3）ASA分级：以ASA四级、五级患者为主；

（4）手术类型：急诊手术19例，择期手术11例；

（5）时间段：诱导期7例，维持期21例，苏醒期2例；

（6）发生原因：低氧血症4例，低血容量9例，酸中毒1例，药物1例，肺栓塞1例，急性冠脉综合征4例，创伤8例，不明原因2例。

9. 存在问题

（1）督察过程中发现部分医疗机构麻醉医师不能熟练掌握除颤仪的正确使用方法。

（2）未常规进行麻醉应急突发事件演练。

建议各级医疗机构建立并不断完善麻醉科应急突发事件管理制度，评估并尽可能完善处理突发事件的软硬件条件，并加强人员培训和演练，不断优化流程和各类应急预案，持续提高患者安全和麻醉科抵御风险的能力。

（三）以国家卫健委制定的《麻醉专业医疗质量控制指标（2022年版）》为标准，检查各医疗机构利用各项质控指标和各种医疗质量管理工具开展自我管理情况

1. 科室麻醉质量控制管理组织机构建设

督察过程中发现部分医疗机构麻醉质量控制管理组织机构建设不完善，未定期召开麻醉科质量与安全工作小组工作会议。月质控总结内容简单，无定期自查，无整改问题追踪。

建议麻醉科设立"麻醉科质量与安全工作小组"。科主任（或科室负责人）为质量控制与安全管理的第一责任人。专人负责麻醉质控相关报表及文档管理。定期开展麻醉质量评估，将麻醉严重并发症的预防措施与控制指标作为科室质量安全管理与评价的重点内容。

2. 信息化系统建设

部分医疗机构无麻醉信息化系统或无法正常使用；无法统计所有26项质控指标。在新版麻醉质控指标的基础上，各医疗机构应当积极通过医院信息系统、麻醉信息系统等，提升麻醉质量管理的信息化水平，尽可能通过信息化手段对麻醉质控指标信息进行统计。建议建立麻醉信息系统并纳入医院信息管理系统，对涉及麻醉质量的相关指标建立月度和年度统计档案，并促进各项指标不断改进和提高。

3. 医疗机构利用各项质控指标和各医疗质量管理工具开展自我管理情况

鉴于麻醉专业平台学科的特点，新版麻醉质控指标具体数值的高低除了受麻醉专业质量安全水平影响外，还常常受到所在医疗机构主要手术类型、患者危重程度等影响。所以除学科建设类指标外，其他类型的指标应当达到的标准常常因医院而异。在年度质量改进的过程中，各医疗机构应当注重自身纵向对比，同时可参考同级别同类型医院的指标水平，订立合理的麻醉质量改进目标，特别是易于受行政命令要求影响的麻醉流程非计划改变类指标，不应当为了质量改进目标的达成而对临床决策造成影响。

由于麻醉流程非计划改变、麻醉相关并发症以及围手术期生命体征严重异常等三大类指标的实际发生率通常较低，在日常信息化监控中即便可以统计，也常常缺乏足够的细节，影响了下一步的质量安全改进工作的开展。建议各医疗机构麻醉科，通过建立围手术期医疗安全事件报告系统弥补这一缺陷。也便于在收到相关安全事件的报告后，不只是止步于质控指标数据的统计，而是针对发生的安全事件，排查是否存在系统性漏洞，积极提升麻醉质量安全水平。

4. 建议

（1）有条件的医疗机构应当摸索尽可能通过信息化手段采集质控指标数据，对于信息化难以采集的质控指标，积极鼓励通过不良事件报告系统进行报告，以获取尽可能真实的麻醉质量安全现状。

（2）对于麻醉专业质控指标的应用不应仅仅止步于指标相关数据的采集，更重要的是对相关情况加以分析，对于相应流程加以规范。

（3）临床中落实新版麻醉专业质控指标，改进临床麻醉质量安全现状，还应当注意与所在医疗机构的自身实际结合，制定合理的目标，逐步改进。切忌将质控指标相关事件的发生与当事麻醉医生 和护士的奖金绩效、职称晋升等直接关联。

青岛市麻醉质量控制中心

审稿：刘振静

疼　痛

一、基本情况

（一）督导检查

督导覆盖15家开设疼痛专业的医疗机构，采取查阅资料、实地查看、访谈等方式，重点督导了组织架构建设、人员设置及设备质控、医疗技术管理、学科建设等情况。

（二）指标监测

采用问卷调查方式对二级及以上医疗机构，疼痛质量控制指标进行统计分析，共15家医疗机构上报数据，其中三级医疗机构13家，二级医疗机构2家。

二、存在问题

（一）督导检查方面

（1）学科发展方面。目前青岛地区疼痛专业发展出现两极分化。青岛大学附属医院和青岛市市立医院疼痛科发展良好，人员配置合理，门诊、病房健全，设备齐全，管理制度与质量控制工作完善，医、教、研均衡发展，新技术、新项目开展得较好。但大部分开设疼痛专业的医疗机构无独立病房，人员配备及设备均短缺，不利于专业发展。

（2）人员配备方面。疼痛专业人员短缺。疼痛专业为新兴学科，大部分疼痛科医护人员由麻醉科、骨科、康复科、中医科等专业更改从事疼痛专业，专业水平有欠缺，甚至部分医疗机构疼痛医护人员由其他专业医护人员兼任。

（3）科室设置不健全。大部分医疗机构仅有疼痛门诊，有些医院甚至与骨科、康复、中医等专业共用门诊。目前设有疼痛病房的公立医疗机构仅6家，大部分无独立疼痛病房。

（4）疼痛硬件设施不完善。由于各方面条件影响，许多疼痛专业的治疗方式以药物和物理治疗方式为主，无疼痛治疗室或治疗室条件不符合要求，无法进行疼痛相关的有创操作，制约了疼痛技术的进步和发展。

（5）疼痛专业医疗技术水平的质控欠缺。包括相关制度、记录、改进措施等。

（二）指标监测方面

（1）疼痛基本制度质控数据。通过对全市多家医疗机构的数据收集及分析，目前设有疼痛科的医疗机构在疼痛专业制度及工作规范、知情同意书的签署方面均做得很好，能够从制度上规范医疗行为。所有医院均建立了疼痛评估制度，并且对大部分患者进行了疼痛评估，通过量化指标，更科学地评价诊疗效果，但部分医疗机构的疼痛评估未连续进行，无法系统评价。治疗方面，无论是药物治疗还是有创操作，规范率相对较低，部分医疗机构未严格按照规范进行医疗行为，增加了风险。对于患者的随访工作，部分医疗机构开展不理想，未进行及时有效的沟通，对于治疗的连续性及患者的满意度均有影响。

（2）疼痛科固定医师数量及医师床位比。由于疼痛科是相对新兴学科，疼痛专业人员相对较少，亟须增加专业人员数量，促进学科发展。青岛地区设有疼痛病房的医疗机构有6家，目前青岛大学附属医院和青岛市市立医院疼痛科规模相对较大，医护人员较多，根据《疼痛科准入申报和规范化管理制度》要求设置疼痛病房人员配备比例，床位：医师：护士为1：0.4：0.4。（图1、图2）

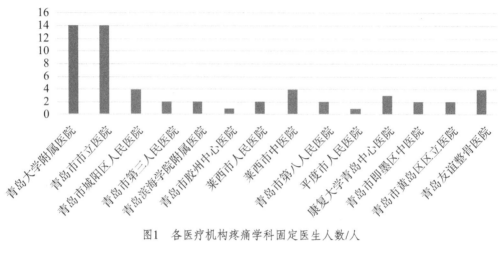

图1　各医疗机构疼痛学科固定医生人数/人

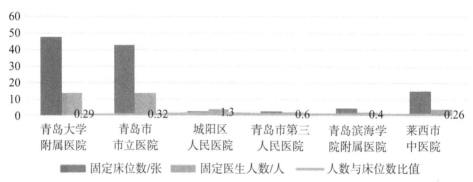

图2　各医疗机构疼痛学科固定床位数与固定医师比例

（3）疼痛科固定护理人员数量及床位比。各医疗机构疼痛学科固定床位数、固定护理人数及两者比值如图3所示。

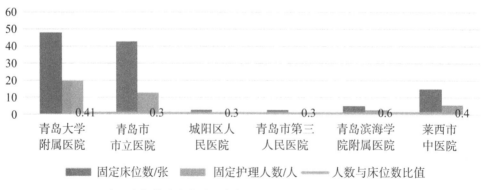

图3　各医疗机构疼痛学科固定床位数、固定护理人数及两者比值

（4）门诊量。各医疗机构疼痛专业发展不均衡。青岛大学附属医院和青岛市市立医院年门诊量均大于15000人次，其他开设疼痛门诊的医院年门诊量为2000～3000人次。

（5）出院人次。青岛大学附属医院及青岛市市立医院年出院达2000人次，青岛市友谊整骨医院年出院近1500人次。其他医院疼痛科出院人次均较低，康复大学青岛中心医院、青岛滨海学院附属医院、青岛市胶州中心医院等在2023年设立疼痛床位。

（6）住院患者主要病种。疼痛主要病种包括脊柱源性疼痛、关节源性疼痛、软组织疼痛、神经病理性疼痛、癌痛等。2023年度重点关注脊柱源性疼痛、关节源性疼痛、软组织疼痛3项，各医院均有覆盖，各有侧重。

（7）年手术量。手术量可相对反映专业水平，年手术量前3位为青岛市市立医院、青岛大学附属医院、青岛友谊整骨医院。由于大多医院疼痛专业起步较晚，目前数据不能完全准确反映学科水平，从总体发展来看趋于良性。（图4）

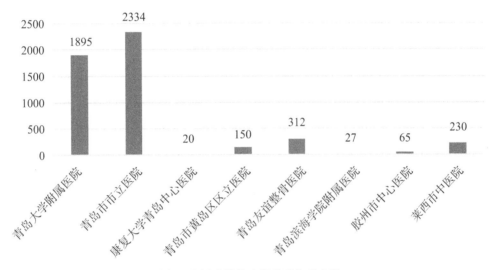

图4　各医疗机构疼痛学科年手术量

（8）疼痛评估规范率。作为疼痛专业的重点监测指标，国家、省市各级通过各种方式提高疼痛评估的规范率。2022年，全国疼痛评估的规范率在92%左右，山东省的疼痛评估规范率在94%左右。青岛市医疗机构的疼痛评估规范率在逐步提高，大部分医疗机构的疼痛评估规范率在80%以上，部分医疗机构评估规范率有待改进。

（9）学科影响力。山东省临床重点专科一个：青岛市市立医院；市级重点专科一个：青岛市市立医院。

三、下一步工作

（1）加强监测指标的分析应用，促进学科发展。持续对疼痛质量控制指标进行监测并综合分析，引导各区市、各医疗机构准确把握各项监测指标意义，指导医疗机构查漏补缺的同时加快发展，促进学科建设。

（2）强化督导检查。发挥市、区（市）两级质控中心作用，通过自查、互查等各种形式，及时发现短板弱项，完善制度建设、修订工作方案、落实规章制度、规范医疗行为，在保证医疗质量及患者安全的前提下，共同进步。

（3）加强质控培训。疼痛专业虽然近年来有所发展，尤其是2023年，有多家医疗机构设立疼痛科或扩大规模，但仍未全面覆盖，并且各医疗机构人员水平及技术设备参差不齐。应加强专业之间沟通与交流，通过质控培训、学术讲座、远程会诊、病例讨论、义诊、技术指导等形式，提高疼痛专业技术人员水平，促进学科发展。

（4）增加开展质控活动频率和强度。结合全市疼痛专业发展不均衡的实际情况，修订改进质控标准，使各医疗机构从制度设立阶段向内涵建设阶段迈进。根据质控结果，对各医疗机构分层管理，努力发掘各医疗机构亮点，并进行鼓励和推广，对于存在的问题，责成限期整改。

青岛市疼痛质量控制中心

审稿：刘振静

重 症 医 学

一、基本情况采集

质控中心完成数据采集指标体系的建设，该体系包括资源配置指标、科研指标、医疗服务能力、医疗质量指标和医疗安全指标等5个方面。资源配置指标主要包括医院等级、医院核定床位数、医院核定ICU床位数、ICU医护人员数量和床位比例；科研指标主要包括课题数、论文和国家专利数；医疗服务能力主要包括ICU患者（非专科 ICU）收治率、ICU患者收治床日率、APACHE Ⅱ 评分≥15分患者收治率、平均住院日；医疗质量指标主要关注ICU患者实际病死率、ICU 患者标化病死指数、抗菌药物治疗前病原学送检率、感染性休克3小时和6小时集束化治疗完成率、深静脉血栓（DVT）预防率；医疗安全指标主要考核非计划气管插管拔管率、气管插管拔管后48小时内再插管率、非计划转入ICU率、转出ICU后48小时内重返率、VAP发生率、CRBSI发生率、CA-UTI发生率、中重度 ARDS 俯卧位通气率。重症医学质控中心共分析了19家医疗机构的有效数据指标，其中13家三级医疗机构、6家二级医疗机构。

二、指标分析

采用网络上报方式对全市二级及以上医疗机构进行数据收集，并进行有效数据的统计分析和医院名次的排名。

（一）资源配置指标

（1）核定床位数。青岛市重症医学资源配置指标中重症医学床位占医院总床位比例平均值为2%，达到国家的最低标准（2%～8%），其中15家医疗机构均达标。在不同等级医疗机构中，三级医疗机构和二级医疗机构重症医学床位占医院总床位比例分别为1.96%、2.35%，三级医疗机构略低于二级医疗机构。2023年度全市重症医学科总床位数660张，较2022年（451张）增长46%。

（2）固定医护人数。2023年全市重症医学固定医生330人，较上年（253名）增长30.4%，护士1319人，较上年（949名）增长39%。

（3）固定医生人数与床位占比。2023年度医生数与床位数之比约为0.69∶1.0（按照国际平均标准，ICU病区要求医生数与床位数之比应高于0.8∶1.0，我国ICU病区医生数与床位数之比约为0.8∶1.0，山东省2023年度ICU医生数与床位数之比约为0.5∶1.0），高于山东省水平，但低于国家水平。其中三级医疗机构重症医学科固定医生人数与床位占比平均值为0.59，二级医疗机构为0.76。（图1）

（4）固定护理人数与床位占比。2023年度护士数与床位数之比约为2.25∶1.0［国家卫健委印发的《重症医学质控中心学科建设指南》要求床位∶医生数∶护士数为1∶0.8∶（2.5～3），目前我国ICU病区护士数与床位数比约为2∶1，山东省2023年度ICU护士数与床位数比约为1.5∶1］，高于国

家和山东省水平。其中三级医疗机构重症医学科固定护士人数与床位占比平均值为2.5，二级医疗机构为2.19。（图1）

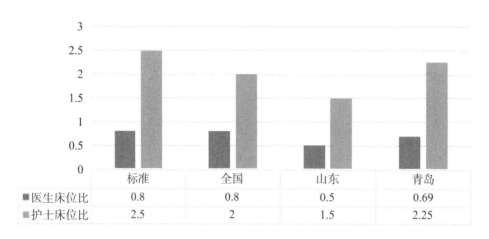

	标准	全国	山东	青岛
医生床位比	0.8	0.8	0.5	0.69
护士床位比	2.5	2	1.5	2.25

图1　重症医学资源配置情况

（二）科研指标

在开展课题研究、发表SCI论文/中文核心期刊论文、授权发明专利/实用新型专利方面，有很多医疗机构没有相关成果，可能需要加强科研和创新能力。二级医疗机构最需提升，三级医疗机构的平均指标也略低，不同三级医疗机构的科研表现差距很大。具体来说，三级医疗机构的课题数、SCI论文数、中文核心期刊论文数、发明专利数、实用新型专利数分别为5、7、30、3、4，二级医疗机构分别为1、0、1、0、0。（图2）

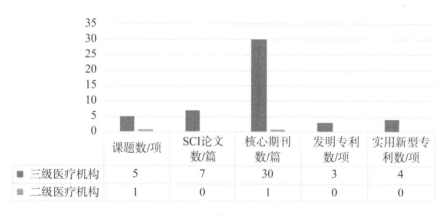

	课题数/项	SCI论文数/篇	核心期刊数/篇	发明专利数/项	实用新型专利数/项
三级医疗机构	5	7	30	3	4
二级医疗机构	1	0	1	0	0

图2　各级医疗机构重症医学科研指标

（三）医疗服务能力

（1）ICU患者（非专科 ICU）收治率。青岛市医疗机构ICU患者（非专科 ICU）收治率平均值为1.27%，低于国家2021年度标准（2.07%），主要与各医院配备ICU床位数偏低有关，其中三级医疗机构ICU患者收治率为1.56%，二级医疗机构为1.17%，三级医疗机构略高于二级医疗机构。（图3）

（2）ICU患者收治床日率。全市医疗机构ICU患者收治床日率平均值为1.846%，高于国家2021年度标准（1.52%），其中三级医疗机构ICU患者收治率为1.95%，二级医疗机构为1.26%，三级医疗机构略高于二级医疗机构，主要与二级医疗机构危重病人住院数量少有关。（图4）

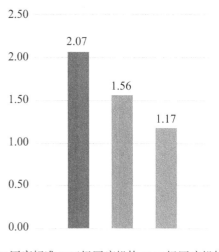

图3 各级医疗机构ICU患者收治率/%

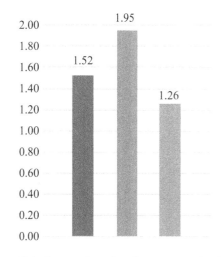

图4 各级医疗机构ICU患者收治床日率/%

（3）APACHEⅡ评分≥15分患者收治率。全市医疗机构ICU患者APACHEⅡ评分≥15分患者收治率平均值为59.8%，高于国家2021年度标准（53.71%），其中三级医疗机构APACHEⅡ评分≥15分患者收治率为65.4%，二级医疗机构为59.8%，三级医疗机构略高于二级医疗机构，主要与二级医疗机构危重病人病情较轻有关。（图5）

（四）医疗质量指标

（1）ICU患者实际病死率。全市医疗机构ICU患者实际病死率平均值为14.2%，高于国家2021年度标准（8.51%），主要与全市ICU患者危重程度重于国家水平有关。其中三级医疗机构ICU患者实际病死率为14.7%，二级医疗机构为13.2%，三级医疗机构略高于二级医疗机构，主要与三级医疗机构危重病人病情较重有关。（图6）

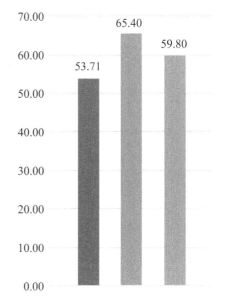

图5 各级医疗机构ICU患者
APACHEⅡ评分≥15分患者收治率/%

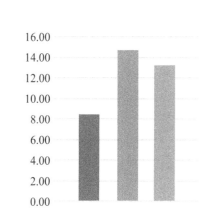

图6 各级医疗机构ICU患者实际病死率/%

（2）抗菌药物治疗前病原学送检率。全市医疗机构ICU患者抗菌药物治疗前病原学送检率平均值为85.34%，高于国家2021年度标准（84.95%）。其中三级医疗机构ICU患者抗菌药物治疗前病原学送检率为85%，二级医疗机构为86.4%，三级医疗机构略低于二级医疗机构。

（3）感染性休克3小时和6小时集束化治疗完成率。全市医疗机构ICU感染性休克患者3小时和6小时集束化治疗完成率平均值分别为93%和87.1%，均高于国家2021年度标准（83.19%和81.5%）。其中三级医疗机构ICU感染性休克患者3小时和6小时集束化治疗完成率分别为89.4%和81.1%，二级医疗机构均为100%，三级医疗机构低于二级医疗机构。

（4）DVT预防率。全市医疗机构ICU患者DVT预防率平均值为87%，高于国家2021年度标准（73.15%）。其中三级医疗机构ICU患者DVT预防率为86.4%，二级医疗机构为88.4%，三级医疗机构略低于二级医疗机构。

（五）医疗安全指标

（1）全市医疗机构ICU患者非计划气管插管拔管率和非计划转入ICU率平均值分别为0.63%、3%，低于国家2021年度标准（1.21%和6.77%）。其中三级医疗机构分别为0.46%和2.72%，二级医疗机构为0.96%和3.6%，三级医疗机构略低于二级医疗机构。而青岛市气管插管拔管后48小时内再插管率和转出ICU后48小时内重返率分别为2.1%和1.4%，均高于国家2021年度标准（2.06%和1.22%），其中三级医疗机构分别为2.17%和1.3%，二级医疗机构分别为1.93%和1.6%，反映出对患者病情评估有待提升。

（2）全市医疗机构ICU患者三项导管感染率方面，VAP发生率、CRBSI发生率和CA-UTI发生率平均值分别为2.51‰、0.66‰和1.55‰，低于国家2021年度标准（5.54‰、1.04‰和1.83‰），表明青岛市重症医学专业院感发生率低。

（3）全市医疗机构中重度ARDS患者俯卧位通气率平均值为58.3%。其中三级医疗机构中重度ARDS患者俯卧位通气率为66.1%，二级医疗机构为32.9%，三级医疗机构高于二级医疗机构，二级医疗机构总体依从性不足。

三、存在问题

（1）医院ICU均存在医护人员配比不足，尤其医生配比严重不足，存在超负荷工作，有较大安全隐患。

（2）科研和创新能力有待提升，有很多医疗机构缺乏相关成果。

（3）全市总体气管插管拔管后48小时内再插管率、转出ICU后48小时内重返率和病死率高于国家水平，在病情评估和诊疗能力方面存在不足。

（4）全市ICU患者收治率低于国家水平，但使用率高于国家水平，提示全市ICU床位配备不足。

（5）部分医疗机构多项指标未达平均水平。

四、下一步工作

（1）针对病情评估和诊疗能力不足的医疗机构，建议加强培训、质量管理，提高医务人员的专业水平。

（2）针对医院ICU医务人员和床位配备不足的情况，可以考虑进行人力资源和床位的调整和增加，鼓励各医院在政策上给予相应比例的补贴。

（3）鼓励医疗机构加强科研和创新工作，提高相关成果的产出。

（4）完善数据收集和报告机制：制定明确的数据收集和报告机制，确保所有医疗机构都按时提供完整的数据；敦促未上报数据的医疗机构按时上报数据，并视上报完成情况采取一定的奖罚措施。

（5）深入调查未达标医疗机构：针对未达到指标的医疗机构，医务科、院感科等相关科室通过组织多学科会诊形式找出问题根源，并制定相应的改进计划进行督促整改。

青岛市重症医学质控中心
审稿：刘振静

临 床 营 养

本报告中使用的数据由青岛市临床营养质控中心采集，将已建立临床营养科并开展相关业务的16家医疗机构（其中一家医疗机构正在建设中）相关数据纳入统计分析。其中，三级医疗机构13家（三级综合10家、三级专科3家）占81.2%，二级医疗机构3家占18.8%。16家医疗机构均为公立医疗机构。

一、临床营养科建设数量及科室归属

截至2023年，全市共有16家医疗机构建设了临床营养科，16家医疗机构临床营养科均归属临床或医技科室。国卫办医函〔2022〕76号《临床营养科建设与管理指南（试行）》（以下简称指南）指出，临床营养科为医疗机构内独立开展临床营养诊疗工作的临床科室，因此，全市临床营养科科室归属符合国家建议。

二、临床营养从业人员技术类别构成

科学的临床营养专业人才数量和结构对于推动临床营养专业科学发展、提升专业水平、保障诊疗安全具有重要意义。纳入的16家医疗机构中，营养从业人员共计82人，包括医师47人（57.3%）、技师25人（30.5%）、护士10人（12.2%）。（图1）

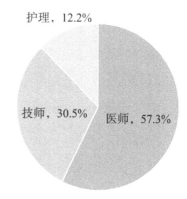

图1 全市临床营养从业人员技术类别构成

三、营养风险筛查率

全市16家建立临床营养科的医疗机构全部开展了住院患者的营养风险筛查工作，营养风险筛查工作实现全市覆盖（未建立临床营养科的医院除外）。2023年全市16家建立临床营养科的医疗机构中营养风险筛查率为59.47%。

从上述分析数据汇总看，全市营养风险筛查率超55%。《国家卫生健康委医政医管局关于印发2021年质控工作改进目标的函》制订了2021年度临床营养专业目标"提高患者入院24小时内营养风险筛查率"，全市临床营养质控中心结合上述文件要求，加强全市医疗机构相关医护人员培训，提升营养风险筛查认知和重视程度，全面推动全市营养风险筛查工作在各医疗机构的落地与实施。2023年全省营养风险筛查率为59.47%，达到国家临床营养质控中心制定的营养风险筛查率30%的目标。但在不同级别医疗机构中存在不平衡现象，仍有4家医疗机构营养风险筛查率在30%以下，需加强营养风险筛查工作的实施。（图2）

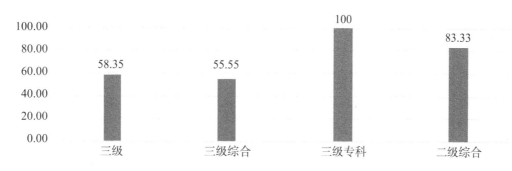

图2 2023年各级医疗机构营养风险筛查率/%

四、营养风险筛查阳性率

16家建立临床营养科的医疗机构，营养风险筛查阳性率为13.04%。营养风险筛查是规范实施临床营养诊疗的第一步，是营养评估和营养干预的基础。通过营养风险筛查，可以提升临床主诊医生对患者营养状况和营养风险的关注度，包括针对高风险患者进一步进行营养评估、明确营养诊断、制定个性化营养治疗方案，从而促进营养诊疗与临床综合治疗相融合，提高综合治疗效果，使全病种患者受惠。随着山东省临床营养风险筛查工作不断推进，更多具有营养风险的患者被有效筛查出，有助于营养干预的提前介入，为改善住院患者营养状况提供有力保障。

五、肠内、肠外营养治疗

肠外、肠内营养治疗是营养支持治疗的重要手段，合理的肠外、肠内营养治疗对于改善患者营养状况、提高生活质量、获得更好的临床结局具有重要意义。2023年全市医疗机构肠内营养治疗26700人，存在营养风险并接受肠内营养治疗的住院患者比率为49.90%。肠外营养治疗26700人，存在营养风险并接受肠外营养治疗的住院患者比率为22.19%。

六、营养评估率

《国家卫生健康委员会关于印发2022年国家医疗质量安全改进目标的通知》及《山东省卫生健康委员会关于印发2022年度医疗质量管理和改进目标的通知》中，将"提高住院患者营养评估率"作为临床营养专业改进目标。纳入医院数据分析显示，全市15家医疗机构开展了营养评估工作，在营养科参与诊疗的住院患者中，营养评估率为89.72%，其中，三级医疗机构营养评估率为97.1%，二级医疗机构营（莱西市人民医院）养评估率为100%（图3）。营养评估是营养诊断和营养治疗的循证依据，是推动营养诊疗、规范营养药物和特殊医学用途配方食品应用、提高临床综合诊疗效果的重要措施。全面准确的营养状况评估可明确患者营养诊断，判断其存在问题及严重程度，并根据评估结果，适时调整患者治疗方案，以提高综合治疗效果。目前还需在全市范围内进一步推广和普及。另外，全市住院患者营养评估工作开展差异较大，各级医疗机构开展程度存在较大差距，还需探索建立全市营养评估体系，从而促进提升全省临床营养科专业人员临床营养诊疗能力。

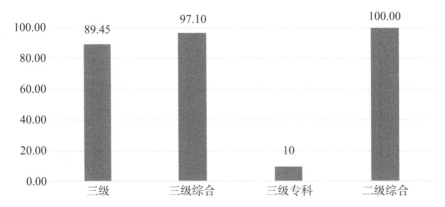

图3　2023年青岛市各级医疗机构营养评估率/%

七、营养治疗不良事件发生率

营养治疗不良事件包括肠外营养治疗不良事件、肠内营养治疗不良事件及医疗膳食治疗不良事件。 2023年全市营养治疗不良事件发生总例数34例，营养治疗不良事件发生率为0.001%。营养治疗不良事件发生率是衡量临床营养专业质量控制与安全的重要指标。目前全市营养治疗不良事件发生率整体较低，与全市相关从业人员在营养治疗过程中严格遵守制度规范，具有较强的安全意识有关。今后，临床营养质控中心将进一步继续加强相关质控安全培训，为全面推动山东省临床营养诊疗体系建设提供质量保障。

青岛市临床营养质量控制中心

审稿：刘振静

健康体检与管理

一、数据范围及来源

共收集18家三级医疗机构、11家二级医疗机构、1家未定级医疗机构，共30家医疗体检机构2023年度21项质控数据，数据统计时间为2023年1月9日至2024年1月29日。

收集的数据包括体检医生数量、护理人员数量、高级医师数量、全年查体人次、高危异常结果数量及通知率、重大异常结果数量及随访率、检前问卷数量、大便常规检查数量及送检率、腰臀比测量数量、超声每日检查部分数量及超声医师每日在岗数量、各体检机构重要检查设备种类、国家新发布的健康管理专业7项质控指标（图1），包括高级职称医师签署报告率、健康体检问卷完成率、超声医师日均负担超声检查部位数、大便标本留取率、健康体检报告平均完成时间、高危异常结果通知率及重要异常结果随访率，共21项健康体检与管理专业质量控制指标。

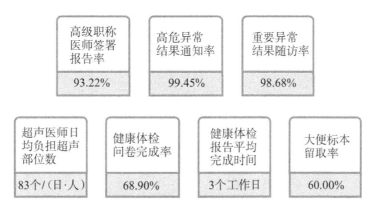

图1　2023年国家下发健康体检与管理7项质控指标

二、指标分析

（一）医师数量及高级职称医师数量

30家医疗机构共有医师300人，其中高级职称133人，占比约44%，其中有8家医疗机构为各科室医师轮转体检科，4家医疗机构体检科医师2人，2家医疗机构医师1人，各查体机构医师配备数量不均衡，三级医疗机构较二级医疗机构医师固定及增多。各级医疗机构医师数量分析见图2。

（二）护理人员数量

30家医疗机构共有护理人员416人，约1/3的医疗机构有护理人员10～30人，小于等于10人的有6

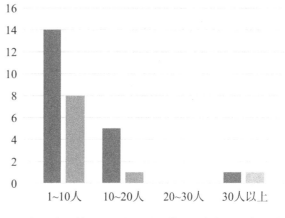

图2　各级医疗机构医师数量及高级职称医师数量

家，大于40人的有2家。存在各医疗机构人员配备不均衡情况。各级医疗机构护理人员数量分析图见图3。

（三）年度体检数量

2022年末至2023年初，全市常住人口1034.21万，其中≤14周岁儿童占比15.41%，≥60周岁人群占比20.28%，15～59周岁人群占比64.31%，2023年度全市30家医疗体检机构共计接待体检909870人次，占≥14周岁成人常住人口比例约为9.56%，主动健康体检人群占比较低，反映人群健康体检观念较淡漠，人群缺乏主动健康体检意识。

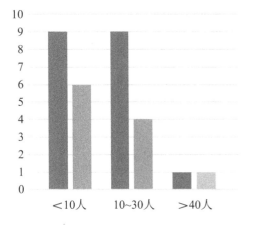

图3　各级医疗机构护理人员数量

（四）健康体检问卷率

共有18家健康体验机构开展体检问卷业务，10家未开展此项业务，2家不能提取数据。健康体检问卷率为68.90%，问卷率较低与开展问卷调查的医疗机构较少相关，其中三级医疗机构有11家开展，二级医疗机构有6家开展，部分为纸质问卷不能调取数据，未开展健康体检问卷的医疗机构有10家。总体健康体检问卷开展率较低。各级医疗机构健康体检问卷率见图4。

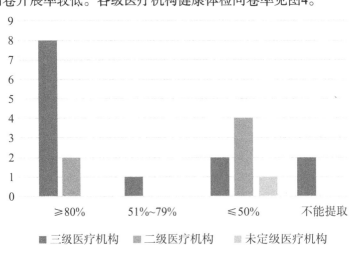

图4　各级医疗机构健康体检问卷率

（五）静息心电图完成数量

30家健康体检机构共完成909870人次体检，其中完成静息心电图检查共672966人次，完成率约为73.96%，静息心电图检查在健康体检中为固定检查项目，为心脏检查的基础项目，弃检率较高（约为26%）。静息心电图完成数量与体检机构完成总查体人数相关。静息心电图完成数见图5。

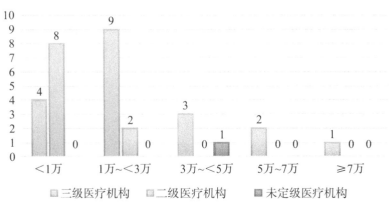

图5　静息心电图完成数量

（六）高危异常结果通知数、重要异常结果随访率

2023年度共发现高危异常结果3621人次，高危异常结果通知3601人次，通知率约为99.45%；发现重要异常结果50810人次，重要异常结果随访50138人次，随访率约为98.68%。高危异常结果及重要异常结果完成率均能达到95%以上，各医疗机构较重视异常结果及高危结果，未通知到及未随访到的体检人存在电话号码留错或停机等特殊情况，拒绝接听的可以短信的形式间接通知。对比高危异常结果通知率及重要异常结果随访率，各医疗单位更重视高危异常结果的通知。高危异常结果通知率见图6；重要异常结果随访率见图7；高危异常结果通知率及重要异常结果随访率比较见图8。

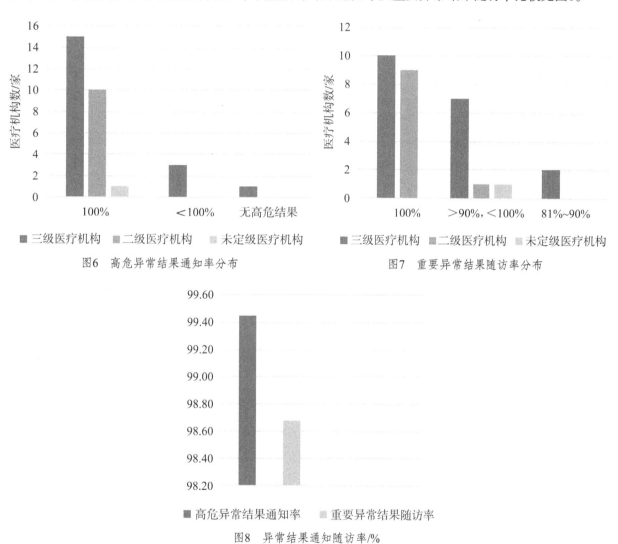

图6 高危异常结果通知率分布　　　　图7 重要异常结果随访率分布

图8 异常结果通知随访率/%

（七）大便标本留取率

全年含有大便常规检查项目144440人次，完成大便常规检查项目86644人次，大便常规检查完成率为60.00%。其中大便留取率≥90%的医疗机构有9家，均为三级医疗机构；低于30%的医疗机构有5家；不能提供数据的有6家。（图9）

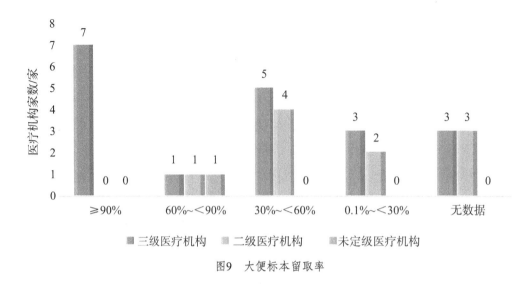

图9 大便标本留取率

（八）超声医师日均负担超声部位

全年完成总超声部位约2172280个，每日在岗超声医师105位，每日每位在岗超声医师完成83个部位超声检查。各医疗机构配备超声医师每日在岗数量不同，日均分担超声部位数量相差较大。超声医师日均负担部位数见图10。

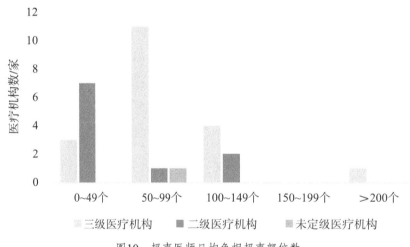

图10 超声医师日均负担超声部位数

（九）健康体检报告平均工作日

30家医疗机构健康体检报告平均完成时间为3个工作日。各医疗机构健康体检报告完成时间为24小时～7日。健康体检报告完成率总体较高。

（十）体检机构重要医疗设备配备

30家医疗体检机构重要设备配备参差不齐，十二导心电图机、血压脉搏仪器达到配备率为100%，电子体重秤、超声机器以及碳13/14仪器均占比67%以上，骨密度仪器、CT机器、DR机器、人体成分分析仪及鹰眼仪器占比低于50%。体检机构重要医疗设备配备见图11。

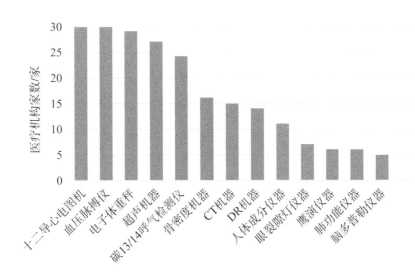

图11 体检机构重要医疗设备配备

（十一）五项指标质控率

五项指标质控率比较见图12。

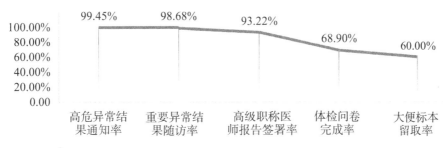

图12 五项指标质控率比较

三、小结

全市二级及以上体检医疗机构，配备重要体检设备及医疗人员数量参差不齐，部分体检机构查体医师不固定，体检科规模相差较大，与区域查体人数相关。健康体检人群多选择三级医疗机构体检，部分医疗机构承担驾驶人员、食品行业人员等健康证的特定体检任务。高级职称医师报告审核率、高危异常结果通知率、重要异常结果随访率平均水平能达到90%以上；健康体检问卷未普遍开展，导致问卷率较低；大便标本留取率不高，弃检率较高，考虑与卫生间蹲位有限、个人排便习惯和排便时间不同有关；健康体检报告平均完成时间为3个工作日，各体检机构均能达到；超声医师每日在岗完成超声部位数不均衡，各机构数值差距较大，最高为每人每日200个部位，少的每人每日4个部位。

本次数据收集工作，对全市二级及以上医疗体检机构的人员及硬件配备进行了初步统计，结合国家2023年出台的健康体检与管理的7项质控指标，部分医疗机构不能完成全部7项指标，需结合自身情况完善相关指标的控制，为岛城人民的健康守好第一道关，需不断提高服务能力，加强健康知识普及及宣教工作，增强健康人群健康查体意识。真正做到"健康管理未病先防、已病防变"。

青岛市健康体检与管理质量控制中心

审稿：刘振静

中 医 医 疗

一、基本情况

（一）采集范围

中医医疗质控中心对全市23家发证中医类别医疗机构进行数据采集评价分析，其中三级中医医疗机构4家，二级中医医疗机构17家，一级中医医疗机构2家。数据统计时间为2023年1月1日—12月31日。

（二）评价内容

中医医疗质量监测指标选取部分国家绩效考核监测指标、省级监测指标进行分析，包括门诊中药处方比例、门诊散装中药饮片和小包装中药饮片处方比例、门诊患者中药饮片使用率、出院患者中药饮片使用率、门诊患者使用中医非药物疗法比例、出院患者使用中医非药物疗法比例、中医药治疗费用比例、以中医为主治疗的出院患者比例、住院手术患者围手术期中医治疗比例、理法方药使用一致的出院患者比例、中医类别执业医师（含执业助理医师）占执业医师总数比例。

（三）数据来源

数据来源为医疗机构填报的数据，其中21家医疗机构填报数据有效，2家医疗机构应报但未上报数据。

二、指标监测情况

（一）门诊中药处方比例

该指标最大值为83.88%，平均值为72.72%，中位值为57.23%，最小值为3.34%。其中，三级医疗机构比例为74.86%，二级医疗机构比例为65.87%，一级医疗机构比例为18.62%。（图1）

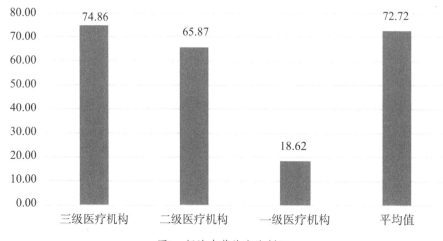

图1　门诊中药处方比例/%

（二）门诊散装中药饮片和小包装中药饮片处方比例

该指标最大值为100%，平均值为48.26%，中位值为38.68%，最小值为3.34%。其中，三级医疗机构比例为51.23%，二级医疗机构比例为33.57%，一级医疗机构比例为0.00。（图2）

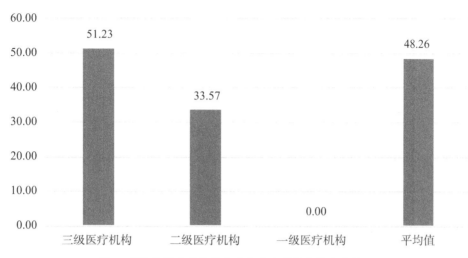

图2 门诊散装中药饮片和小包装中药饮片处方比例/%

（三）门诊患者中药饮片使用率

该指标最大值为67.85%，平均值为48.84%，中位值为30.73%，最小值为3.34%。其中，三级医疗机构比例为53.48%，二级医疗机构比例为29.15%，一级医疗机构比例为17.11%。（图3）

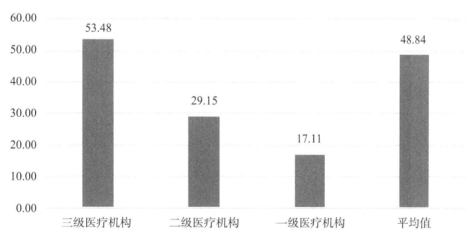

图3 门诊患者中药饮片使用率/%

（四）出院患者中药饮片使用率

该指标最大值为99.41%，平均值为74.83%，中位值为68.09%，最小值为2.1%。其中，三级医疗机构比例为81.58%，二级医疗机构比例为52.43%，一级医疗机构比例为0.00。（图4）

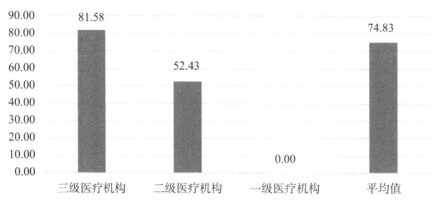

图4　出院患者中药饮片使用率/%

（五）门诊患者使用中医非药物疗法比例

该指标最大值为83.44%，平均值为35.35%，中位值为25.9%，最小值为0.42%。其中，三级医疗机构比例为37.08%，二级医疗机构比例为28.91%，一级医疗机构比例为8.55%。（图5）

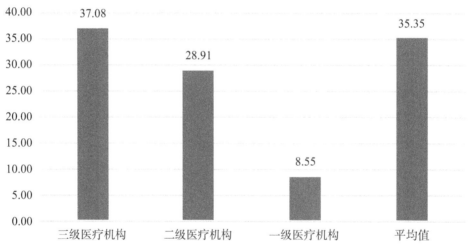

图5　门诊患者使用中医非药物疗法比例/%

（六）出院患者使用中医非药物疗法比例

该指标最大值为100%，平均值为82.61%，中位值为81.77%，最小值为4.37%。其中，三级医疗机构比例为87.84%，二级医疗机构比例为65.22%，一级医疗机构比例为0.00。（图6）

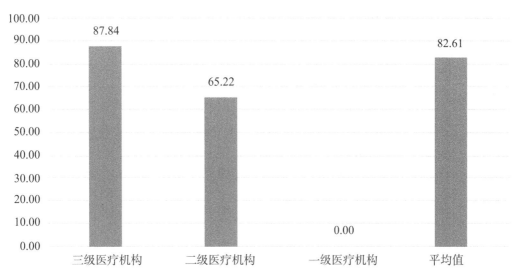

图6　出院患者使用中医非药物疗法比例/%

（七）中医药治疗费用比例

该指标最大值为82.41%，平均值为35.74%，中位值为32.8%，最小值为6.74%。其中，三级医疗机构比例为36.57%，二级医疗机构比例为32.48%，一级医疗机构比例为32.80%。（图7）

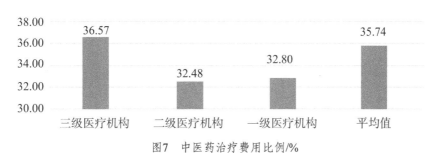

图7　中医药治疗费用比例/%

（八）以中医为主治疗的出院患者比例

该指标最大值为100%，平均值为43.15%，中位值为60.45%，最小值为4.06%。其中，三级医疗机构比例为41.67%，二级医疗机构比例为48.09%，一级医疗机构比例为0.00。（图8）

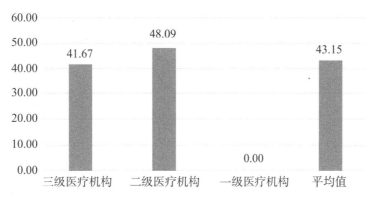

图8　以中医为主治疗的出院患者比例/%

（九）住院手术患者围手术期中医治疗比例

该指标最大值为100%，平均值为96.24%，中位值为95.49%，最小值为5.56%。其中，三级医疗机构比例为97.63%，二级医疗机构比例为91.39%，一级医疗机构比例为0.00。（图9）

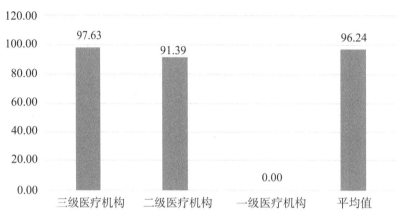

图9　住院手术患者围手术期中医治疗比例/%

（十）理法方药使用一致的出院患者比例

该指标最大值为100%，平均值为78.40%，中位值为98.17%，最小值为0.82%。其中，三级医疗机构比例为99.76%，二级医疗机构比例为74.57%，一级医疗机构比例为0.00。（图10）

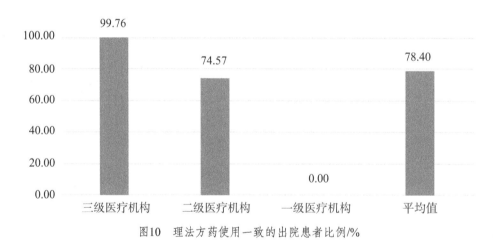

图10　理法方药使用一致的出院患者比例/%

（十一）中医类别执业医师（含执业助理医师）占执业医师总数比例

该指标最大值为100%，平均值为56.34%，中位值为58.33%，最小值为23.08%。其中，三级医疗机构比例为59.31%，二级医疗机构比例为49.89%，一级医疗机构比例为54.55%。

三、下一步工作计划

（一）注重监测指标分析应用

持续对医院中医类别指标进行监测并综合分析，引导各医疗机构准确把握监测指标意义，指导医疗机构查漏补缺，在保证医疗质量和患者安全的同时，确保各项监测指标符合标准。

（二）强化督导检查

发挥市、区（市）两级质控中心作用，通过自查-互查-抽查相结合方式，及时发现短板弱项，增强医疗机构质量管理意识、完善制度建设、修订工作方案、落实规章制度、优化工作流程，守住医疗机构医疗质量底线。

（三）加强质控培训

督促各区市、各医疗机构加强中医法律法规、管理指标、中医药适宜技术培训，做到培训内容贴合实际、培训范围全员参与，确保医疗机构人人掌握中医药政策、人人履行中医质量监督责任。

青岛市中医医疗质量控制中心

审稿：刘振静

结 核 病

一、数据范围和来源

2023年度结核病质控中心监测指标采集范围为7家结核病定点诊治机构，其中康复大学青岛中心医院仅有结核病门诊，其他机构均有结核病病房。采集的指标主要有资源配置指标（包括结核科病房床位数、结核病相关固定医技人数等）、专业监控指标（包括肺结核确诊人数、病原学阳性患者数、肺结核确诊患者分枝杆菌培养人数/率、肺结核确诊患者传统药敏检查人数/率、肺结核确诊患者分子病原学检查人数/率等）、科研指标（结核专业相关课题数、论文数、专利数）。

二、指标数据分析

（一）资源配置

全市结核病床位共531张，结核病相关固定医技人数共122人，结核病固定护理人数152人。6家有结核病病房的结核病床位数如图1所示。

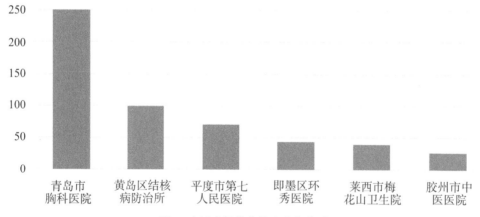

图1　各医疗机构结核病床位数/张

结核病床位使用率相对比较低，与结核病发病率逐年下降有关，同时由于医保政策DRG付费政策的实施，医院收治病人受到限制。

医技人员、护理人员与床位占比较低，主要原因是结核病医院与综合医疗机构相比待遇偏低，发展空间少，不能留住人才及吸引人才，医护人员流失严重。（图2）

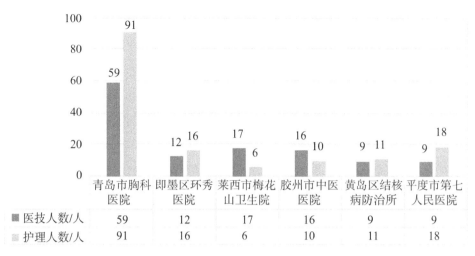

	青岛市胸科医院	即墨区环秀医院	莱西市梅花山卫生院	胶州市中医医院	黄岛区结核病防治所	平度市第七人民医院
■ 医技人数/人	59	12	17	16	9	9
护理人数/人	91	16	6	10	11	18

图2 医技与护理人数

（二）病原学监测

（1）2023年全市结核病初诊患者人数共27690人（各诊治机构初诊患者数如图3所示），初诊患者病原学检测率99.3%，各结核病定点诊疗机构初诊患者病原学检测率为96.1%～100%，影像学检查率为92%～100%，初诊患者查痰率为96%～100%。

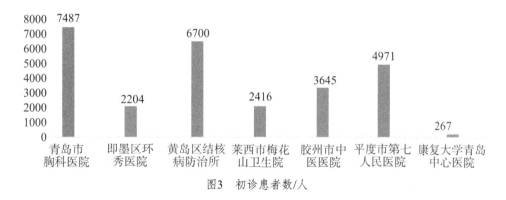

图3 初诊患者数/人

（2）2023年全市肺结核确诊患者2530人，病原学阳性患者1684人，病原学阳性率为66.56%，达到2023年山东省结核病专业重点质量改进目标（提高结核病患者的病原学检测率，目标值为60%）。（图4）

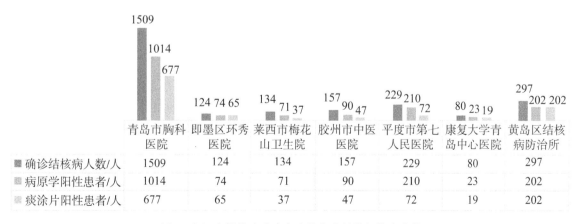

	青岛市胸科医院	即墨区环秀医院	莱西市梅花山卫生院	胶州市中医医院	平度市第七人民医院	康复大学青岛中心医院	黄岛区结核病防治所
■ 确诊结核病人数/人	1509	124	134	157	229	80	297
■ 病原学阳性患者/人	1014	74	71	90	210	23	202
痰涂片阳性患者/人	677	65	37	47	72	19	202

图4 各医疗机构确诊患者人数和病原学阳性患者数

全市结核病病原学阳性率远高于山东省结核病专业重点质量改进目标，这与全市整体经济水平高，检测技术多样，广泛开展痰菌检测、气管镜灌洗液检测、病理诊断以及分子生物学等多种检测手段有关。

全市6家医疗机构结核病病原学检测阳性率未达到70%，分析原因：① 部分结核病防治所设备不完善，不能开展分子生物学、结核菌培养+药敏气管镜检查等，致阳性率较低；② 结核菌培养时间较长，结果回报后未及时更正为阳性患者，导致监测指标偏低；③ 虽有分子生物学等检测设备，但检测能力受限，标本量较多，不能及时检测，出现阳性率下降；④ 综合医疗机构就诊病人多为门诊病人，未进一步行更深入的分子生物学检测、气管镜等检查，不能及时找到阳性依据。

（3）肺结核确诊患者分枝杆菌培养率为99.6%（2519/2530）；肺结核确诊患者传统药敏检查率为100%；肺结核确诊患者分子病原学检查率为56.4%（1426/2530）。以上指标远远高于山东省结核病专业重点质量改进目标"提高分枝杆菌培养率和分子检测能力"达到50%的水平。

（4）免费组合药使用率指标：青岛市胸科医院50.8%、康复大学青岛中心医院85%、黄岛区结核病防治所95%、莱西市梅花山卫生院90%、即墨区环秀医院85%、平度市第七人民医院64.4%、胶州市中医医院82%，其中青岛市胸科医院低于要求的60%。

（三）科研指标方面

7家结核病定点医疗机构结核专业相关课题共9项，发表结核病相关论文17篇、专利3项。

从数据上看，结核病定点诊疗机构科研能力偏弱，主要原因：无领军人才、医护人员的科研意识薄弱、医院设备落后等。需加强科研方面培训和指导，加大设备资金投入，增强科研意识。

三、下一步工作

（1）注重提升结核病规范诊疗水平。持续对各结核病医院质量控制指标进行监测并综合分析，引导各区市、各医疗机构准确把握各项监测指标意义，指导医疗机构查漏补缺，在保证医疗质量和患者安全的同时，确保各项监测指标符合标准。

（2）强化督导检查。发挥市、区（市）两级结核病质控中心作用，通过自查-互查-抽查相结合方式，及时发现短板弱项，增强医疗机构结核病规范诊疗、完善制度建设、修订工作方案、落实规章制度、优化工作流程，守住医疗机构院感防控底线。

（3）加强质控培训。督促各区（市）、各医疗机构加强结核病最新进展、管理指标培训，做到培训内容贴合实际、培训范围全员参与，使结核病诊疗行为、痰菌学阳性率、免费抗结核药物应用达到要求。

青岛市结核病质量控制中心

审稿：董霄

神 经 内 科

一、总体情况

共18家医疗机构上报完整数据，其中三级医疗机构9家，二级医疗机构9家。临床数据包括资源配置指标、科研指标、医疗服务能力、医疗质量指标、医疗安全指标、专业监测指标。涉及癫痫与惊厥性癫痫持续状态、脑梗死、帕金森病、颈动脉支架置入术、脑血管造影术5大病种。

二、具体数据分析

（一）资源配置指标

1. 核定床位数

全市平均值为91.38张。前3名：青岛滨海学院附属医院（500张）、青岛市市立医院（276张）、青岛大学附属医院（225张）。

2. 固定医技人数与床位占比

固定医技人数与床位占比国家标准为≥1.2：1。全市无达标机构。前3名为黄岛区中医医院（0.5）、平度市第四人民医院（0.4074）、青岛市第八人民医院（0.2989）。

3. 固定护理人数与床位占比

固定护理人数与床位占比国家标准为≥0.4：1。全市达标的有2家医疗机构，分别为黄岛区第五人民医院、青岛市胶州中心医院。前3名为黄岛区第五人民医院（0.53：1）、青岛市胶州中心医院（0.47：1）、青岛市中医医院（0.354：1）。

（二）科研指标

1. 课题数

全市平均值为2.2项；前3名为青岛市市立医院（10项）、青岛大学附属医院（5项）、青岛市胶州中心医院（3项）。

2. 论文数

全市平均值为5.5篇；前3名为青岛市市立医院（30篇）、青岛大学附属医院（30篇）、青岛市黄岛区第二中医医院（3篇）。

（三）医疗服务能力

1. 出院数

全市平均值为3293人次；前3名为青岛市市立医院（9635人次）、青岛大学附属医院（7200人次）、胶州中心医院（5083人次）。

2. 平均住院日

全市平均值为7.36天。

3. 平均费用

全市平均值为6953元。

（四）医疗质量指标

全市神经内科住院患者死亡平均值为8.2人。0死亡人数机构：平度市第五人民医院、平度市第二人民医院、青岛滨海学院附属医院、平度市第四人民医院、黄岛区区立医院、青岛市第三人民医院、李沧区老年病医院。

（五）医疗安全指标

住院手术患者VTE发生率全市平均值为0.83%。

（六）神经内科专业检测指标

1. 发病4.5小时内脑梗死患者静脉溶栓率（NEU-STK-04）

定义：单位时间内，发病4.5小时内静脉溶栓治疗的脑梗死患者数占同期发病4.5小时内到院的脑梗死患者总数的比例。

计算公式：发病4.5小时内脑梗死患者静脉溶栓率=发病4.5小时内静脉溶栓治疗的脑梗死患者数/同期发病4.5小时到院的脑梗死患者总数×100%。

意义：反映医疗机构开展发病4.5小时内脑梗死患者静脉溶栓救治的能力。

国家发病4.5小时内的急性缺血性卒中患者静脉溶栓率基础目标值为不低于50%。达标机构有8家。全市平均值为47.91%。

2. 住院期间合并房颤的脑梗死患者抗凝治疗率（NEU-STK-12）

定义：单位时间内，脑梗死合并房颤患者住院期间使用抗凝药物治疗的人数占同期住院脑梗死合并房颤患者总数的比例。

计算公式：住院期间合并房颤的脑梗死患者抗凝治疗率 = 使用抗凝药物治疗的合并房颤的住院脑梗死患者数/同期合并房颤的脑梗死住院患者总数×100%。

意义：反映脑梗死急性期规范化诊疗情况。

说明：口服抗凝剂包括华法林、达比加群酯、利伐沙班、阿哌沙班、依度沙班。

全市平均值为57.95%。前3名：平度市第三人民医院（100.00%）、黄岛区区立医院（100.00%）、青岛市黄岛区第二中医医院（90%）。

三、下一步工作

青岛市神经病学专业目前建立了科学化、规范化、精细化的医疗管理体系，为医疗质量、医疗技术能力的提升和促进医疗服务高质量发展奠定了坚实基础。为提高医疗管理的法治化、规范化水平，先后发布和实施了覆盖医疗机构、医务人员、医疗技术等涉及医疗质量安全诸要素管理的规章，实现了医疗服务全要素的管理，组织制订行业规范和技术标准，规范医疗服务行为，优化管理机制，推动质量管理精细化。用信息化手段贯穿医疗质量管理全过程，提高医疗机构医疗质量管理的精细化和科学化水平。下一步，将继续深化医疗领域供给侧结构性改革，增加优质医疗资源总量。聚焦脑卒中，加大脑卒中心建设力度；通过医联体建设、对口支援、远程医疗等方式为基层医疗机构提供优质医疗资源。上级医疗机构到基层医疗机构帮扶，提升基层医疗机构的医疗服务能力和水平。同时，进一步加强医疗质量管理与控制体系建设，提高医疗机构科学化、精细化、规范化管理水平，努力构建优质高效的医疗服务体系。

青岛市神经内科质量控制中心
审稿：董霄

外周血管介入技术

一、基本情况

（一）采集情况

质控中心完成数据采集指标体系的建设，该体系包括资源配置指标、科研指标、医疗服务能力、医疗质量指标和医疗安全指标等5个方面。资源配置指标主要包括床位数、医技护人数；科研指标主要包括课题数、论文数和授权国家专利数；医疗服务能力主要包括日均检查量以及医师日均审核量；医疗质量指标主要关注死亡率、不良事件发生率、手术记录完整率、住院手术患者VTE发生率等。外周血管介入技术质控中心共分析了19家医疗机构的有效数据指标，其中4家三级医疗机构、15家二级医疗机构。

（二）指标分析

采用网络上报方式对全市二级及以上医疗机构进行数据收集，并进行有效数据的统计分析。

1.资源配置方面

在床位数以及医护人员配比方面，大多数医疗机构表现为医护人员较少、床位数较多的现象。值得注意的是，部分医疗机构的医护人员承担较重的任务，应在保证医疗安全的情况下合理安排工作。（图1）

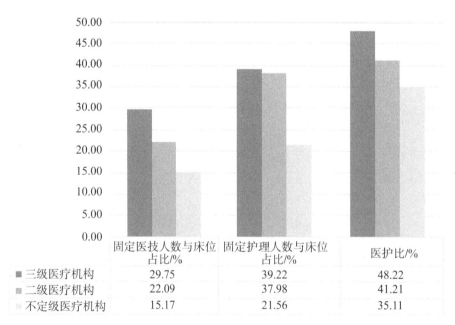

	固定医技人数与床位占比/%	固定护理人数与床位占比/%	医护比/%
三级医疗机构	29.75	39.22	48.22
二级医疗机构	22.09	37.98	41.21
不定级医疗机构	15.17	21.56	35.11

图1　各级医疗机构资源配置情况

2.科研指标方面

在开展课题研究、发表SCI论文/中文核心期刊论文、授权国家发明专利/实用新型专利方面，有很多医疗机构没有相关成果，可能需要加强科研和创新能力。二级医疗机构最需提升，三级医疗机构的平均指标也略低，不同三级医疗机构的科研表现差距很大。（图2）

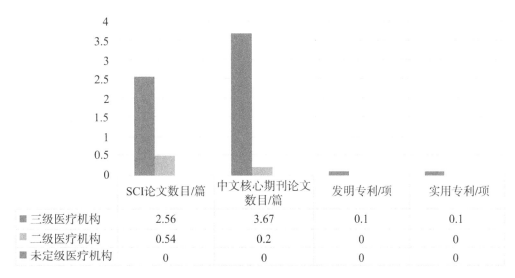

	SCI论文数目/篇	中文核心期刊论文数目/篇	发明专利/项	实用专利/项
三级医疗机构	2.56	3.67	0.1	0.1
二级医疗机构	0.54	0.2	0	0
未定级医疗机构	0	0	0	0

图2　各级医疗机构科研能力

3. 医疗服务能力方面

医疗机构手术量较大，但微创手术的比例较低，可以进一步推广微创手术技术。三、四级手术占比和出院患者手术量占比表明医疗机构在处理复杂病例方面的能力。平均住院日较短，反映了医疗机构对患者康复的高效管理。颈动脉支架、肺栓塞和主动脉夹层的诊治量表明医疗机构面对多种严重疾病的挑战，需要保持高水平的专业技能和资源配置。（图3）

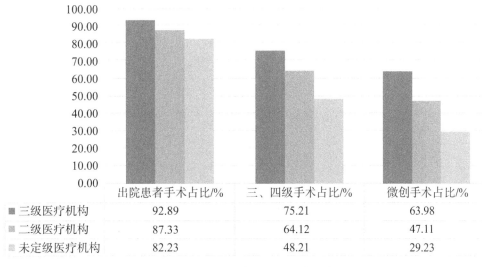

	出院患者手术占比/%	三、四级手术占比/%	微创手术占比/%
三级医疗机构	92.89	75.21	63.98
二级医疗机构	87.33	64.12	47.11
未定级医疗机构	82.23	48.21	29.23

图3　各级医疗机构医疗服务能力

4. 医疗质量指标方面

整体表现良好，但仍有一些医疗机构的报告率较低，危急值报告率较高，需要进一步关注。具体来说，三级医疗机构的报告率和危急值报告率高于二级医疗机构，与接纳的患者的病种复杂性有关。

5. 医疗安全指标方面

死亡率整体较低，符合医疗安全要求，但也有部分医疗机构死亡率较高。总体来说，各医疗机构应该做好应急处理预练工作，保证患者平安及医疗安全。

二、存在问题

（1）部分医疗机构存在某些数值较低的情况，需要进一步分析原因并进行提升。

（2）有些医疗机构的设备可能需要考虑更新或增加。

（3）一些医疗机构的医师、技师、护理人数较少，可能会影响医疗服务的质量。

（4）科研和创新能力有待提升，有很多医疗机构缺乏相关成果。

（5）部分医疗机构多项指标未达平均水平。

三、下一步工作

（1）建议部分医疗机构加强培训、质量管理，提高医务人员的专业水平。

（2）医疗机构可以考虑更新设备或增加设备投入。

（3）医师、技师、护理人员不足的医疗机构可以考虑进行人力资源的调整和增加。

（4）鼓励医疗机构加强科研和创新工作，提高相关成果的产出。

（5）完善数据收集和报告机制。制定明确的数据收集和报告机制，确保所有医疗机构都按时提供完整的数据；敦促未上报数据的医疗机构按时上报数据，并视上报完成情况采取一定的奖罚措施。

（6）针对未达到指标的医疗机构，建议进行深入的调查，找出问题根源，并制定相应的改进计划。

青岛市外周血管介入技术质量控制中心

审稿：董霄

神 经 外 科

一、基本情况

完成数据采集指标体系的建设，包括资源配置指标、科研指标、医疗服务能力、医疗质量指标和医疗安全指标等5个方面。资源配置指标主要包括核定床位数、医技护人数；科研指标主要包括课题数、论文数和国家专利数；医疗服务能力主要包括病种、术种、手术量、脑动脉瘤数量、脑动脉瘤开颅手术率、脑动脉瘤介入手术率，三、四级手术量及占比，微创手术量及占比，平均住院日、平均住院费；医疗质量指标主要关注死亡数、死亡率、不良事件报告数、危急值处置率、手术记录完整率、Ⅰ类切口抗生素预防使用数、Ⅰ类切口抗生素预防使用率；医疗安全指标主要考核非计划手术数、非计划手术率、手术并发症数及手术并发症发生率。共分析22家医疗机构的有效数据指标，其中10家三级医疗机构、12家二级医疗机构。

二、指标分析

采用网络上报方式对全市二级及以上医疗机构进行数据收集，并进行有效数据的统计分析。

（一）资源配置指标主要包括核定床位数、医技护人数

大部分医疗机构的床位及医护人员较为充足，其中二级医疗机构平均核定床位342张、三级医疗机构平均核定床位244张、二级医疗机构固定医护人员68人、三级医疗机构固定医护人员65人。在核定床位和医护人数方面，二级医疗机构、三级医疗机构差距不大。（图1）

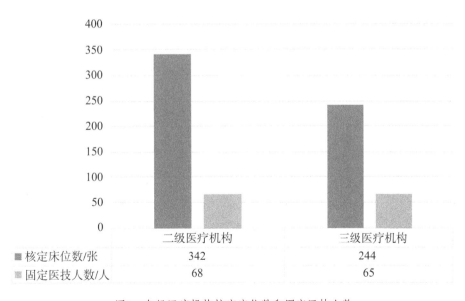

	二级医疗机构	三级医疗机构
■ 核定床位数/张	342	244
■ 固定医技人数/人	68	65

图1 各级医疗机构核定床位数和固定医技人数

（二）科研方面

在开展课题研究、发表SCI论文/中文核心期刊论文、授权国家发明专利/实用新型专利方面，有很多医疗机构没有相关成果，可能需要加强科研和创新能力。二级医疗机构最需提升，三级医疗机构的平均指标也略低，不同三级医疗机构的科研表现差距很大。具体数据详见图2。

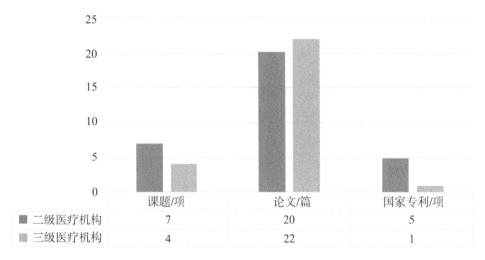

	课题/项	论文/篇	国家专利/项
二级医疗机构	7	20	5
三级医疗机构	4	22	1

图2　各级医疗机构科研情况

（三）医疗服务能力

（1）三级医疗机构与二级医疗机构在出院数、病种方面无明显差异，但是三级医疗机构术种及手术量明显高于二级医疗机构，体现了三级医疗机构在诊疗多样性及手术技术方面的优势。（图3）

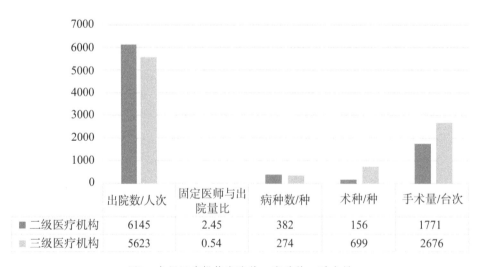

	出院数/人次	固定医师与出院量比	病种数/种	术种/种	手术量/台次
二级医疗机构	6145	2.45	382	156	1771
三级医疗机构	5623	0.54	274	699	2676

图3　各级医疗机构出院数、病种数、手术量

（2）脑动脉瘤是神经外科危重疾病，致死致残率高。脑肿瘤手术存在一定的复杂性及手术难度，对术者要求较高。根据统计结果，三级医疗机构诊治脑肿瘤及脑动脉瘤数量明显高于二级医疗机构，三级医疗机构脑动脉瘤介入手术率明显高于二级医疗机构。（图4）

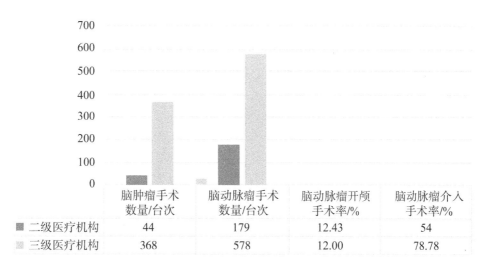

	脑肿瘤手术数量/台次	脑动脉瘤手术数量/台次	脑动脉瘤开颅手术率/%	脑动脉瘤介入手术率/%
■ 二级医疗机构	44	179	12.43	54
▨ 三级医疗机构	368	578	12.00	78.78

图4　各级医疗机构脑动脉瘤手术量、手术率

（3）三、四级手术及微创手术是最能体现手术技术的方面。根据统计数据，三级医疗机构三、四级手术的占比明显高于二级医疗机构，微创手术占比也较高。（图5）

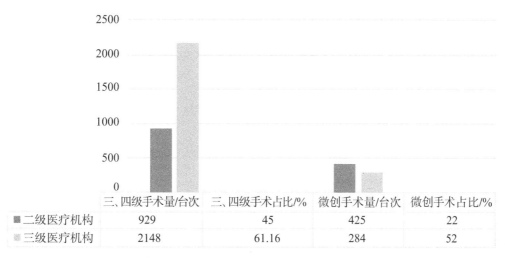

	三、四级手术量/台次	三、四级手术占比/%	微创手术量/台次	微创手术占比/%
■ 二级医疗机构	929	45	425	22
▨ 三级医疗机构	2148	61.16	284	52

图5　各级医疗机构三、四级手术量、手术占比，微创手术量、手术占比

（4）三级医疗机构的平均住院日较二级医疗机构略高，但差异不是很明显。（图6）

（5）三级医疗机构的平均住院费较二级医疗机构略高，但差异不是很明显。（图7）

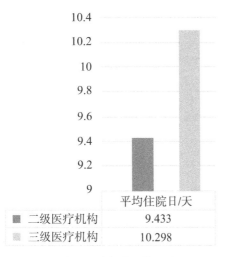

	平均住院日/天
■ 二级医疗机构	9.433
■ 三级医疗机构	10.298

图6　各级医疗机构平均住院日

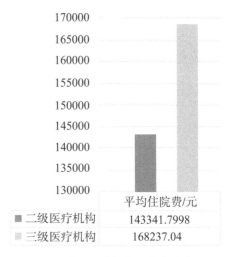

	平均住院费/元
■ 二级医疗机构	143341.7998
■ 三级医疗机构	168237.04

图7　各级医疗机构平均住院费

（四）医疗质量指标

（1）三级医疗机构的患者死亡数及死亡率较二级医疗机构明显低，充分说明了三级医疗机构诊疗技术的优势，且因为神经外科患者多为危重病人，死亡率较高，因此有必要加强神经重症的学科建设，提高神经重症患者抢救成功率。（图8）

（2）感染是神经外科手术术后常见的并发症，不仅导致患者住院时间延长、花费增加，而且影响患者术后神经功能恢复，增加病死率，是医生极力避免的并发症。预防性应用抗生素是多数医生采取的预防术后感染的策略，但随着抗生素的长期广泛应用，耐药菌大量出现，在清洁的神经外科手术中预防性应用抗生素的必要性和有效性再次出现争论。Ⅰ类切口手术患者预防使用抗菌药物比例不超过30%，根据统计结果，二级医疗机构、三级医疗机构都很好地完成了清洁的神经外科手术，且三级医疗机构对预防使用抗菌药物把控更加严格。（图9）

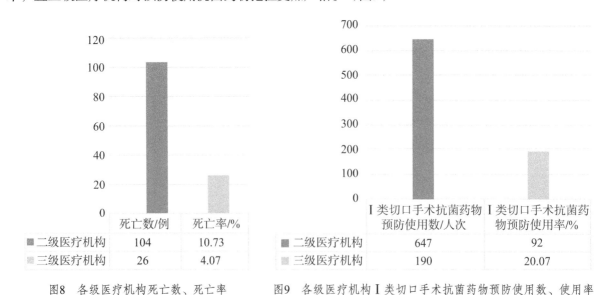

	死亡数/例	死亡率/%
■ 二级医疗机构	104	10.73
■ 三级医疗机构	26	4.07

图8　各级医疗机构死亡数、死亡率

	Ⅰ类切口手术抗菌药物预防使用数/人次	Ⅰ类切口手术抗菌药物预防使用率/%
■ 二级医疗机构	647	92
■ 三级医疗机构	190	20.07

图9　各级医疗机构Ⅰ类切口手术抗菌药物预防使用数、使用率

（3）三级医疗机构不良事件报告数较二级医疗机构低，危急值处置率较二级医疗机构高。（图10）

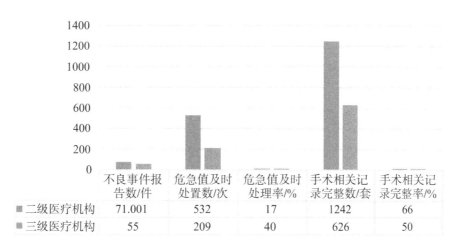

图10 各级医疗机构不良事件报告数、危急值及时处置数、手术相关记录完整数

（五）医疗安全指标

非计划再次手术是指在同一次住院期间，各种原因导致患者需进行的计划外再次手术。国外研究表明，非计划再次手术是非常有用的医疗质量评价指标。非计划再次手术也是我国三级综合性医疗机构住院医疗质量与安全监测方面的重点指标。根据统计结果，三级医疗机构的非计划手术率较二级医疗机构低，且不同医院之间差距较大，说明对于非计划手术的管控，需要进一步提高。（图11）

预防手术后并发症发生是医疗质量管理和监控的重点，也是患者安全管理的核心内容，是衡量医疗技术能力和管理水平的重要指标之一。《国家卫生健康委关于印发三级医院评审标准（2020年版）的通知》（国卫医发〔2020〕26号）将疾病/手术并发症发生例数和发生率作为医疗质量安全的评价指标。根据统计结果，三级医疗机构术后并发症发生率明显低于二级医疗机构。（图12）

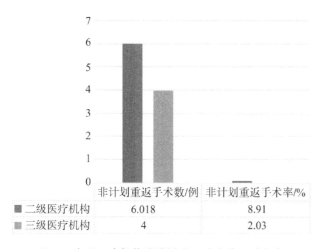

图11 各级医疗机构非计划重返手术数、手术率

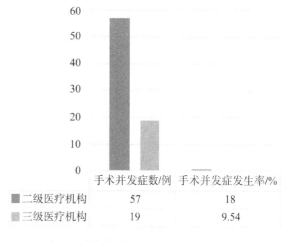

图12 各级医疗机构手术并发症和手术并发症发生率

二、存在问题

（1）部分医疗机构的医疗质量较低，需要进一步分析原因并进行提升。

（2）有些医疗机构的设备数量不足，可能需要考虑设备更新或增加。

（3）一些医疗机构的医师、技师、护理人数较少，可能会影响医疗服务的质量。

（4）科研和创新能力有待提升，有很多医疗机构缺乏相关成果。

（5）部分医疗机构多项指标未达平均水平指标。

三、下一步工作

（1）针对诊疗质量较低的医疗机构，建议加强培训、质量管理，提高医务人员的专业水平。

（2）设备不足的医疗机构可以考虑更新设备或增加设备投入。

（3）医师、技师、护理人员不足的医疗机构可以考虑进行人力资源的调整和增加。

（4）鼓励医疗机构加强科研和创新工作，提高相关成果的产出。

（5）针对未达到指标的医疗机构，建议进行深入的调查，找出问题根源，并制定相应的改进计划。

青岛市神经外科质量控制中心

审稿：董霄

肿瘤性疾病

一、全市设有肿瘤专业的医疗机构调研情况

肿瘤性疾病质量控制中心将全市包括肿瘤专业的二级及以上医疗机构均纳入质控范畴，本次数据采集的医疗机构合计39家，包括三级医疗机构25家，二级医疗机构14家，其中二级民营医疗机构3家。

二、数据分析情况

（一）资源配置指标分析

全市肿瘤专业总床位数3765张。其中三级医疗机构床位数为3316张，占88%；二级医疗机构床位数为449张，占12%。固定医师644人，三级医疗机构为563人，占87.4%，与床位数占比相吻合。固定医师人数与床位数占比为0.17，二、三级医疗机构占比均为0.17。固定护理人员988人，三级医疗机构护理人员为853人，占86.3%，略低于医师人数占比。固定护理人数与床位数占比为0.26，二、三级医疗机构占比均为0.26。医护比为0.65。安宁疗护病床数量98张，出院量为174994人次，三级医疗机构出院量为164531人次，占94%。门诊量为1159595人次，三级医疗机构门诊量为1124825人次，占97%。二级医疗机构出院量、门诊量较三级医疗机构明显偏少，差距较大。（图1、图2）

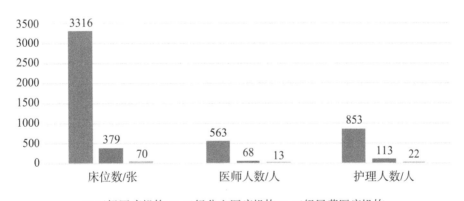

图1　各级医疗机构床位数、医师人数、护士人数

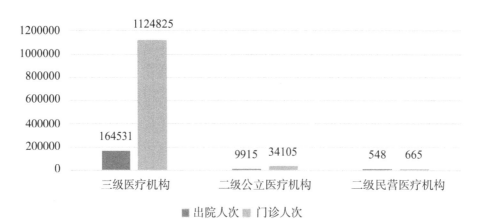

图2　各级医疗机构出院人次、门诊人次

（二）科研指标分析

全市肿瘤专业2023年共立项国家级课题11项、省级课题14项、市级课题60项，发表SCI论文102篇、核心期刊论文85篇，获得国家专利22项。举办国家级继续教育项目9项、省级20项、市级63项。基本为三级医疗机构成果。二级医疗机构发表SCI论文1篇，核心期刊论文2篇，举办省级继续教育项目1项、市级2项，获得国家专利3项，数量较少，亟须提升。

（三）医疗服务能力指标分析

1. 平均住院日

全市中位数为7.055天。＜7天的有19家医疗机构，其中三级医疗机构15家，二级医疗机构4家；≥7天的有20家医疗机构，其中三级医疗机构9家，二级医疗机构11家。二级医疗机构平均住院日长于三级医疗机构。（图3）

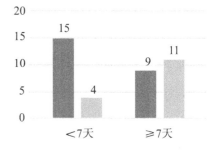

图3　平均住院日＜7天及≥7医疗机构数量/家

2. 平均住院费用

全市平均住院费用为8885元。三级医疗机构平均费用为9007元；二级医疗机构平均费用为6771元，低于三级医疗机构。

3. 床位使用率

全市中位数为91%。三级医疗机构中位数为92%；二级医疗机构中位数为76%，明显低于三级医疗机构。

4. DRG组数

全市中位数37组。

5. CMI值

全市中位数0.805。≥中位数的有16家；＜中位数的有23家，其中三级医疗机构10家，二级医疗机构13家。

6. 死亡数

全市总死亡人数2001人，总死亡率为1.14%。

（四）医疗质量指标分析

1. 肿瘤患者体力状况评分率

全市平均值为96.8%。三级医疗机构平均值为98.1%，均值以下有7家医疗机构；二级医疗机构平均值为73.6%，均值以下有4家医疗机构。评分率未达100%的有16家医疗机构。

2. 肿瘤患者疼痛评分率

全市平均值为97.6%。三级医疗机构平均值为97.8%，均值以下有5家医疗机构；二级医疗机构平均值为95.2%，均值以下有3家医疗机构。评分率未达100%的有11家医疗机构。

3. 肿瘤患者营养状况评分率

全市平均值为96.8%。三级医疗机构平均值为98.1%，均值以下有6家医疗机构；二级医疗机构平均值为92.4%，均值以下有3家医疗机构。评分率未达100%的有11家医疗机构。

4. 肿瘤患者血栓风险评分率

全市平均值为97.0%。三级医疗机构平均值为96.9%，均值以下有7家医疗机构；二级医疗机构平均值为97.5%，均值以下有3家医疗机构。评分率未达100%的有12家医疗机构。

5. 肿瘤患者癌痛规范化治疗率

全市平均值为85.1%。三级医疗机构平均值为85.2%，均值以下有3家医疗机构；二级医疗机构平均值为84.2%，均值以下有2家医疗机构。评分率未达100%的有18家医疗机构。

6. 肿瘤患者规范化营养治疗率

全市平均值为97.1%。三级医疗机构平均值为97.7%，均值以下有11家医疗机构；二级医疗机构平均值为84.2%，均值以下有4家医疗机构。评分率未达100%的有18家医疗机构。

7. 肿瘤患者规范化血栓预防治疗率

全市平均值为55.7%，评分率未达100%的有23家医疗机构。三级医疗机构平均值为57.3%，均值以下有6家医疗机构；二级医疗机构平均值为36.2%，均值以下有6家医疗机构。

8. 初诊肿瘤患者MDT率

全市平均值为47.3%。三级医疗机构平均值为48.1%，均值以下有10家医疗机构；二级医疗机构平均值为33.6%，均值以下有4家医疗机构。MDT率≥50%的有13家医疗机构，<50%的有25家医疗机构。

9. 恶性肿瘤患者随访率

全市平均值为97.9%，中位数为98.5%。三级医疗机构平均值为98.3%，均值以下有9家医疗机构；二级医疗机构平均值为90.3%，均值以下有4家医疗机构。≥标准值90%的有30家，<90%有8家。

10. 十大肿瘤首次治疗前临床TNM分期诊断率

全市中位数为98.6%，平均值为97.3%，较前统计值91.3%有明显提升。三级医疗机构平均值为98.9%，均值以下有10家医疗机构；二级医疗机构平均值为96.4%，均值以下有8家医疗机构。≥91.3%的有26家医疗机构，其中17家医疗机构为100%。<91.3%的有12家医疗机构。

11. 十大肿瘤首次治疗前临床 TNM 分期检查评估策略符合率

全市中位数为95.5%，平均值为92.3%。三级医疗机构平均值为94.9%，均值以下有7家医疗机构；二级医疗机构平均值为91.4%，均值以下有4家医疗机构；13家医疗机构为100%。

12. 十大肿瘤患者非手术治疗前病理学诊断率

全市平均值为97.1%。三级医疗机构平均值为98.5%，均值以下有6家医疗机构；二级医疗机构平均值为95.2%，均值以下有7家医疗机构；全市中位数为98%，11家医疗机构为100%。

13. 十大肿瘤患者精确放疗率

全市共有19家医疗机构设有放疗专业，平均值为97.2%。三级医疗机构平均值为97.9%，均值以下有3家医疗机构；二级医疗机构平均值为64%，均值以下有1家医疗机构；13家医疗机构为100%。大部分医疗机构在80%以上。

14. 十大肿瘤晚期转移性患者首次抗肿瘤药物治疗一线推荐方案采用率

全市平均值为91.3%。三级医疗机构平均值为92.5%，均值以下有10家医疗机构；二级医疗机构平均值为87.2%，均值以下有8家医疗机构；中位数为88%，10家医疗机构为100%。

15. Ⅲ期肺癌、Ⅲ期前列腺癌及中晚期肝癌患者初始治疗综合治疗率

全市平均值为97.4%。三级医疗机构平均值为98.2%，均值以下有7家医疗机构；二级医疗机构平均值为96.7%，均值以下有8家医疗机构；中位数为96%。

16. 首诊局部进展期直肠癌患者新辅助治疗率

全市平均值为86.8%。三级医疗机构平均值为87.5%，均值以下有6家医疗机构；二级医疗机构平均值为78.2%，均值以下有7家医疗机构；中位数为80%。

17. 结直肠癌患者靶向治疗和（或）免疫治疗前行基因检测和（或）分子检测率

全市平均值为95.1%。三级医疗机构平均值为96.5%，均值以下有7家医疗机构；二级医疗机构平均值为94.8%，均值以下有7家医疗机构；全市中位数为92%。

18. 肺部肿瘤消融治疗后患者随访率

全市中位数为100%，开展此项技术的13家医疗机构随访率均达到100%。25家医疗机构未开展肺部肿瘤消融治疗。

（五）医疗安全指标分析

1. 危急值

全市及时处置数量为14984项，危急值及时处置率＜100%的有4家医疗机构。

2. 不良事件

全市报告数量为2021件，每百名出院人次不良事件报告数为1.15件。

3. 住院患者VTE发生率

全市中位数为0.35%，≥中位数的有18家，＜中位数的有20家。

三、存在问题

（1）梯队结构。部分二级医疗机构固定医师、护士数量不足。

（2）资源配置使用情况。部分医疗机构床位使用率较低，出院人次、门诊人次较少。

（3）患者评估情况。部分医疗机构未按照规范进行患者一般状况、疼痛、营养、血栓风险的全面评估。

（4）规范化诊疗情况。部分医疗机构在TNM分期、治疗前病理活检、检查完善、一线标准治疗、精确放疗等方面规范化程度偏低；血栓预防性治疗率偏低；目前各医院均不同程度开展MDT工作，但初诊患者MDT率总体不高，因此仍需进一步加强综合治疗理念；新辅助治疗率总体偏低，未按照目前的指南推荐规范进行。

（5）医疗安全情况。部分医疗机构危急值及时处置率不足100%，存在安全隐患。

（6）数据采集情况。本次数据采集采用单位上报+质控专家现场核查的方式，但部分医疗机构填报的数据与实际情况有差距，数据准确性有待提高。

四、下一步改进措施

（1）提高重视。各医疗机构要充分认识肿瘤专业规范化诊疗的重要意义。医疗质量监测指标是用于度量和评价医疗服务质量的定量指标，可以从多个角度反映医疗服务的质量水平，包括患者安全、临床效果、医疗资源利用效率等方面。要充分认识和加强医疗质量监测指标管理的重要意义，加强指标数据的应用，将其作为强化质量管理、持续改进医疗质量的有力抓手，加强组织领导，制定工作方案，扎实做好相关工作。通过对这些指标的监控和分析，医疗机构可以及时发现问题，采取相应的改进措施，提高医疗服务的质量。各医疗机构应加大管理和质控力度，努力为肿瘤患者提供精准、规范、个体化的综合诊疗方案。

（2）整改提升。各医疗机构要加强培训，包括肿瘤相关评估、TNM分期、肿瘤规范化诊疗规范、肺部肿瘤消融技术、随访等，肿瘤性疾病质控中心将针对调研发现的问题组织专家有针对性地进行线上、线下、现场指导，督导改进；通过组织学术会议、培训讲座、病例分享等方式加强沟通交流，互相促进。逐步落实同质化管理。各医疗机构要根据自身存在的问题，加强自查、举一反三、对照整改，完善、规范工作流程，加强技能培训，提升医疗质量。

（3）强化督导。以质控检查为契机，督促各医院职能部门把肿瘤医疗质量管理作为工作重点，优化工作流程、制度建设，坚持院、科两级督导，全面提高医疗质量，提高整体肿瘤规范化诊疗水平。2024年按照青岛市卫健委要求，肿瘤性疾病质控中心将开展青岛市癌症规范化诊疗病房的评审工作，通过培训、督导等方式加强各医疗机构癌症规范化诊疗标准化建设，争取实现癌症规范化诊疗病房全覆盖。

（4）交流合作。包括学科间、医院间学术交流、技术推广、人才培养、双向转诊等。针对食管癌、直肠癌新辅助治疗率偏低的问题，重点加强与胸外科、胃肠外科的沟通交流及MDT多学科讨论，分析原因，建立相关诊疗流程，提升治疗规范性。质控中心将为各医疗机构建立联系，以管理为纽带，以合作为手段，以提升为目标，以业务联合为切入点，协同创新、聚力发展，在学术交流、新技术推广、进修学习、双向转诊、远程会诊等方面开展紧密合作，致力于提升肿瘤多学科综合诊疗能力，培养肿瘤专业人才，全面提升群众就医获得感和满意度。

（5）提升肿瘤精准诊疗水平。各医疗机构根据自身情况通过引进高端直线加速器、后装治疗机等方式进一步提升肿瘤精准放疗率、宫颈癌精确后装放疗率，提高肿瘤精准治疗水平，提高疗效，减轻毒副反应。一线治疗前通过规范基因检测实施分子诊断指导下的免疫、靶向等内科治疗，提升规范化治疗水平。通过NRS、VTE、NRS2002、PS等评分，充分评估患者病情，指导施治，提升患者生活质量，保障患者治疗安全性。

（6）提高数据准确性。质控中心组织各医院数据上报员进行培训，讲明每项指标内涵、计算方式、数据提取方式等，保障填报数据的真实性和同质化。每年开展两次质控督查，核实数据准确性；充分发挥区质控中心的作用，联合或分层督查，加大现场核查力度。

《全面提升医疗质量行动计划（2023—2025年）》中指出，利用3年时间，在全行业进一步树立质量安全意识，完善质量安全管理体系和管理机制，进一步健全政府监管、机构自治、行业参与、社会监督的医疗质量安全管理多元共治机制，进一步巩固基础医疗质量安全管理，提升医疗质量安全管理精细化、科学化、规范化程度，进一步优化医疗资源配置和服务均衡性，提升重大疾病诊疗能力和医疗质量安全水平，持续改善人民群众对医疗服务的满意度。肿瘤性疾病质控中心将以此次调研督导为契机，加强对各医疗机构的同质化培训、质控、管理，持续提升青岛市癌症规范化诊疗水平。

青岛市肿瘤性疾病质量控制中心
审稿：董霄

职　业　病

医疗质量监测指标统计范围为全市二级以上医疗机构28家，其中三级医疗机构7家，二级公立医疗机构10家，二级民营医疗机构18家。

一、指标分析

（一）尘肺患者肺康复介入率

2022年尘肺病患者肺康复的介入率为67.6%。为提高尘肺病患者肺康复的介入率，通过对职业性尘肺病患者定期电话随访，召开质控中心工作会议，分析住院尘肺病患者肺康复介入率低的原因，组织职业病质控专家委员有针对性地进行线上、线下、现场指导，督导改进，逐步落实同质化管理，对"平度市旧店中心卫生院尘肺病康复站"提供定期技术支持及指导，年内全市尘肺病患者肺康复介入率达到81%。（图1、表1）

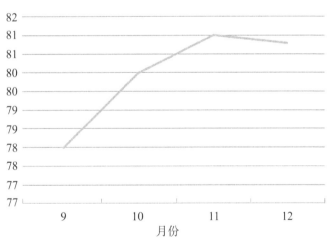

图1　尘肺病患者肺康复介入率/%

表1　职业病质控中心医疗质量监测指标数据

月份	尘肺病住院患者进行肺康复治疗例数	同期尘肺病住院患者/例	住院尘肺病患者的肺康复介入率/%	指标导向
9	50	64	78	逐步提高
10	47	59	80	逐步提高
11	60	74	81	逐步提高
12	59	73	80.8	逐步提高

（二）职业健康检查开展情况

2023年开展工作的33家职业健康体检机构共对4165家企业单位进行了职业健康体检，共查体203742人，其中岗前查体100211人次，岗中体检99551人次，离岗查体3980人。职业禁忌证1873人，职业禁忌证检查率0.92%；疑似职业病71人，疑似职业病检出率0.03%。

二、医疗能力

2023年青岛市职业病质控中心对全市职业健康检查机构主检医师及纯音听阈测定操作人员进行了现场理论及实操考核，对全市职业健康检查机构的主检医师及纯音听阈测定操作人员真实情况进行摸底和培训。

三、督导检查

全市职业健康检查机构基本能按照青岛市职业病质量控制中心修订的职业健康检查结果总结报告编制规范要求进行书写，报告书写质量较前有明显提高，检查报告在专业术语及检查结论的书写上较前更加规范，但在不同程度上仍存在一些问题，总结如下：

（1）职业健康检查布局、流程欠流畅，部分医疗机构存在不同程度的查体布局不合理、流程不规范情况。

（2）职业健康检查档案管理不规范或无独立档案室。

（3）疑似职业病、职业禁忌证检出率偏低：疑似职业病检出率偏低；部分医疗机构对职业禁忌证与疑似职业病界定不清；对职业禁忌证界定证据不足；存在未识别职业禁忌证情况。

（4）部分医疗机构个体报告检查结论及处理意见不规范或者错误。

（5）部分医疗机构部分诊断标准引用不规范或过期；职业危害因素识别不具体。

（6）职业健康查体结果、结论、处理意见不规范：部分医疗机构对结论、处理意见混淆，个体报告无处理意见或处理意见不规范。

（7）部分医疗机构存在未按要求进行职业健康检查信息网络上报或迟报现象。

（8）部分医疗机构存在电测听操作人员操作不规范现象。

（9）肺功能室布局不合理，肺功能无定标桶：部分医疗机构肺功能室未独立设置，无定标桶，肺功能室设置不符合要求。

（10）数字X线成像（DR）设备配置不合理，胸片质量不符合粉尘职业健康检查要求。部分医疗机构车载DR胸片质量无法保障。

四、下一步工作

继续利用好青岛市职业病质量控制中心的平台，加强全市职业病的质量控制、健康宣教及促进工作。

（1）加强青岛地区范围内的职业健康检查机构主检医师和临床医师的培训和质控，建立"青岛市职业病主检医师培训基地"，制定青岛市职业病主检（诊断）医师定期考核制度，正式启用线上青岛市主检（诊断）医师培训系统。

（2）推进青岛市职业病诊断和查体的技术衔接和流程接轨，提高职业健康监护的整体水平。

（3）为了进一步提升青岛市职业病主检医师（诊断医师）业务能力，拟组织2024年度"青岛市职业病主检医师（诊断医师）竞赛"活动。

（4）对辖区内职业健康检查机构进行现场督导检查，2次/年。重点督导检查内容：① 民营医疗机构督导检查。依据青岛市卫健委"关于开展民营医疗机构管理年活动实施方案"的要求，加大民营职业健康体检机构的质量管理控制力度，加强职业健康检查人员法律法规、职业卫生标准的培训，增强依法依规从业意识，增强风险意识。② 规范职业健康检查个体报告、总结报告书撰写及依法发放、告知及信息上报等；③ 规范并完善职业健康档案管理，特别是原始资料的溯源管理。

（5）参照山东省职业病质控中心的考核实施方案及最新发布的《山东省职业健康检查工作指南》，修订并完善青岛市职业病质控中心的质量控制考核标准。以省、市两级职业病质控中心在督导检查过程中发现的问题为导向，逐一进行梳理、排查，提出改进方案，并监督落实。

青岛市职业病质量控制中心

审稿：董霄

罕 见 病

罕见病质控中心依托青岛市疑难罕见病诊治中心，含七大亚专业，包括神经科、风湿科、儿科、内分泌科、心内科、血液科和耳鼻咽喉科。耳鼻咽喉科为手术科室，耳鼻咽喉科罕见病较少，相关病种质控工作归属耳鼻咽喉科专业质控。因此2023年度罕见病工作包含神经科、风湿科、儿科、内分泌科、心内科、血液科6个亚专业。根据2018年和2023年度国家发布的第一版和第二版罕见病目录遴选的15个病种，现就有关数据收集及分析汇总形成本专业安全报告，具体内容如下。

一、医疗质量监测指标统计范围

罕见病质控中心质控范围含三级医疗机构19家，二级公立医疗机构13家，共收集到全市20家二级以上医疗机构数据，本次统计符合要求的有11家医疗机构数据。

从上报数据的医院看：罕见病还没有得到各医疗机构的重视，没有建立数据提取的通道；罕见病发病率低，主要集中在青岛市几家三甲医疗机构，部分三甲医疗机构对罕见病的数据提供不积极。

解决方案：2024年进一步开展罕见病的相关培训和质控工作，让各医疗机构加强对罕见病的认识。

二、罕见病相关工作

（1）具有罕见病多学科团队及转诊机制的医疗机构有7家：山东大学齐鲁医院（青岛）、青岛大学附属医院、康复大学青岛中心医院、莱西市人民医院、青岛市中医医院、青岛市第八人民医院、黄岛区中心医院。

具有罕见病门诊的有5家：山东大学齐鲁医院（青岛）、青岛大学附属医院、康复大学青岛中心医院、青岛市中医医院、青岛市第八人民医院。

（2）罕见病专病门诊量如表1所示。

表1 罕见病专病门诊量

医院名称	门诊量/人	医院名称	门诊量/人
山东大学齐鲁医院（青岛）	290	莱西市人民医院	3
青岛大学附属医院	3000	黄岛区人民医院	112
康复大学青岛中心医院	0	青岛市第八人民医院	1

（3）院内罕见病诊疗技术培训量如表2所示。

表2 院内罕见病诊疗技术培训量

医院名称	人次	医院名称	人次
山东大学齐鲁医院（青岛）	1000	莱西市人民医院	15
青岛大学附属医院	5	黄岛区人民医院	0
康复大学青岛中心医院	500	青岛市第八人民医院	6

（4）小结

从数据看：罕见病还没有得到各医疗机构的重视，尚没有罕见病多学科诊治团队，尚无罕见病转诊机制，无罕见病专病门诊，院内罕见病诊疗技术培训没有得到足够重视。

解决方案：2024年进一步开展罕见病的相关培训和质控工作，督促各医疗机构建立罕见病的多学科诊治团队，二级医疗机构建立罕见病转诊机制，加强院内罕见病诊疗技术培训，开展全市范围内罕见病的普及和认识。

三、神经系统罕见病的诊治工作

（一）三大疾病的诊治数量

（1）运动神经元病（ALS）的门诊和住院诊治数量。ALS患者主要集中在青岛大学附属医院和山东大学齐鲁医院（青岛），门诊诊治均为300例，病房诊治分别为50例和70例，其他几家医疗机构诊治1～4例，总计门诊诊治606人次，病房诊治125人次。（图1）

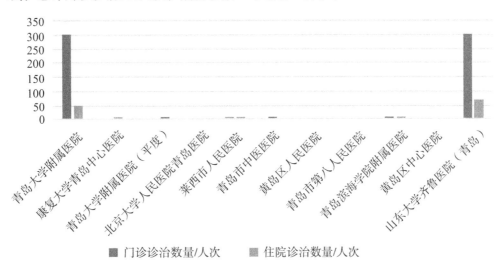

图1 各医疗机构ALS诊治数量/人次

（2）全身型重症肌无力门诊和住院诊治数量。全身型重症肌无力患者主要集中在青岛大学附属医院和山东大学齐鲁医院（青岛），门诊诊治分别为500例和600例，病房诊治分别为150例和60例，其他几家医疗机构诊治0～7例，共门诊诊治10例，病房诊治6例，总计门诊诊治1110人次，病房诊治216人次。（图2）

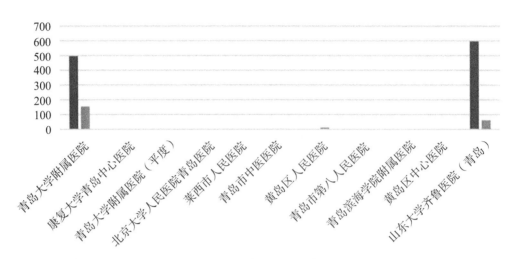

全身型重症肌无力门诊的诊治数量/人次　　■ 全身型重症肌无力住院的诊治数量/人次

图2　全身型重症肌无力门诊和住院诊治数量

（3）视神经脊髓炎门诊和住院诊治数量。视神经脊髓炎患者主要集中在青岛大学附属医院和山东大学齐鲁医院（青岛）和青岛大学附属医院（平度），门诊诊治分别为450例、132例和47例，病房诊治分别为140例、44例和5例，其他几家医疗机构诊治0～5例，共门诊诊治5例，病房诊治10例，总计门诊诊治634人次，病房诊治199人次。（图3）

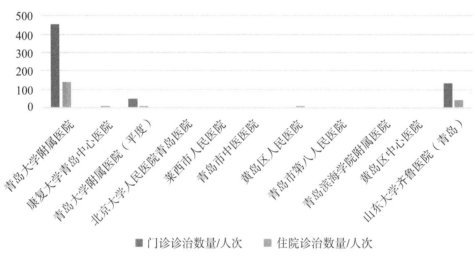

■ 门诊诊治数量/人次　　■ 住院诊治数量/人次

图3　视神经脊髓炎诊治数量

（二）神经系统三大疾病诊治质控技术指标

（1）ALS相关诊治指标。ALS为神经系统慢性进展性变性病，需要在病历中体现进展性、病变累及的先后顺序、有无上下运动神经元损害的体征，并记录在病历中。检查方面需要行肌电图评估下运动单位损害，鉴别诊断方面需要行颅脑和颈髓MRI以鉴别脊髓占位性、炎症性、脱髓鞘性等疾病。每3个月需要评估一次呼吸功能。从有效数据看，病历中有些指标未达到100%，比如颅脑和颈髓MRI、呼吸功能的评估仅有50%，下一步需要加强。（图4）

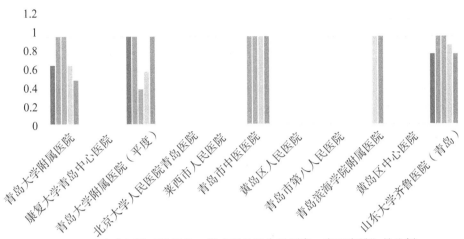

图4 ALS病历质控相关指标

（2）全身型重症肌无力相关诊治指标。全身型重症肌无力为免疫介导的神经−肌肉接头免疫相关性疾病，病程呈反复复发波动性，部分患者的发病与胸腺瘤或胸腺增生相关，需要在病历中体现波动性及易疲劳性，检查方面需要行新斯的明试验，行肌电图检查鉴别其他疾病，并行重频试验定位神经肌肉接头前膜病变还是后膜病变，行胸部CT和抗体检测确定病因是肿瘤相关还是抗体介导，治疗上需要应用激素和免疫抑制剂以预防波动及复发。通过11家医疗机构上报的数据看，数据较好的有青岛大学附属医院、山东大学齐鲁医院（青岛），其他医疗机构部分未提交相关数据，部分对疾病的诊治缺乏规范性。从有效数据看，病历中有些指标未达到100%，比如抗体的送检、胸部CT的检查和肌电图检查比率偏低，不到40%，需要进一步加强培训，规范化诊治全身型重症肌无力。（图5）

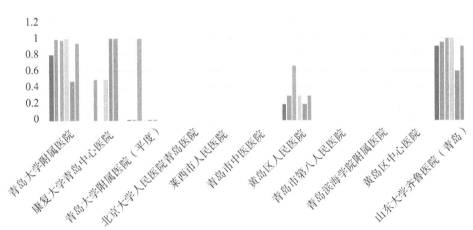

图5 全身型重症肌无力相关诊治指标

（3）视神经脊髓炎（NMO）相关诊治指标。视神经脊髓炎为神经系统免疫介导的脑、脊髓和视神经脱髓鞘性疾病，病程呈反复复发性，和自身抗体相关。需要在病历中体现诱因和既往发作史，检查方面需要行颅脑和脊髓磁共振平扫和强化，需要进行腰穿检查以与其他疾病相鉴别，同时需要进行相关抗体的检测和寡克隆区带检测。因视神经脊髓炎容易侵犯视神经，有时有亚临床的病变，需要行视觉诱发电位（VEP）检测，同时行眼底检查以与其他疾病相鉴别。部分医疗机构未提交相关数据，部分医疗机构对该病的诊治缺乏规范性，但总体上比ALS和全身型重症肌无力治疗上更加规范。从有效数据看，相对较弱的指标为VEP的检测和眼科眼底的检查，强化磁共振还未得到充分认识，需要进一步培训，规范化诊治视神经脊髓炎。（图6）

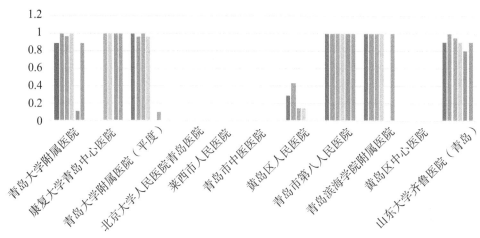

■ 视神经脊髓炎病史中记录"诱因、病史中既往有无发作"的比例
■ 视神经脊髓炎颅脑脊髓MRI平扫加强化检查的比例
■ NMO AQP4、MOG、寡克隆带检测的比例
■ NMO腰穿比例
■ NMO VEP检测的比例
■ NMO眼科眼底检查的比例

图6　NMO病历质控相关指标

（4）小结

从数据看：神经系统三个目标疾病ALS、全身型重症肌无力和视神经脊髓炎病例主要集中在青岛大学附属医院和山东大学齐鲁医院（青岛），占总量的95%以上，少数病例分散在其他9家医疗机构。大部分在门诊，占70%以上，30%在病房诊治。从规范性来说，视神经脊髓炎的诊治较其他两种疾病相对规范。青岛大学附属医院和山东大学齐鲁医院（青岛）诊治相对规范。部分指标还没有得到充分重视，如病历中关键点的描述，尤其是重症肌无力和视神经脊髓炎的波动性及复发性，强化磁共振、胸部CT和重频试验的检查，VEP和眼科眼底的检查仍没有足够重视。

解决方案：2024年进一步开展罕见病的相关培训和质控工作，加强罕见病的院内培训，开展全市范围内的罕见病知识普及，培训相关疾病的质控点，优化修改提取数据路径，并对各指标的完成进行赋分，以量化各医疗机构对每个疾病的规范诊治程度。

三、风湿科罕见病的诊治工作

风湿科首期调研和质控的疾病为系统性硬化症。系统性硬化症患者主要集中在青岛大学附属医院（平度）、山东大学齐鲁医院（青岛）、北京大学人民医院青岛医院和黄岛区人民医院，门诊诊治人次分别为33人次、188人次、22人次和30人次，住院诊治人次分别为5人次、29人次、6人次和4人次，其他几家医疗机构有0～6例，共门诊诊治6人次和住院诊治6人次，总计门诊诊治279人次，住院诊治50人次。（图7）

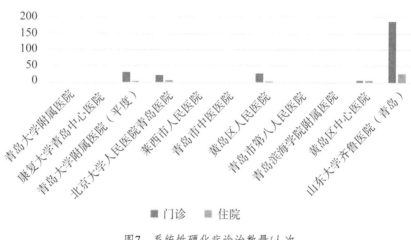

图7　系统性硬化症诊治数量/人次

从数据看：风湿性疾病在罕见病目录中首期选系统性硬化症为目标疾病。经调研，患者主要集中在青岛大学附属医院（平度）和山东大学齐鲁医院（青岛），占总量的80%以上，大部分在门诊诊治，门诊诊治占84%，16%在病房诊治。从上报的医疗机构和数据看，有些医疗机构没有提取和上报该数据。

解决方案：2024年开展多次培训，在全市普及系统性硬化症纳入罕见病质控工作，并制定病例诊治的质控标准。

四、儿科罕见病的诊治工作

儿科首期调研和质控的疾病为发作性睡病、神经纤维瘤病、婴儿痉挛症。

（1）发作性睡病患者主要集中在青岛大学附属医院（平度）、山东大学齐鲁医院（青岛），门诊诊治均为3人次和3人次，病房诊治仅山东大学齐鲁医院（青岛）1人次，其他几家医疗机构均未报数据，总计门诊诊治为6人次，病房诊治人数为1人次。

（2）神经纤维瘤病患者主要集中在青岛大学附属医院（平度）、山东大学齐鲁医院（青岛），门诊诊治分别为27人次和3人次，病房诊治分别有2人次和1人次，其他几家医疗机构均未报数据，总计门诊诊治30人次，病房诊治3人次。

（3）婴儿痉挛症患者主要集中在青岛大学附属医院（平度）、山东大学齐鲁医院（青岛）和黄岛区人民医院，门诊诊治分别为2人次、2人次和1人次，病房诊治分别有0人次、1人次和0人次，其他几家医疗机构均未报数据，总计门诊诊治5人次，病房诊治1人次。

（4）小结

从数据看：儿科在罕见病目录中首期选发作性睡病、神经纤维瘤病和婴儿痉挛症为目标疾病。经调研，患者病例非常少，神经纤维瘤病在门诊和病房共诊治33人次，其他两种疾病诊治在10人次以下，主要集中在青岛大学附属医院（平度）和山东大学齐鲁医院（青岛），占总诊治量的80%~100%，大部分在门诊，仅少数几人在病房诊治。有些医疗机构没有提取和上报数据。

解决方案：2024年开展多次培训，在全市普及儿科纳入罕见病质控工作的病种，并通过质控会议讨论选择的病种是否合适，是否需要更新病种，并制定病例诊治的质控标准。

五、内分泌科罕见病的诊治工作

内分泌科首期调研和质控的疾病为肢端肥大症和嗜铬细胞瘤。其中嗜铬细胞瘤仅有康复大学青岛中心医院门诊诊治1例。其他医疗机构提报数据为0。

（1）肢端肥大症患者主要集中在康复大学青岛中心医院、青岛大学附属医院（平度）、山东大学齐鲁医院（青岛）和黄岛区人民医院，门诊诊治分别为1人次、8人次、13人次和3人次，病房诊治分别有1人次、0人次、11人次和4人次，其他几家医疗机构均未报数据，总计门诊诊治25人次，病房诊治16人次。（图8）

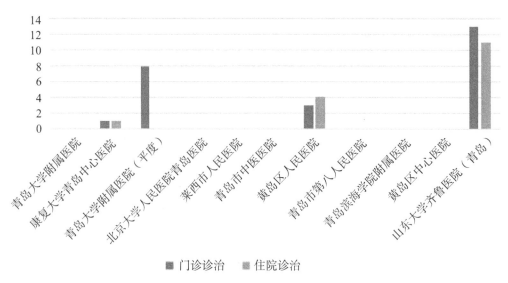

图8　肢端肥大症诊治数量/人次

（2）小结

从数据看：内分泌科在罕见病目录中首期选肢端肥大症和嗜铬细胞瘤为目标疾病。经调研，嗜铬细胞瘤病例非常少，全市仅报1例；肢端肥大症在门诊25人次，病房16人次，主要集中在青岛大学附属医院（平度）和山东大学齐鲁医院（青岛）、康复大学青岛中心医院和黄岛区人民医院。有些医疗机构没有提取和上报数据。

解决方案：2024年开展多次培训，在全市普及内分泌科纳入罕见病质控工作的病种，并通过质控会议制定病例诊治的质控标准。

六、血液科罕见病的诊治工作

血液科首期调研和质控的疾病为原发性骨髓纤维化、真性红细胞增多症和华氏巨球蛋白血症。

（1）原发性骨髓纤维化患者主要集中在青岛大学附属医院（平度）、山东大学齐鲁医院（青岛）、北京大学人民医院青岛医院、莱西市人民医院、青岛市第八人民医院、黄岛区中心医院，门诊诊治分别为194人次、269人次、93人次、10人次、8人次和8人次，病房诊治分别为8人次、36人次、36人次、5人次、11人次和8人次，其他几家医疗机构均未报数据，总计门诊诊治582人次，病房诊治104人次。（图9）

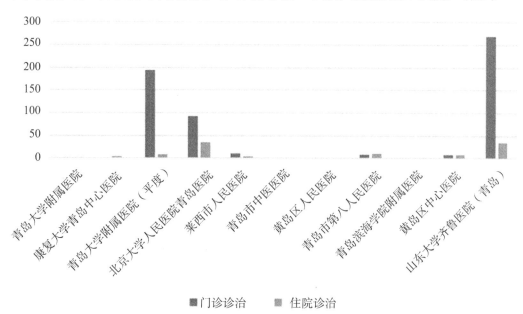

图9　原发性骨髓纤维化诊治数量/人次

（2）各医疗机构均有数量不等的真性红细胞增多症患者，前5位的医院为山东大学齐鲁医院（青岛）、青岛大学附属医院（平度）、北京大学人民医院青岛医院、黄岛区人民医院、莱西市人民医院，门诊诊治分别为145人次、129人次、79人次、67人次、20人次，病房诊治分别为21人次、9人次、34人次、4人次和13人次。其他几家医疗机构为10人次以下，总计门诊诊治312人次，病房诊治76人次。（图10）

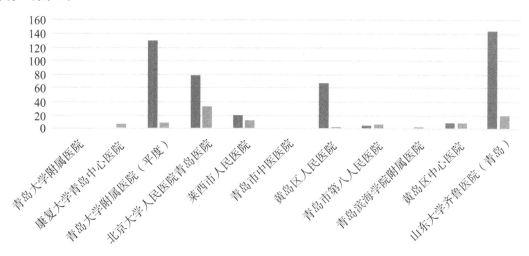

图10　真性红细胞增多症诊治数量/人次

（3）华氏巨球蛋白血症患者有4家医疗机构诊治，即青岛大学附属医院（平度）、康复大学青岛中心医院、北京大学人民医院青岛医院、黄岛区中心医院，门诊诊治分别为21人次、0人次、2人次和1人次，病房诊治分别为2人次、3人次、2人次和1人次，其他几家医疗机构为0例，总计门诊诊治24人次，病房诊治8人次。（图11）

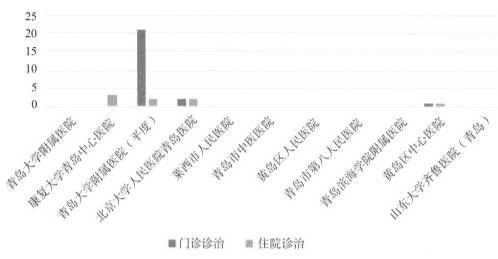

图11　华氏巨球蛋白血症诊治数量/人次

（4）小结

从数据看：血液科在罕见病目录中首期选原发性骨髓纤维化、真性红细胞增多症和华氏巨球蛋白血症目标疾病。经调研，各医疗机构均有零星诊治，主要集中在青岛大学附属医院（平度）和山东大学齐鲁医院（青岛）、北京大学人民医院青岛医院、康复大学青岛中心医院和黄岛区人民医院。有些医疗机构没有提取和上报数据。

解决方案：2024年开展多次培训，在全市普及血液科纳入罕见病质控工作的病种，并通过质控会议制定病例诊治的质控标准。

七、心内科罕见病的诊治工作

心脏科首期调研和质控的疾病为心脏离子通道病、马方综合征和法布雷病。但经过调研和数据统计，仅有山东大学齐鲁医院（青岛）门诊1例患者，其他病种均无医疗机构填报。

从数据看：心脏科在罕见病目录中首期选心脏离子通道病、马方综合征和法布雷病为目标疾病。经调研，各医院除山东大学齐鲁医院（青岛）上报1例心脏离子通道病以外，其他医疗机构均无病例上报。有些医疗机构没有提取和上报数据。

解决方案：2024年开展多次培训，通过质控会议讨论心内科所选病种是否合适，再次进行病种选择，制定病例诊治的质控标准。

八、医疗安全指标

首期重点质控神经系统3种疾病，严重患者均有可能出现呼吸衰竭，需要进行气管插管度过危险期，因此选择3种疾病非计划气管插管及呼吸机辅助通气为安全指标。上报有效数据的11家医疗机构中，青岛大学附属医院和山东大学齐鲁医院（青岛）共54例，青岛大学附属医院的比率为4%，山东大学齐鲁医院（青岛）的比率为2%。

青岛市罕见病医疗质量控制中心

审稿：陈进

② 医技类

护 理 管 理

一、数据范围和来源

共收集91家青岛市二级及以上公立和民营医疗机构护理管理数据，其中二级公立医疗机构29家，二级民营医疗机构36家，三级公立医疗机构21家，三级民营医疗机构5家。数据统计时间为2023年1月1日—12月31日。

收集的数据包括医疗机构床护比、临床一线护士占比、住院病区床护比、重症医学科床护比、儿科病区床护比、手术台与手术室护士比、血液透析室床护比、特级护理占比、一级护理占比、二级护理占比、三级护理占比、白班平均护患比、夜班平均护患比、每住院患者24小时平均护理时数、病区5年以下护士占比、病区20年及以上护士占比、医疗机构主管护师及以上职称占比、医疗机构本科及以上学历占比、护士离职率、住院患者身体约束率、住院患者跌倒发生率、住院患者跌倒一级伤害占比、住院患者跌倒二级伤害占比、住院患者跌倒三级伤害占比、住院患者跌倒死亡比、住院患者2期及以上院内压力性损伤发生率、气管导管（气管插管、气管切开）非计划拔管率、经口/鼻胃肠导管非计划拔管率、导尿管非计划拔管率、中心静脉导管（CVC）非计划拔管率、经外周置入中心静脉导管（PICC）非计划拔管率、导尿管相关尿路感染（CAUTI）发生率、CVC相关血流感染发生率、PICC相关血流感染发生率、呼吸机相关性肺炎（VAP）发生率、锐器伤发生率共36个护理管理专业质量指标。

二、指标分析

（一）医疗机构床护比

医疗机构床护比=医疗机构执业护士人数/医疗机构实际开放床位数。

91家医疗机构实际开放床位37474张、执业护士24989人。其中29家二级公立医疗机构实际开放床位8596张，占全市总数的22.94%；执业护士4947人，占全市总数的19.80%。21家三级医疗机构实际开放床位25637张，占全市总数的68.41%；执业护士18674人，占全市总数的74.73%。各级各类医疗机构床护比见图1。

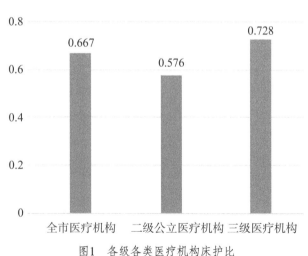

图1　各级各类医疗机构床护比

（二）临床一线护士占比

临床一线护士占比=临床一线执业护士人数/医疗机构执业护士人数。

91家医疗机构共有临床一线执业护士23433人。其中29家二级公立医疗机构4493人，占19.17%；21家三级医疗机构17673人，占75.42%。各类医疗机构临床一线护士占比见图2。

（三）住院病区床护比

住院病区床护比=医疗机构住院病区执业护士人数/医疗机构实际开放床位数。

共收集到90家医疗机构住院病区床护比数据。90家医疗机构共有住院病区执业护士16263人。其中29家二级公立医疗机构3039人，占18.69%；21家三级医疗机构12272人，占75.46%。各类医疗机构住院病区床护比见图3。

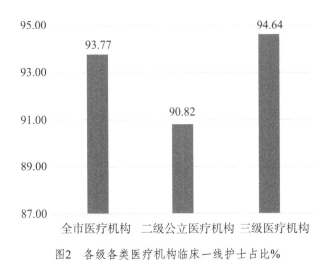

图2 各级各类医疗机构临床一线护士占比%

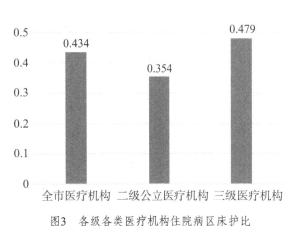

图3 各级各类医疗机构住院病区床护比

（四）重症医学科床护比

重症医学科床护比=重症医学科所配备的执业护士人数/重症医学科实际开放床位。

共收集到31家医疗机构重症医学科床护比数据。31家医疗机构重症医学科所配备的执业护士1798人，重症医学科实际开放床位998张。其中10家二级公立医疗机构重症医学科配备执业护士167人，占9.29%；重症医学科实际开放床位74张，占7.41%。21家三级医疗机构重症医学科配备执业护士1622人，占90.21%；重症医学科实际开放床位924张，占92.59%。各类医疗机构重症医学科床护比见图4。

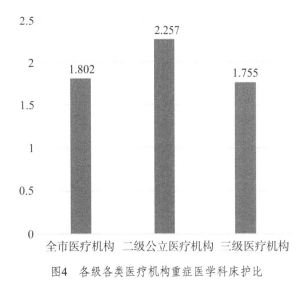

图4 各级各类医疗机构重症医学科床护比

（五）儿科病区床护比

儿科病区床护比=儿科病区所配备的执业护士人数/儿科病区实际开放床位。

共收集到30家医疗机构的儿科病区床护比数据。30家医疗机构儿科病区配备执业护士902人，儿科病区实际开放床位2023张。其中12家二级公立医疗机构儿科病区配备执业护士143人，占

15.85%；儿科病区实际开放床位319张，占15.77%。17家三级医疗机构儿科病区配备执业护士749人，占83.04%；儿科病区实际开放床位1679张，占83.00%。各类医疗机构儿科病区床护比见图5。

（六）手术台与手术室护士比

手术台与手术室护士比=手术室执业护士人数/医疗机构开放手术台数。

共收集到58家医疗机构开放手术台数与手术室执业护士比例数据。58家医疗机构开放手术台448台，手术室执业护士1341名。其中二级公立医疗机构开放手术台85台，占18.97%；手术室执业护士217人，占16.18%。三级医疗机构开放手术341台，占比76.12%；手术室执业护士1057人，占78.82%。各类医疗机构开放手术台与手术室护士比见图6。

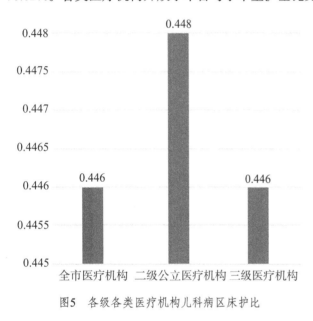

图5　各级各类医疗机构儿科病区床护比

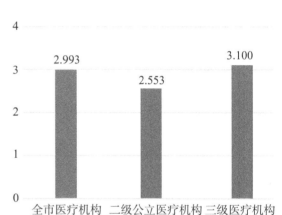

图6　各级各类医疗机构开放手术台与手术室护士比

（七）血液透析室床护比

血液透析室床护比=血液透析室护士人数/（血透室床/机位数）。

共收集到31家医疗机构血液透析室护士人数占血透室床与机位数比值数据。31家医疗机构血液透析室床护比值为0.476。其中二级公立医疗机构血液透析室床护比值为0.445；三级医疗机构血液透析室床护比值为0.481。各类医疗机构血液透析室床护比见图7。

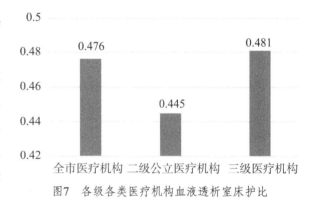

图7　各级各类医疗机构血液透析室床护比

（八）分级护理占比

分级护理占比=特级、一级、二级、三级护理患者占用床日数/住院患者实际占用床日数。

共收集到86家医疗机构的分级护理比值数据。分级护理包括特级护理、一级护理、二级护理、三级护理，各分级护理所占用床日数具体见表1。

表1 各级医疗机构分级护理所占用床日数

单位：天

类别	全市医疗机构	二级公立机构	三级医疗机构
特级护理患者占用床日数	424452	10197	408910
一级护理患者占用床日数	4575648.5	520463	4034309.5
二级护理患者占用床日数	5645193.6	1428576.6	3804021
三级护理患者占用床日数	102305	71138	30727

86家医疗机构住院患者实际占用床日数为10747599.1天。其中二级公立医疗机构为2212579.6天，占20.59%；三级医疗机构为8152918.5天，占75.86%。各类医疗机构分级护理占比见图8。

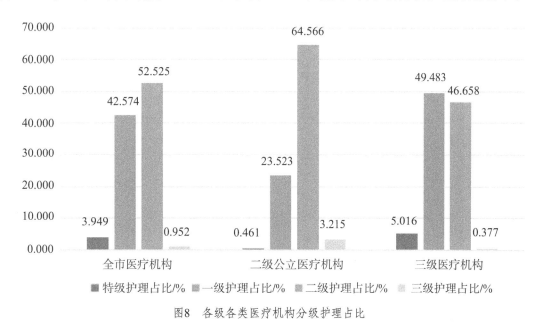

图8 各级各类医疗机构分级护理占比

（九）白/夜班平均护患比

白（夜）班平均护患比=1：［白（夜）班护理住院患者数之和/每天白（夜）班责任护士数之和］。

共收集到86家医疗机构的白（夜）班平均护患比值数据，其中二级公立医疗机构白（夜）班患者比值明显高于三级医疗机构，具体数据见表2。

表2 各医疗机构白（夜）班住院患者数、责任护士数情况

单位：人

项目名称	全市医疗机构	二级公立医疗机构	三级医疗机构
白班护理住院患者数之和	19851951.23	2718100.48	8566497.75
每天白班责任护士数之和	2227528.44	268241.05	1016930.87
夜班护理住院患者数之和	17827990.06	2849863.32	12162541.51
每天夜班责任护士数之和	1142296.46	166774.82	886976.28

因而可得，86家医疗机构白班平均护患比为1：8.912，夜班平均护患比为1：15.607。其中二级公立医疗机构白班平均护患比为1：10.133，夜班平均护患比为1：17.088；三级医疗机构白班平均护患比为1：8.424，夜班平均护患比为1：13.712。各级各类医疗机构白（夜）班平均护患比见图9。

（十）每住院患者24小时平均护理时数

每住院患者24小时平均护理时数=住院患者实际占用床日数/医疗机构病区执业护士实际上班小时数。

共收集到86家医疗机构的每住院患者24小时平均护理时数（小时）数据。86家医疗机构平均护理时数（小时）为2.259，低于山东省2022年中位数（2.642），其中二级公立医疗机构为2.367，三级医疗机构为2.328。

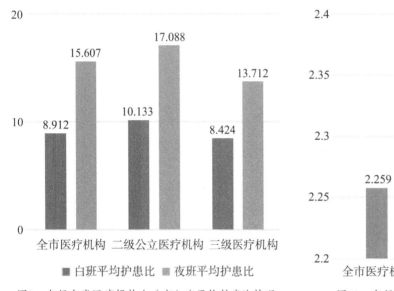

图9　各级各类医疗机构白（夜）班平均护患比情况

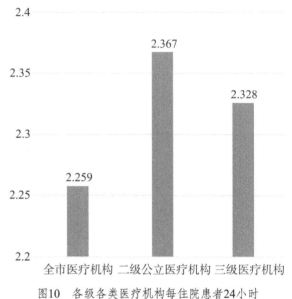

图10　各级各类医疗机构每住院患者24小时平均护理时数/小时

（十一）医疗机构不同年资、职称、学历护士占比及护士离职情况

病区5年以下护士占比（％）=在住院病区工作、工作年限＜5年的护士人数/病区执业护士人数。

病区20年及以上护士占比（％）=在住院病区工作、工作年限≥20年的护士人数/病区执业护士人数。

医疗机构主管护师及以上职称占比（％）=聘任职称为主管护师及以上的护士人数/医疗机构执业护士人数。

医疗机构本科及以上学历占比（％）=学历为本科及以上的护士人数/医疗机构执业护士人数。

护士离职率（％）=医疗机构护士离职人数/医疗机构执业护士人数。

共收集到91家医疗机构不同年资、职称、学历护士数据。其中护士本科及以上学历已逐渐成为医疗机构主流，具体数据见表3。

表3 各医疗机构不同年资、职称、学历护士及护士离职人数情况

单位：人

项目名称	全市医疗机构	二级公立医疗机构	三级医疗机构
在住院病区工作、工作年限＜5年的护士人数	4739	1050	3167
在住院病区工作、工作年限≥20年的护士人数	2263	401	1615
聘任职称为主管护师及以上的护士人数	9927	1989	7579
学历为本科及以上的护士人数	18296	3542	14486
医疗机构护士离职人数	793	190	392

91家医疗机构病区执业护士16263人，医疗机构执业护士24989人。其中二级公立医疗机构病区执业护士3039人，机构执业护士4947人；三级医疗机构病区执业护士12272人，机构执业护士18674人。各级各类医疗机构不同年资、职称、学历护士占比及护士离职情况见图11。

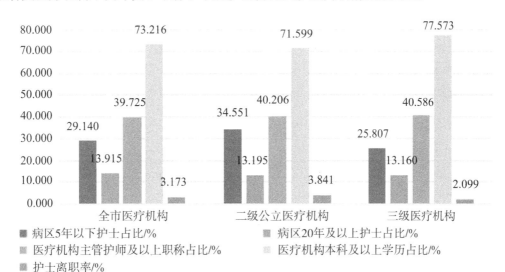

图11 各级各类医疗机构不同年资、职称、学历护士占比及护士离职情况

（十二）住院患者身体约束率

住院患者身体约束率（％）=住院患者身体约束日数/住院患者实际占用床日数。

共收集到79家医疗机构住院患者身体约束率数据。79家医疗机构住院患者身体约束日200431天，其中二级公立医疗机构为25012天，三级医疗机构为175322天。各级各类医疗机构住院患者身体约束率见图12。

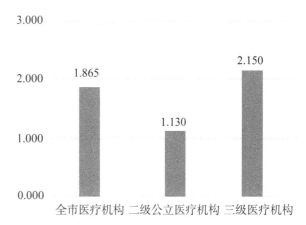

图12 各级各类医疗机构住院患者身体约束率/％

（十三）住院患者发生跌倒及造成伤害占比情况

住院患者跌倒发生率（‰）=住院患者发生跌倒例次数（包括造成或未造成伤害）/住院患者实际占用床日数。

住院患者跌倒一级伤害占比（%）=住院患者跌倒一级伤害例次数/住院患者发生的跌倒例次数。

住院患者跌倒二级伤害占比（%）=住院患者跌倒二级伤害例次数/住院患者发生的跌倒例次数。

住院患者跌倒三级伤害占比（%）=住院患者跌倒三级伤害例次数/住院患者发生的跌倒例次数。

住院患者跌倒死亡占比（%）=住院患者跌倒死亡例数/住院患者发生的跌倒例次数。

共收集到79家医疗机构的住院患者发生跌倒相关数据。79家医疗机构中住院患者发生跌倒（包括造成伤害和未造成伤害）905次。其中二级公立医疗机构发生192次；三级医疗机构发生660次。各级各类医疗机构住院患者跌倒发生率见图13。

79家医疗机构中发生跌倒造成伤害次数为484

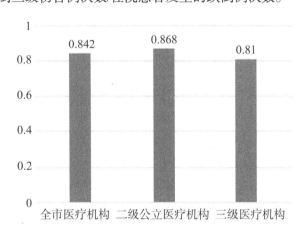

图13 各级各类医疗机构住院患者跌倒发生率/‰

次。其中一级伤害次数为224次，占比46.28%；二级伤害次数为92次，占比19.01%；三级伤害次数为168次，占比34.71%。二级公立医疗机构造成伤害次数为136次。其中一级伤害次数为42次，占比30.88%；二级伤害次数为18次，占比13.24%；三级伤害次数为76次，占比55.88%。三级医疗机构发生次数为331次。其中一级伤害次数为177次，占比53.47%；二级伤害次数为67次，占比20.24%；三级伤害次数为87次，占比26.28%。各医疗机构均未发生跌倒致死亡情况。

（十四）住院患者2期及以上院内压力性损伤发生率

住院患者2期及以上院内压力性损伤发生率（%）=住院患者2期及以上院内压力性损伤新发病例数/（统计期初医疗机构在院患者总数+统计周期内新入院患者总数）。

共收集到67家医疗机构住院患者2期及以上院内压力性损伤发生率数据。67家医疗机构压力性损伤发生率为0.008%，其中二级公立医疗机构为0.012%，三级医疗机构为0.008%。各级各类医疗机构住院患者2期及以上院内压力性损伤发生率见图14。

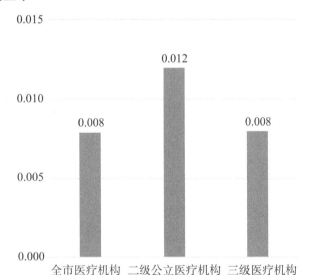

图14 各级各类医疗机构住院患者2期及以上院内压力性损伤发生率/%

（十五）住院患者各项导管非计划拔管率情况

气管导管（气管插管、气管切开）非计划拔管率（‰）=住院患者发生气管导管非计划拔管的例次数/气管导管留置总日数。

经口/鼻胃肠导管非计划拔管率（‰）=住院患者发生胃肠导管非计划拔管的例次数/胃肠管（经

口/鼻）留置总日数。

导尿管非计划拔管率（‰）=住院患者发生导尿管非计划拔管的例次数/导尿管留置总日数。

CVC非计划拔管率（‰）=住院患者发生CVC非计划拔管的例次数/CVC留置总日数。

PICC非计划拔管率（‰）=住院患者发生PICC非计划拔管的例次数/PICC留置总日数。

共收集到65家医疗机构住院患者非计划拔管率数据，其中三级医疗机构非计划拔管率相对二级公立医疗机构总体偏低，而二级公立医疗机构患者所留置管路中经口/鼻胃肠导管相比于其他管路非计划拔管率高，具体数据见表4。

表4 各医疗机构住院患者非计划拔管次数、导管留置日数情况

项目名称	全市医疗机构	二级公立医疗机构	三级医疗机构
住院患者发生气管导管非计划拔管的例次数	37	11	25
气管导管留置总日数/天	222751	18225	203826
住院患者发生胃肠导管非计划拔管的例次数	343	103	230
胃肠管（经口/鼻）留置总日数/天	471587	65447	399413
住院患者发生导尿管非计划拔管的例次数	377	35	103
导尿管留置总日数/天	1128508	94689	1024662
住院患者发生CVC非计划拔管的例次数	31	2	29
CVC留置总日数/天	207673	8103	199568
住院患者发生PICC非计划拔管的例次数	49	6	43
PICC留置总日数/天	329962.5	20588	309374.5

65家医疗机构住院患者气管导管（气管插管、气管切开）非计划拔管率为0.166‰，经口/鼻胃肠导管非计划拔管率为0.727‰，导尿管非计划拔管率为0.334‰，CVC非计划拔管率为0.149‰，PICC非计划拔管率为0.149‰。二级公立医疗机构住院患者气管导管（气管插管、气管切开）非计划拔管率为0.604‰，经口/鼻胃肠导管非计划拔管率为1.574‰，导尿管非计划拔管率为0.370‰，CVC非计划拔管率为0.247‰，PICC非计划拔管率为0.291‰。三级医疗机构住院患者气管导管（气管插管、气管切开）非计划拔管率为0.123‰，经口/鼻胃肠导管非计划拔管率为0.058‰，导尿管非计划拔管率为0.101‰，CVC非计划拔管率为0.145‰，PICC非计划拔管率为0.139‰。各级各类医疗机构住院患者非计划拔管率见图15。

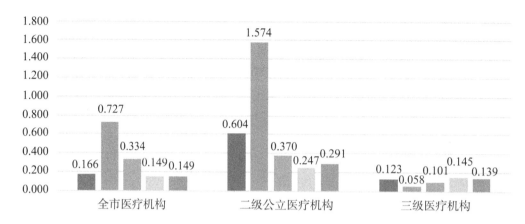

图15　各级各类医疗机构住院患者非计划拔管率情况

（十六）住院患者管路相关感染发生率情况

CAUTI发生率（‰）=留置导尿管患者中尿路感染例次数/住院患者导尿管留置总日数。

CVC相关血流感染发生率（‰）=CVC相关血流感染发生例次数/住院患者 CVC 留置总日数。

PICC相关血流感染发生率（‰）=PICC相关血流感染发生例次数/住院患者 PICC 留置总日数。

VAP发生率（‰）=呼吸机相关性肺炎例次数/住院患者有创机械通气总日数。

共收集到65家医疗机构住院患者管路相关感染发生率数据，其中VAP发生率远高于其他管路所致感染发生率，具体数据见表5。

表5　各医疗机构住院患者管路相关感染发生情况

项目名称	全市医疗机构	二级公立医疗机构	三级医疗机构
留置导尿管患者中尿路感染例次数	496	34	453
CVC 相关血流感染发生例次数	65	1	64
PICC相关血流感染发生例次数	27	0	27
呼吸机相关性肺炎例次数	338	4	332
住院患者有创机械通气总日数/天	147695	8748	138947

65家医疗机构CAUTI发生率为0.440‰，CVC相关血流感染发生率为0.313‰，PICC相关血流感染发生率为0.082‰，VAP发生率为2.289‰。其中二级公立医疗机构CAUTI发生率为0.359‰，CVC相关血流感染发生率为0.247‰，PICC相关血流感染发生率为0.123‰，VAP发生率为0.457‰。三级医疗机构CAUTI发生率为0.442‰，CVC相关血流感染发生率为0.321‰，PICC相关血流感染发生率为0.087‰，VAP发生率为2.389‰。各级各类医疗机构住院患者管路相关感染发生率情况见图16。

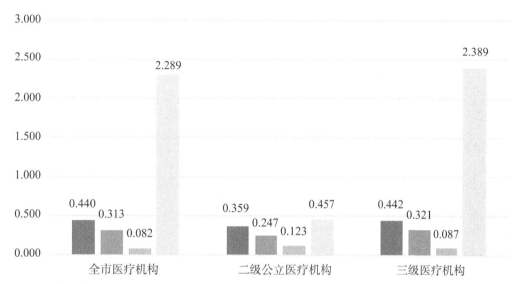

图16 各级各类医疗机构住院患者管路相关感染发生率情况

（十七）锐器伤发生率

锐器伤发生率（%）=所有护理人员发生锐器伤的例次数/医疗机构执业护士数。

共收集到83家医疗机构锐器伤发生率数据。83家医疗机构护理人员发生锐器伤443人次。其中二级公立医疗机构护理人员发生锐器伤81人次，占18.28%；三级医疗机构护理人员发生锐器伤342人次，占77.20%。各类医疗机构锐器伤发生率见图17。

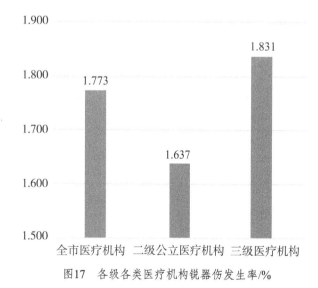

图17 各级各类医疗机构锐器伤发生率/%

三、小结

全市二级及以上医疗机构护理管理水平参差不齐，三级医疗机构相较于二级医疗机构拥有更高水平的护理管理队伍，更丰富的医疗资源和更多、更优秀的人力资源，但是调查数据显示三级医疗机构住院患者身体约束率、住院患者发生跌倒所致伤害率、VAP发生率、锐器伤发生率均高于二级公立医疗机构发生率，可能与三级医疗机构就诊患者基数较大、病人病情较复杂有关。今后应更加关注患者安全，不断加强培训与监管，提升护士预警风险管理能力，最大程度降低不良事件发生率。

同时可见二级及以上医疗机构护理团队逐渐年轻化，本科及以上学历护士占比逐渐提升，护理队伍规模日益庞大，要继续加强护理队伍建设，加大对优秀护理人才分层次培养，提升整体护理团队质量。

在本次数据收集工作中发现，部分医疗机构护理管理信息化水平有待提高，存在部分数据无法提取的情况。各级医疗机构应更加重视加强护理管理能力，提高护理管理水平，从而更好地为患者提供优质护理服务。

青岛市护理管理质量控制中心

审稿：陈进

临 床 药 学

对全市52家二级以上公立医疗机构开展了药事管理相关数据收集工作，共收集到52家公立医疗机构上报的数据，其中三级医疗机构24家，二级医疗机构28家。收集项目包括专职临床药师队伍情况、处方前置审核情况、不良反应上报情况、抗菌药物应用情况、处方点评情况、住院患者静脉输液使用情况、基本药物使用情况、重点监控药品应用情况，共8项。

一、专职临床药师队伍情况

共有专职临床药师190人，医疗机构床位数39242张，每百张床位临床药师人数0.48人，相较于2023年上半年专职临床药师增长11人，医疗机构床位数增加114张，每百张床位临床药师人数增长0.02人。其中三级医疗机构专职临床药师155人，占全市专职临床药师81.58%，每百张床位临床药师人数0.51人，较2023年上半年增加8人。二级医疗机构专职临床药师仅有35人，每百张床位临床药师人数0.38人，较2023年上半年增加3人。目前部分二级医疗机构尚无专职临床药师。

根据此项数据（详见图1），仍需加大临床药师队伍建设力度，培养临床药学专业型人才，为临床药学工作提供新鲜血液，促进临床药学学科发展，保障患者用药安全、有效、合理。

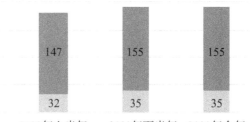

图1　2023年青岛市专职临床药师人数/人

二、处方前置审核情况

全市使用信息化手段（处方前置审核软件）进行处方审核的机构共有21家，相较于上半年增加了1家医疗机构。二级医疗机构使用信息化手段开展处方审核的有莱西市市立医院。尚有30家未使用信息化进行处方审核工作。全市目前已开展处方审核工作的医疗机构中，2023年全年已审核门诊处方21447333张，门诊处方总数为22461668张，门诊处方审核率为95.48%，较2023年上半年增幅1.52%。其中三级医疗机构2023年下半年已审核门诊处方数为12035687张，门诊处方总数为12447039张，审核率为96.70%，较上半年增幅2.76%。二级医疗机构仅1家有数据，暂不做分析。

全市目前已开展医嘱审核工作的医疗机构中，2023年全年已审核住院医嘱63288658组，住院医嘱总组数为64912015组，住院医嘱审核率为97.50%，较2023年上半年增幅0.70%。其中三级医疗机构2023年下半年已审核住院医嘱组数为34179448组，住院医嘱总组数为34840014组，审核率为98.10%，较上半年增幅1.30%。二级医疗机构仅1家有数据，暂不做分析。

信息化手段是药学开展工作的重要抓手。对尚未开展此项工作的机构，应加以督促，加大此方面建设的力度。对已开展此项工作的机构，应不断优化信息系统，提升服务质量，充分发挥信息化的优势及作用，为临床安全、有效、合理用药保驾护航。

三、不良反应上报情况

全市共上报不良反应13831例，其中严重或新的药品不良反应上报例数4685例，严重或新的药品不良反应上报率为33.87%。三级公立医疗机构共上报不良反应9896例，占全市上报不良反应的71.55%；严重或新的药品不良反应上报例数3560例，占全市严重或新的药品不良反应的75.99%。2023年下半年全市药品不良反应上报例数7935例，较上半年增加2039例；下半年严重或新的药品不良反应上报例数3238例，较上半年增加1791例。详见图2。

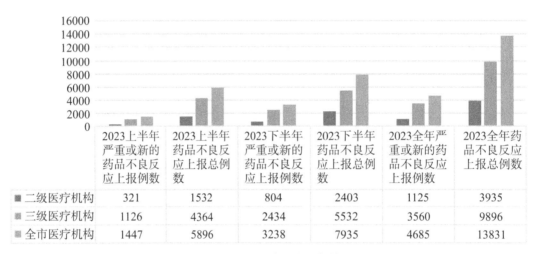

	2023上半年严重或新的药品不良反应上报例数	2023上半年药品不良反应上报总例数	2023下半年严重或新的药品不良反应上报例数	2023下半年药品不良反应上报总例数	2023全年严重或新的药品不良反应上报例数	2023全年药品不良反应上报总例数
二级医疗机构	321	1532	804	2403	1125	3935
三级医疗机构	1126	4364	2434	5532	3560	9896
全市医疗机构	1447	5896	3238	7935	4685	13831

图2 2023药品不良反应上报情况

不良反应上报工作是开展药品安全性评价重要数据来源之一。全市2023年下半年不良反应上报例数较上半年有大幅度增长，尤其是严重或新的药品不良反应上报例数，表明各医疗机构开始重视此项工作。

四、抗菌药物应用情况

1. 抗菌药物使用强度

通过上报数据可以看出，三级医疗机构对抗菌药物使用强度的重视程度高于二级医疗机构，二级医疗机构上报存在数据错误和无法调取的情况，使计算出的抗菌药物使用强度超高。据其他可统计数据，全市2023年总抗菌药物使用强度为35.01限定日剂量（DDD），三级医疗机构全年抗菌药物使用强度为36.19DDD，二级医疗机构全年抗菌药物使用强度为30.06DDD，均已达到国家抗菌药物使用强度低于40DDD的要求，详见图3。从数据上看，全市总体上半年抗菌药物使用强度高于下半年，可能与2023年年初新冠疫情加重，导致感染相关的住院患者增多有关。从医疗机构级别上可以看出二级医疗机构抗菌药物使用强度明显低于三级医疗机构，这也表明三级医疗机构接诊疾病的复杂性。

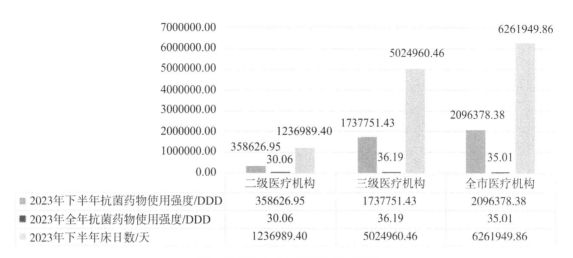

	二级医疗机构	三级医疗机构	全市医疗机构
■ 2023年下半年抗菌药物使用强度/DDD	358626.95	1737751.43	2096378.38
■ 2023年全年抗菌药物使用强度/DDD	30.06	36.19	35.01
2023年下半年床日数/天	1236989.40	5024960.46	6261949.86

图3 2023年全市抗菌药物使用强度

2023年全市特殊使用级抗菌药物使用强度为2.33DDD。其中二级医疗机构特殊使用级抗菌药物使用强度为0.15DDD，大部分二级医疗机构很少使用特殊级抗菌药物；三级医疗机构特殊使用级抗菌药物使用强度为2.85DDD。2023年下半年特殊使用级抗菌药物使用强度较上半年略有增长，升高了0.15%。

2. 抗菌药物使用率

汇总分析上报数据（图4），全市抗菌药物使用率总体符合国家要求：住院抗菌药物总使用率为39.86%，符合国家住院抗菌药物使用率不超过60%的要求；其中二级医疗机构住院抗菌药物使用率为42.72%，较三级医疗机构高3.37%，通过数据分析二级医疗机构可能存在无适应证用药的情况；三级医疗机构住院抗菌药物使用率均达标。2023年下半年二级医疗机构住院抗菌药物使用率为41.29%，较上半年降低2.93%；下半年三级医疗机构门诊抗菌药物使用率为38.49%，较上半年降低1.78%；全市下半年总体抗菌药物使用率为38.91%，总体较上半年降低1.98%。

对上报的有效数据汇总分析，2023年全市门诊抗菌药物总使用率为7.66%，符合国家门诊抗菌药物使用率不超过20%的要求。其中二级医疗机构门诊抗菌药物使用率为9.45%，较三级医疗机构高1.95%。在三级医疗机构中半年门诊抗菌药物使用率仅1家医疗机构未达标。2023年下半年二级医疗机构门诊抗菌药物使用率为10.46%，较上半年升高2.22%；下半年三级医疗机构门诊抗菌药物使用率为8.73%，较上半年升高2.94%；全市下半年总体门诊抗菌药物使用率为8.95%，总体较上半年升高2.77%。仅1家医疗机构未能提供门诊抗菌药物使用率数据。

全市急诊抗菌药物总使用率为29.37%，符合国家急诊抗菌药物使用率不超过40%的要求。其中三级医疗机构急诊抗菌药物使用率为31.34%，较二级医疗机构高13.98%，可能由于部分二级医疗机构未设置急诊或急诊就诊人数较少。二级医疗机构中半年急诊抗菌药物使用率未达到国家要求的有2家。三级医疗机构中半年急诊抗菌药物使用率未达标的有2家。2023年下半年二级医疗机构急诊抗菌药物使用率为18.91%，较上半年升高3.30%；下半年三级医疗机构急诊抗菌药物使用率为34.42%，较上半年升高7.35%；全市下半年总体急诊抗菌药物使用率为32.40%，总体较上半年升高7.12%。

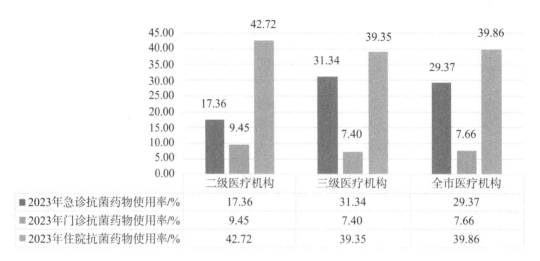

图4　2023年抗菌药物使用率

3. 清洁手术围手术期预防性使用抗菌药物情况

从收集的有效数据汇总来看，全市清洁手术围手术期预防性抗菌药物总体使用率为25.90%，符合国家清洁手术预防性抗菌药物使用率＜30%的要求，其中下半年使用率（26.92%）较上半年使用率（24.80%）有所增长，详见图5。二级医疗机构均超过国家预防性使用抗菌药物比例的要求，需加强对清洁手术围手术期预防性使用抗菌药物的管理，降低预防性抗菌药物使用率，提升用药的合理性。其中三级医疗机构中抗菌药物使用率超过30%的机构有6家，二级医疗机构中超过30%的机构有12家。

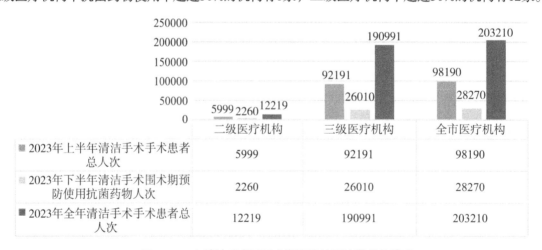

图5　2023年清洁手术围手术期预防使用抗菌药物情况

五、处方点评情况

1. 医疗机构处方点评开展情况

全市各医疗机构均已开展处方、医嘱点评工作，大部分医疗机构每月进行处方点评，2家医疗机构每周进行处方点评，对于各医疗机构内部的专项点评采取季度点评的形式，处方点评覆盖科室比例达94.88%，半年处方覆盖率总体差别不大，详见图6。总体来看，三级医疗机构处方及医嘱点评机构内各科室基本能够达到全覆盖，覆盖率约在97%，二级医疗机构处方点评覆盖率较低，覆盖率约在88%。

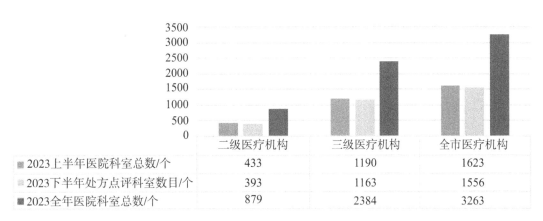

	二级医疗机构	三级医疗机构	全市医疗机构
■2023上半年医院科室总数/个	433	1190	1623
■2023下半年处方点评科室数目/个	393	1163	1556
■2023全年医院科室总数/个	879	2384	3263

图6　2023全市处方点评覆盖医院科室比例情况

2.门急诊处方点评情况

全市2023年全年二级以上公立医疗机构点评处方共计7178258张，全市处方点评率为27.49%，其中下半年处方点评率为28.77%，较上半年点评率高2.86%；二级医疗机构处方点评率相对较低，全年为17.18%，三级医疗机构为28.93%，详见图7。

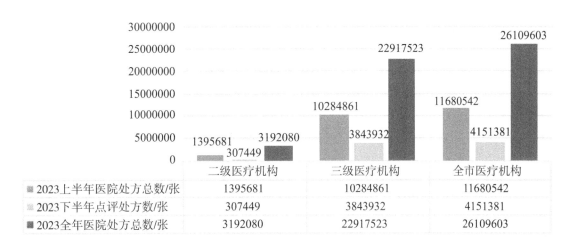

	二级医疗机构	三级医疗机构	全市医疗机构
■2023上半年医院处方总数/张	1395681	10284861	11680542
■2023下半年点评处方数/张	307449	3843932	4151381
■2023全年医院处方总数/张	3192080	22917523	26109603

图7　2023全市门急诊处方点评率

在处方点评合理率方面，全市门急诊处方点评合理处方为7129676张，合理率为98.40%，合理率高于95%，其中三级医疗机构点评合理处方为6601028张，合理率为98.61%，较二级医疗机构高2.72%。下半年门急诊处方点评合理率较上半年有所提高，全市处方点评合理性总体向好发展，详见图8。三级医疗机构处方点评合理率均较高。处方点评合理率较低的机构需加大处方事前审核力度，增加院内医师合理用药培训次数，采取处方点评反馈结果与绩效挂钩的管理措施，督促处方医师合理用药，保障就诊患者用药的安全、合理。

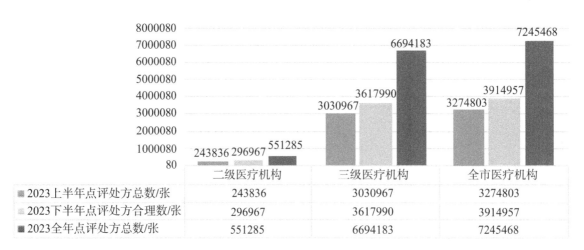

	二级医疗机构	三级医疗机构	全市医疗机构
■ 2023上半年点评处方总数/张	243836	3030967	3274803
■ 2023下半年点评处方合理数/张	296967	3617990	3914957
■ 2023全年点评处方总数/张	551285	6694183	7245468

图8　处方点评合理性情况

3. 住院医嘱点评情况

全市2023年全年二级以上公立医疗机构点评医嘱共计467049人次，全市医嘱点评率为29.57%，其中下半年医嘱点评率为30.95%，较上半年点评率高2.84%；二级医疗机构医嘱点评率相对较低，全年为14.95%，三级医疗机构为32.24%，详见图9。点评率较低的医疗机构需加大医嘱点评力度，注重加强药师点评医嘱能力的培养，强化技术型人才队伍的建设，提升住院医嘱点评的比例，为临床合理用药保驾护航。

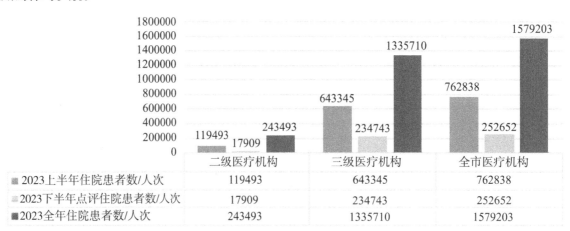

	二级医疗机构	三级医疗机构	全市医疗机构
■ 2023上半年住院患者数/人次	119493	643345	762838
■ 2023下半年点评住院患者数/人次	17909	234743	252652
■ 2023全年住院患者数/人次	243493	1335710	1579203

图9　2023住院医嘱点评情况

在医嘱点评合理率方面，全市住院医嘱点评数为481936人次，合理率为93.98%，其中三级医疗机构点评医嘱445555例，合理率为94.25%，较二级医疗机构高3.59%。下半年住院医嘱点评合理率较上半年有所提高，全市医嘱点评合理性总体向好发展，详见图10。三级医疗机构医嘱点评合理率均较高。点评率较低的医疗机构需加大医嘱事前审核力度，增加院内医师合理用药培训次数，采取医嘱点评反馈结果与绩效挂钩的管理措施，督促医师合理用药，保障就诊患者用药的安全、合理。

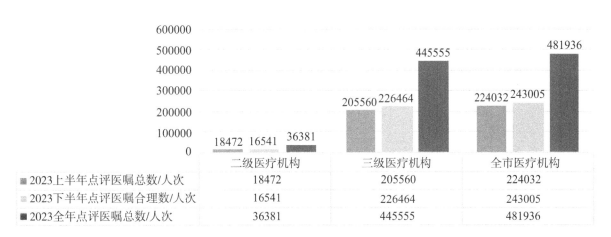

	二级医疗机构	三级医疗机构	全市医疗机构
■2023上半年点评医嘱总数/人次	18472	205560	224032
■2023下半年点评医嘱合理数/人次	16541	226464	243005
■2023全年点评医嘱总数/人次	36381	445555	481936

图10 2023医嘱点评合理性情况

六、住院患者静脉输液使用情况

1. 住院患者静脉输液使用率

据上报的数据汇总分析，2023年全市出院患者使用静脉输液的为1130274人次，出院患者总人数为1468776人，出院患者静脉输液使用率76.95%，其中三级医疗机构出院患者使用静脉输液的为966363人次，出院患者静脉输液使用率81.63%，较二级医疗机构高9.15%，详见图11。静脉输液使用率上半年与下半年波动不大，相对平稳。静脉输液超过95%的医疗机构需加强住院患者静脉输液的管理，将其纳入日常医疗质量项目中。

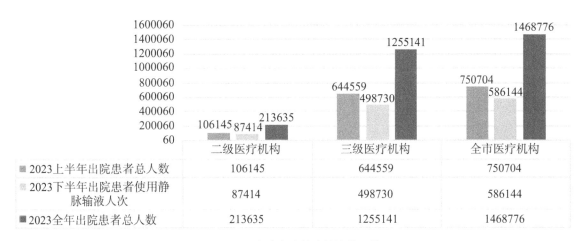

	二级医疗机构	三级医疗机构	全市医疗机构
■2023上半年出院患者总人数	106145	644559	750704
■2023下半年出院患者使用静脉输液人次	87414	498730	586144
■2023全年出院患者总人数	213635	1255141	1468776

图11 2023出院患者静脉输液使用情况

2. 住院患者静脉输液医嘱点评情况

全市2023年全年二级及以上公立医疗机构静脉输液医嘱点评共计287004人次，全市静脉输液医嘱点评率为22.90%，其中下半年静脉输液医嘱点评率为25.71%，较上半年点评率高17.24%；三级医疗机构处方点评率相对较低，全年为20.74%；二级医疗机构为25.78%，可能与三级医疗机构住院患者较多，药师队伍相对较少有关，详见图12。

在静脉医嘱点评合理率方面，全市住院静脉医嘱点评合理医嘱为271386人次，合理率为95.93%，其中三级医疗机构点评医嘱为265594例，合理率为96.22%，较二级医疗机构高4.68%。下半年住院医嘱点评合理率较上半年有所提高，全市医嘱点评合理性总体向好发展，详见图13。三级医疗机构静脉输液医嘱点评合理率均较高。点评合理率较低的医疗机构需加大医嘱事前审核力度，增加院内医师合理用药培训次数，采取医嘱点评反馈结果与绩效挂钩的管理措施，督促医师合理用药，保障就诊患者用药的安全、合理。

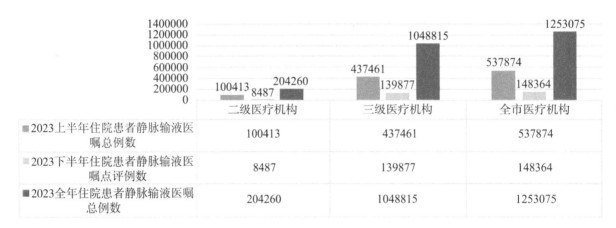

	二级医疗机构	三级医疗机构	全市医疗机构
■ 2023上半年住院患者静脉输液医嘱总例数	100413	437461	537874
■ 2023下半年住院患者静脉输液医嘱点评例数	8487	139877	148364
■ 2023全年住院患者静脉输液医嘱总例数	204260	1048815	1253075

图12　住院患者静脉输液医嘱点评情况

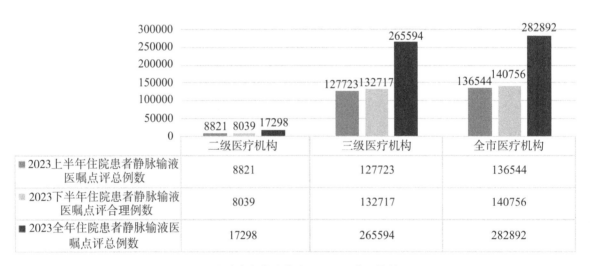

	二级医疗机构	三级医疗机构	全市医疗机构
■ 2023上半年住院患者静脉输液医嘱点评总例数	8821	127723	136544
■ 2023下半年住院患者静脉输液医嘱点评合理例数	8039	132717	140756
■ 2023全年住院患者静脉输液医嘱点评总例数	17298	265594	282892

图13　住院患者静脉输液医嘱点评合理性情况

3. 住院患者使用中药注射剂的情况

汇总41家医疗机构有效数据，全市2023年住院患者中应用中药注射剂的为124248人次，使用率为9.65%，其中二级医疗机构使用中药注射剂的为39269人次，使用率为23.84%，较三级医疗机构高16.27%，表明二级医疗机构中药注射剂管理方面存在较大不足，需加强此方面的管理工作。2023年下半年中药注射剂使用率较上半年低，表明中药注射剂使用率有向好趋势。中药注射剂使用率较高的医疗机构需加强此项指标的管理。

4. 住院患者使用质子泵抑制剂注射剂型的情况

汇总32家医疗机构有效数据，全市2023年住院患者中应用质子泵抑制剂注射剂型的为150218人次，使用率为15.66%。其中，三级医疗机构使用质子泵抑制剂注射剂型的为128839人次，使用率为15.74%；二级医疗机构使用质子泵抑制剂注射剂型的为21379人次，使用率为15.15%。2023年下半年质子泵抑制剂注射剂型使用率较上半年有所降低，表明质子泵抑制剂注射剂型使用率有向好趋势，尤其是二级医疗机构，下降明显，可能与上报数据的医疗机构相对不足有关。

5. 住院患者使用止吐药注射剂型的情况

汇总32家医疗机构有效数据，全市2023年住院患者中应用止吐药注射剂型的为81534人次，使用率为9.61%。其中，三级医疗机构使用止吐药注射剂型的为68507人次，使用率为9.57%；二级医疗机构使用止吐药注射剂型的为13027人次，使用率为9.82%。2023全市下半年住院患者应用止吐药注射剂使用率为8.96%，较上半年使用率低1.14%。

6. 住院患者使用肠外营养制剂的情况

汇总31家医疗机构有效数据，全市2023年住院患者中应用肠外营养制剂的为72255人次，使用率为7.56%。其中，三级医疗机构使用肠外营养制剂的为62121人次，使用率为7.52%；二级医疗机构使用肠外营养制剂的为10134人次，使用率为7.86%。2023年全市下半年住院患者应用肠外营养制剂使用率为7.04%，较上半年使用率低1.06%。

7. 急诊患者糖皮质激素静脉输液使用情况

汇总31家医疗机构有效数据，全市2023年急诊患者糖皮质激素静脉输液的为180567人次，使用率为6.52%。其中，三级医疗机构急诊患者糖皮质激素静脉输液的为166298人次，使用率为7.63%；二级医疗机构急诊患者糖皮质激素静脉输液的为14269人次，使用率为2.42%。2023全市下半年急诊患者糖皮质激素静脉输液使用率为6.71%，较上半年使用率高0.50%。

七、基本药物使用情况

1. 基本药物使用金额情况

据上报的数据，全市二级及以上公立医疗机构使用基本药物总金额为225366万元，使用药品总金额为718280万元，基本药物使用金额占比为31.38%，下半年使用金额占比为30.16%，较上半年32.78%有所降低。其中三级医疗机构使用基本药物总金额为192173万元，使用药品总金额为646926万元，基本药物使用金额占比为29.71%，未达到《青岛市全面开展国家基本药物制度综合试点实施方案》中对三级医疗机构金额占比30%且逐年提高的要求。二级医疗机构使用基本药物总金额为33193万元，使用药品总金额为71354万元，基本药物使用金额占比为46.52%，达到《青岛市全面开展国家基本药物制度综合试点实施方案》中对二级医疗机构金额占比40%且逐年提高的要求。

2. 门诊使用国家基本药物药品的情况

汇总44家医疗机构有效数据，全市2023年门诊患者使用基本药物药品的为7706065人次，使用率为53.22%。其中，三级医疗机构门诊患者使用基本药物药品的为6651281人次，使用率为53.71%；二级医疗机构门诊患者使用基本药物药品的为1054784人次，使用率为50.29%。2023全市下半年门诊患者使用基本药物药品使用率为53.26%，较上半年使用率高0.1%。

3. 住院使用国家基本药物药品的情况

汇总43家医疗机构有效数据，全市2023年住院患者使用基本药物药品的为1289394人次，使用率为91.43%。其中，三级医疗机构住院患者使用基本药物药品的为1101135人次，使用率为91.92%；二级医疗机构住院患者使用基本药物药品的为188259人次，使用率为88.67%。2023全市下半年住院患者使用基本药物药品使用率为94.21%，较上半年使用率低5.25%。

八、国家重点监控合理用药药品使用情况

1. 国家重点监控药品使用金额情况

据上报的45家医疗机构有效数据，青岛市二级以上公立医疗机构使用国家重点监控药品总金额为61222万元，使用药品总金额为672905万元，国家重点监控药品使用金额占比为9.10%，下半年使用金额占比7.21%，较上半年下降10.87%，下降幅度较大，表明各医疗机构对国家重点监控合理用药药品的重视程度及管控效果较好。其中，三级医疗机构使用国家重点监控药品总金额为58037万元，使用药品总金额为632860万元，国家重点监控药品使用金额占比为9.17%；二级医疗机构使用国家重点监控药品总金额为3185万元，使用药品总金额为40045万元，国家重点监控药品使用金额占比为7.95%，较三级医疗机构低。

2. 门诊使用国家重点监控药品的情况

汇总41家医疗机构有效数据，全市2023年门诊患者使用重点监控药品的为1646002人次，使用率为6.02%。其中，三级医疗机构门诊患者使用重点监控药品的为1512434人次，使用率为6.19%；二级医疗机构门诊患者使用重点监控药品的为133568人次，使用率为4.61%。全市2023年下半年门诊患者使用重点监控药品使用率为6.59%，较上半年使用率高1.26%。

3. 住院使用国家重点监控药品的情况

汇总42家医疗机构有效数据，全市2023年住院患者使用重点监控药品的为747290人次，使用率为48.54%，其中，三级医疗机构住院患者使用重点监控药品的为665986人次，使用率为47.86%；二级医疗机构住院患者使用重点监控药品的为81304人次，使用率为49.29%。全市2023年下半年住院患者使用重点监控药品使用率为47.86%，较上半年使用率低1.43%。

青岛市临床药学质量控制中心

审稿：陈进

临 床 检 验

　　2023年青岛市临床检验质量控制中心以线上问卷星软件收集数据的形式，对市属医疗机构实验室进行医疗质量指标监测及汇总统计分析。上报数据信息主要包括实验室开展检验项目总数，实验室开展室内质控项目情况，实验室参加国家/山东省临床检验中心EQA项目情况，实验室2023年标本总数及不合格率情况，危急值上报及处置，血培养总数及污染率，门诊、急诊、住院标本检验前、中、后检测周转时间（TAT），实验室本年开展人类白细胞抗原分型检测，等等。截止到2024年1月，全市共有78家医疗机构上报相关数据。

一、数据采集及分析

（一）上报机构级别及分布

　　数据采集情况：全市共有78家市属医院检验科或实验室上报有效数据。其中参与单位以二、三级医疗机构为主，三级医疗机构占比29.5%，二级医疗机构占比61.5%，一级医疗机构占比1.28%，未定级医疗机构占比7.69%。综合类医疗机构占比38.46%，专科医疗机构占比61.54%。

　　存在问题：个别区市上报率低，造成统计数据不全面，存在抽样误差。

　　解决方案：增加各区市上报重视度，在后续指标统计过程中，不断提升上报率，增加统计数据的地区覆盖率和有效性。

（二）实验室开展的检验项目总数

　　开展检验新项目可以提高行业的标准和质量水平，促进行业的健康发展。通过对新项目的检验和评估，可以发现其中存在的问题和不足，及时进行改进和完善，从而提高其质量和安全性，促进整个行业的进步和发展。开展检验项目超过300项的医疗机构为青岛市市立医院、康复大学青岛中心医院、青岛市中医院、青岛市妇女儿童医院、青岛大学附属医院（平度）、青岛市第三人民医院、青岛市第五人民医院、同济大学附属东方医院胶州医院、山东大学齐鲁医院（青岛）等。项目开展数目较多的医疗机构往往具有较好的地区声誉，能从一定程度上反映出医院的综合实力和能力水平。

　　存在问题：开展项目在100项以下的医疗机构占比约占50%，提示这些医疗机构检验科的规模及能力较小，很多项目存在外送检验情况。

　　解决方案：督促并指导各单位根据医疗机构实际情况进行常用项目的开展，提高检验科服务范围及检验报告质量，提升对临床诊疗的服务能力。

（三）实验室开展室内质控项目总数

　　数据采集情况：室内质控是一系列用来监测和评价实验室工作质量的措施。这些措施的目的在于确保实验室能够提供准确的检验结果，并且能够满足临床需求和质量管理的要求。室内质控通过一系列的检查和控制手段，如质控图的绘制及分析，来检测和控制实验室常规工作的精密度，同时监测准确度的变化，以此提高批间和日间标本检测的一致性。开展室内质控能确保实验室每天检验结果的准确性，发现检测系统的系统误差及随机误差，及时纠正，从而提升实验室检验报告的准确性，保障能及时向临床发放准确报告。共有78家医疗机构上报室内质控项目总数，室内质控开展率的中位数为63.7%，个别区市上报率低，造成统计数据不全面，数据仅供参考。

存在问题：室内质控开展率低于开展项目35%的医疗机构共有13家，部分医疗机构甚至存在不开展室内质控情况。

解决方案：① 加强继续教育活动开展，定期在线开展检验新技术培训活动。采取线下、线上等多种形式，按照不同专业和不同内容对全市范围内的检验从业人员从检验的前、中、后的质量控制，室内质控开展的必要性，室内质控失控分析，自制质控品的标准操作规程等方面进行全面培训，提高检验人员对室内质控的认识及处置能力。② 每年两次对全市范围内各医疗机构检验科进行监督检查，在发现实验室问题的同时给予现场指导和帮助，督促各实验室对室内质控方面做得不到位的部分进行整顿并持续改进。③ 依托青岛市临床检验（精准诊断）专科联盟加强兄弟单位之间的交流合作，减少重复投入和基层检验科重复建设，节约医疗费用。

（四）实验室参加国家/山东省临床检验质控中心组织的EQA统计及梅毒、淋球菌、沙眼衣原体项目

室间质量评价（external quality assessment，EQA），是多家实验室分析同一标本并由外部独立机构收集和反馈实验室上报的结果，以此评价实验室操作的过程。通过实验室间的比对，判定相同检测系统的实验室的检验结果的一致性。此次统计指标主要包括国家临床检验质控中心组织的EQA、山东省临床检验质控中心组织的EQA参加情况，以及梅毒、淋球菌、沙眼衣原体项目参加室间质评的情况。梅毒、淋球菌、沙眼衣原体项目室间质评参加情况统计为山东省皮肤性病质控中心要求统计的填报数据，根据山东省皮肤性病质控中心的要求，二级及以上医疗机构包括妇幼保健机构、皮肤病防治机构都必须开展皮肤性病的实验室检查，同时要求必须参加省级的室间质评活动。

存在问题：2023年参与调查医院中参加国家临床检验质控中心组织的EQA比例为33.33%，其中参加的26家单位有73.08%参加国家临床检验质控中心组织的梅毒室间质评，26.92%参加国家临床检验质控中心组织的淋球菌室间质评；23.08%参加国家临床检验质控中心的生殖道沙眼衣原体室间质评。52家医疗机构参加山东省临床检验质控中心组织的EQA，占比66.67%。各实验室参加国家临床检验质控中心组织的EQA比例不足50%，有待提高。

解决方案：① 通过继续教育等方式加大各级医疗机构对参加国家/山东省临床检验质控中心组织的EQA的重视程度。② 参评费用对于综合能力一般的医院负担较重，未来仍需合理途径畅通内循环、外循环途径。③ 三级公立医疗机构绩效考核有关检验方面的指标有参加国家临床检验质控中心组织室间质评的情况，包括ISO15189实验室认可，也要求参加认可的实验室必须参加国家临床检验质控中心组织的室间质评活动。目前随着参加室间质评情况纳入各医疗机构医疗质量提升的指标，各级医疗机构对于参加国家/山东省临床检验质控中心组织的EQA的重视程度将不断提高，随着三级公立医疗机构绩效考核及二级以上医疗机构检验结果互认，各医疗机构对室间质评参加的重视程度也逐步增加。

（五）血培养

78家医疗机构中，开展血培养项目并上报数据的有40家。16家医疗机构年培养瓶数大于1000

瓶，其中3家医疗机构年血培养瓶数超过10000瓶。40家上报数据的医疗机构血培养污染率平均数为0.44%，表观数据较好。（图1）

存在问题：大部分医疗机构每年瓶数较少，低于100瓶，血培养污染率基数低，存在较大随机误差。因此，统计数据0.44%仅供参考。同时血培养污染率的统计与临床采集血培养的瓶数及微生物实验室工作人员的能力有关，无统一的确切标准。

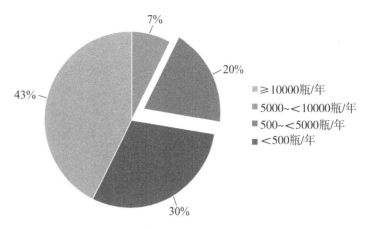

图1　2023年度各医疗机构血培养开展规模比例

解决方案：增加关于微生物相关的专业培训，通过对微生物实验室工作人员的培训，提高对血培养污染情况的正确判断，提升检验质量；督促各医疗机构加强对临床科室的宣讲，包括临床科室抗菌药物用药前血培养的送检率，以及血培养采集双瓶双测的采集数量要求、临床血培养采集规范的要求；督查各医疗机构重视质控数据上报。

（六）危急值

78家上报医疗机构，危急值通报率100%的单位共有72家，占比92.3%。危急值通报规定时间1～60分钟。通报及时率5家医疗机构未达90%，见图2。

存在问题：因各医疗机构实验室的危急值报告制度中对危急值上报的时限规定不同，各医疗机构实验室间危急值通报及时率没有可比性。大多数医疗机构有检验LIS系统，通过LIS系统进行上报的实验室，上报率能达到100%，但部分有LIS系统的实验室未使用LIS的危急值上报流程，仍为人工电话上报，上报率和上报及时率较低，见图3。

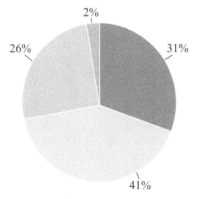

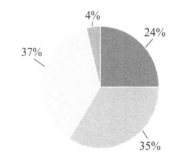

图2　各医疗机构危急值通报规定时间统计　　图3　各医疗机构临床医生对危急值处置时间规定统计

解决方案：加强对医疗机构实验室工作人员的培训，重视危急值的通报率及通报及时率，建议医疗机构完善实验室LIS系统，通过LIS系统完善危急值上报流程，对于无LIS系统的医疗机构，出现危急值时应第一时间电话通知相关人员，提高危急值上报的上报率和及时率。同时培训各医疗机构实验室工作人员，在日常工作中不断优化流程，缩短危急值上报时限。

（七）标本总数及不合格率

统计指标纳入了本年标本总数、需抗凝标本总数、标本类型错误率、标本容器错误率、标本采集量错误率、抗凝标本凝集数，见图4至图8。

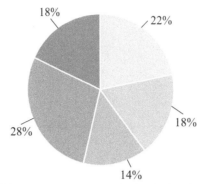

图4　各医疗机构年检测标本总数分布统计

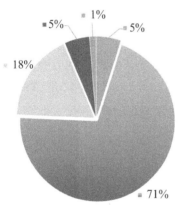

图5　抗凝标本凝集率统计

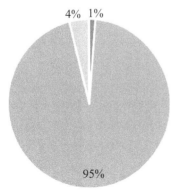

图6　标本类型错误统计

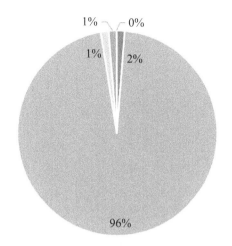

■无效统计数据　　　　　　　　　　　　　■容器类型错误率（＞4.5西格玛）＜0.135%
■容器类型错误率（4~4.5西格玛）0.135%~＜0.621%　■容器类型错误率（3.5~＜4西格玛）0.621%~＜2.275%
■容器类型错误率（＜3.5西格玛）≥2.275%

图7　标本容器错误率统计

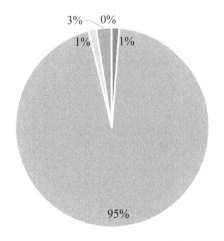

■无效统计数据　　　　　　　　　　　　　■采集量错误率（＞4.5西格玛）＜0.135%
■采集量错误率（4~4.5西格玛）0.135%~＜0.621%　■采集量错误率（3.5~＜4西格玛）0.621%~＜2.275%
■采集量错误率（＜3.5西格玛）≥2.275%

图8　标本采集量错误率统计

存在问题：部分医疗机构实验室在实际工作中发现不合格标本，未按照规范流程剔回并记录统计，而是直接通知临床重新采样进行检测，导致部分医疗机构实验室无标本类型错误、标本容器错误、标本采集量错误、抗凝标本凝集的标本上报数据，或者上报数据不准确。

解决方案：① 加强对实验室工作人员的培训，优化不合格标本的处置流程及统计途径，重视不合格标本的剔回、原因分析及纠正措施，提升检验前标本质量，提高检验报告准确性和及时性。② 提高医院各级部门及实验室工作人员对标本采集及运输重要性的意识，加强对护理、物流转运人员的培训，对于上述指标不好的实验室纳入优先改进项，每月统计、分析，查找原因，不断改进，逐步提升检验质量。

（八）检验报告总数及不正确报告率

检验报告不正确是指实验室已发出的报告内容与实际情况不相符，包括结果不正确、患者信息不正确、标本信息不正确。检验报告不正确率是指实验室发出的不正确检验报告数占同期检验报告总数的比例。各医疗机构2023年度检验报告总数如图9所示，不正确报告率统计如图10所示。

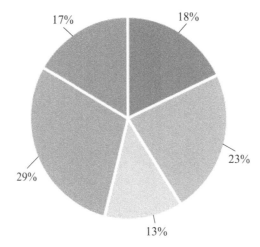

图9　各医疗机构2023年度检验报告总数统计

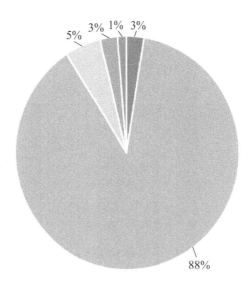

图10　不正确报告率统计

存在问题：该指标的数据是针对已发出报告，实验室每天发出的检验报告数量巨大，少数情况下临床或患者发现结果有问题反馈到实验室，实验室进行记录并采取措施（如报告召回），但大多数情况下实验室发出的不正确报告很难被及时发现，因此实验室很难判断已发出的全部检验报告是否正确。此次上报数据大部分医疗机构检验报告不正确率为0，体现出各医院对此项统计的内涵认识存在不足。

解决方案：① 在实际工作中，会出现实验室在发出检验报告后，因发现错误及时撤回，修正后重新发出的情况。建议将此类报告判定为不正确的检验报告，因为临床医生或患者可通过HIS、自助终端、移动终端、微信平台等多种途径实时查阅检验报告，即使实验室在尽可能短的时间内及时撤回错误报告，修正后再发出，也存在时间差，无法确定医生和患者是否恰好在这个时间段看到了不正确的检验结果。建议临床实验室各专业组制定科学的检验报告审核机制，最大限度地避免发出不正确的检验报告。② 建议在LIS系统中增加报告解审原因填写，方便后期在不合格标本统计时进行原因分析，制定相应整改措施，不断提升检验质量。

（九）检验前、中、后TAT分析

统计分析指标：

1. 检验前周转时间（从标本采集到实验室接收标本的时间）年中位数，包括住院检验标本年中位数（分钟）、急诊检验标本年中位数（分钟）、门诊检验标本年中位数（分钟）。

2. 实验室内周转时间（从实验室接收标本到发送报告的时间）年中位数，包括住院检验标本年中位数（分钟）、急诊检验标本年中位数（分钟）、门诊检验标本年中位数（分钟）。

检测周转时间（TAT），是指在临床科室提出检验申请到患者得到检验报告所需的时间。这个概念包括标本采集到实验室接收标本的时间，以及从实验室收到标本到发送报告的时间。上报数据如图11所示。

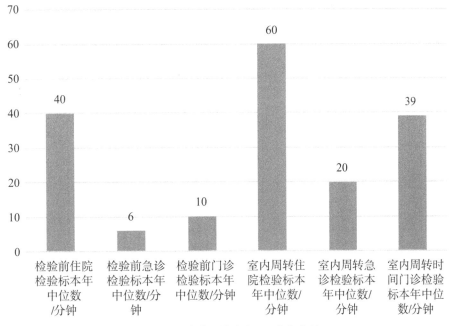

图11　检验前、检验中TAT上报统计

存在问题：不同的检验项目，对TAT的要求不同；对于相同的检验项目，不同医疗机构实验室对TAT的要求也不同。检测前、中、后TAT反映了检验结果的实时性，是检验科确保医疗服务质量和效率的关键指标之一。此次统计的实验室内周转时间（从实验室接收标本到发送报告的时间）中，56家医疗机构上报数据有效，中位数约30分钟。大型医疗机构室内周转时间整体往往高于基层医院，这与各级医疗机构日常标本量、纳入统计的检验项目类别有关。各级医疗机构统计数据之间一般没有可比性，不代表实验室内周转时间低的单位技术能力更高。该项指标的统计意义主要在于医院自身结合实际发展情况持续改进，以不断提高服务质量。

解决方案：① 督促各级医疗机构完善LIS信息系统，完善统计路径。② 未来通过继续教育、现场检查等方式加大各级医疗机构对TAT改进的重视程度。③ 倡导各级医疗机构因地制宜，根据自身发展情况和实际技术能力制定TAT目标，不断完善，持续改进。

（十）医疗资源配置

数据采集情况：采集了101家医疗机构的人员配置、医疗机构场地规模和医疗机构设备情况等医疗资源配置的数据。

存在问题：从统计数据（图12）来看，三级医疗机构占比约5%，一级或未定级医疗机构占50%，从整体医疗资源配置来说，大部分医疗机构的检验科规模不大，这与医院的规模有关，且检验科人员数量少于10人、场地面积小于400米^2、设备数目小于50台的占大多数。（图13至图15）

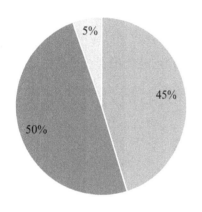

图12　参与统计医疗机构等级结构

一级及未定级　二级　三级

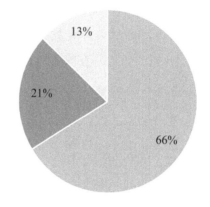

图13　参与统计医疗机构检验人员设置

A类：<10人　B类：10~<30人　C类：≥30人

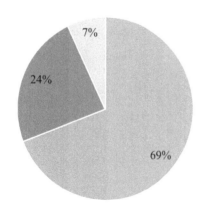

图14　参与统计医疗机构场地规模

场地面积<400米^2
场地面积400~<1000米^2
场地面积≥1000米^2

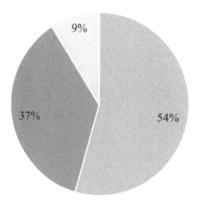

图15　参与统计医疗机构检验设备情况

设备数目<50台
设备数目50~<100台
设备数目≥100台

解决方案：参与统计的医疗机构大部分为一级或未定级医疗机构，相应检验科的规模较小，人员、场地、设备规模不大，大部分医疗机构存在外送检验情况。根据上述情况，青岛市临床检验质控中心在培训和监督检查的时候重点对这些实验室的制度、流程、操作规范等方面进行培训和指导，希望这些机构的检验科达到同质化的标准和要求。

（十一）科研指标

统计了101家医疗机构的检验人员参加院外培训教育人次及市级以上科研立项情况，101家医疗机构中一级及未定级医疗机构占50%左右，整个检验科人员参加院外培训教育的人数小于20人次的占79%，有市级以上的科研立项的医疗机构占9%。

存在问题：上述参与统计的医疗机构大部分为一级或未定级医疗机构，相应检验科的规模较小，人员水平参差不齐，三级医疗机构的人员整体学历较高，有科研立项，而部分二级及以下医疗机构整体人员学历偏低，科研能力较弱。

解决方案：通过线上、线下等多种方式，对各医疗机构检验人员进行培训，增强检验人员的科研意识，理顺科研思路，联盟成员可以到上级医疗机构进行培训学习，提升科研能力，以整体提升青岛市检验人员的水平和能力。

二、监督检查

监督检查2次，分析总结各实验室情况如下：

好的方面：各医疗机构安全组织架构基本完整；开展项目均在医疗机构执业许可范围内；实验室人员资质齐全，均通过了年度的生物安全培训；实验室均有生物安全备案；实验室各项制度齐全；能够做好各项质量及安全记录。

共性问题：部分医疗机构生物安全管理委员会文件未及时更新；部分实验室危急值设置不规范；部分实验室室内质控无质控图，无失控分析；需加强实验室质量及安全培训及演练等。检查专家现场指出不规范情况并耐心指导，通过检查进一步提升各实验室对检验质量的控制能力。

通过督查与宣传，帮助二级及以上医疗机构微生物室通过多种途径提高血培养双侧双瓶送检率，靠拢行业标准，规范血培养污染统计路径，规范药敏收费；实地指导二级及以上医疗机构微生物室通过耐药菌耐药预警向医院临床科室发布细菌药敏情况，为临床科室经验性使用抗菌药物提供数据支撑。调查了多重耐药菌酶型检测及折点更新的实施情况，为后期督促折点更新的实施做好铺垫工作。

三、下一步工作

（1）持续提高各单位重视度。根据青卫医政字〔2014〕9号《青岛市卫生和计划生育委员会关于公布市级质控中心挂靠单位的通知》文件精神，按照"三次培训、二次督查、一次质控标准修订、一份质控报告"的工作要求，结合青岛市卫生健康委员会医院发展中心对青岛市医疗质量控制中心的管理规定，青岛市临床检验医疗质量控制中心围绕全市卫生事业高质量发展、检验水平提升和检验专业规范开展等方面开展工作，不断提高各单位实验室对日常检验质量控制工作的重视程度。

（2）整改提升。各实验室要根据2023年度专家督导巡查结果及各自质量指标数据，加强自查、举一反三、对照整改。尤其针对室内质控、室间质评、危急值管理等存在的共性问题及自身存在问题予以高度重视。根据行业标准及质控中心要求持续改进。未来将持续完善质控中心质量管理与控制体系，推动临床检验质量管理科学化、规范化、标准化、制度化和精细化发展，提高全市检验行业质量管理水平和医疗服务水平，促进全市检验工作高质量发展。

（3）强化督导。青岛市临床检验质控中心在各区市设置分中心，目前已成立10个分中心，在市中心统一管理和指导的基础上开展工作，分中心在基层医疗机构检验专业的技术培训、监督检查、室间质评等工作上已取得很好的成效，做到基层检验管理全覆盖，有力促进了基层检验科质量管理水平与人员能力的同步提升。2024年继续做好青岛市300余家参评单位的室间质评组织工作，拟进行2次青岛市室间质评工作，涵盖临床血液、尿液、生化、免疫、微生物、血凝等6个大项50个小项。组织3～4次青岛市临床检验专业培训工作，就实验室质量管理、新技术新进展等进行培训，促进实验室质量管理和人员专业能力全面提高。继续组织专家进行市质控中心范围内实验室的监督检查工作，督促分中心进行所管辖范围内实验室的监督检查。各区市、各医疗机构要将临床检验质量控制工作与《全面提升医疗质量行动计划实施方案（2023—2025年）》相结合，突出结果为导向和整改效果，推进青岛市临床检验医疗质量控制工作。

青岛市临床检验质量控制中心

审稿：陈进

病　　理

病理质控中心开展了2次现场督导检查、1次病理质量控制监测指标调查，督促医疗机构落实督导责任，同时通过病理专业监测指标分析，针对性指导医疗机构改善和强化病理工作支持力度。

一、基本情况

（一）督导检查

2次督导均覆盖常规在控的28家医疗机构，采取实地查看和统一抽检阅片的方式，对医院病理科的环境、用房、设备、人员组成、生物安全、业务开展项目、病理科医疗工作质量、HE染色、细胞学和免疫组化染色等方面进行了全面检查，现场查看房间布局、工作流程、人员资质及授权、硬件设施和软件记录资料，对相应的病理规范逐项进行认真评价，并对前半年数据统计中发现的问题整改情况进行"回头看"。

（二）指标监测

采用问卷调查方式，根据《医疗质量管理指标汇编》《2023年度医疗质量管理改进目标》《全面提升医疗质量行动计划工作方案（2023—2025）》等，对全市二级及以上医疗机构病理专业监测指标进行统计分析，监测指标包括资源配置、科研情况、医疗服务能力及专业质控指标等4个方面，共27家医疗机构上报完整数据，其中三级医疗机构19家，二级医疗机构7家，等次未定医疗机构1家。

二、存在问题

（一）督导检查方面

（1）部分病理科面积相对不足，布局不够合理。

（2）大部分病理科存在设备老旧、通风不良等问题，部分单位无多人共览显微镜、打号机、全自动染色机、封片机等设备，影响工作效率和染色质量。

（3）二级医疗机构普遍存在信息化管理设备和系统缺失，无电子申请单，存在病人信息输入重复劳动和错误隐患的问题。

（4）病理科诊断医师及技师数量不足，梯队分布不合理，制约病理学科发展。

（5）部分单位存在免疫组化染色、特殊染色、分子病理检测项目外包给第三方的情况。

（6）大部分单位未开展除免疫组化和特殊染色外的分子病理检测，未参与省级、国家级室间质评项目，极大地制约了病理专业的发展和检测水平的提高。

（二）切片检查方面

（1）切片破裂、裂隙、组织较厚等问题较常见。

（2）切片有皱褶、折叠，细胞核/浆对比不清晰，细胞核着色深，严重影响病理诊断质量。

（3）内镜切片标本收缩明显，捞片片数不统一，染色对比不好。

（4）免疫组化染色对比不鲜明，背景不干净，透明度差，胶外渗。

（5）细胞学涂片不均匀，成团细胞团较多，染色对比欠佳。

（6）液基细胞学表层细胞红色不突出，大部分表现为蓝色。

（三）指标检测方面

1. 资源配置

全市病理科所在医疗机构规模均为二级及以上。27家医疗机构中，三级医疗机构19家，二级医疗机构7家，等次未定医疗机构1家；25家医疗机构为公立医疗机构，滨海学院附属医院为混合所有制医院，慧康医院为社会办医院。

27家医疗机构床位数121～4962张，平均病床数1155张，全市病理科医师总数179人，技师总数119人，每百张病床病理医师平均数0.56人，每百张病床病理技师平均数0.49人，远低于国家指标推荐的1.0人。

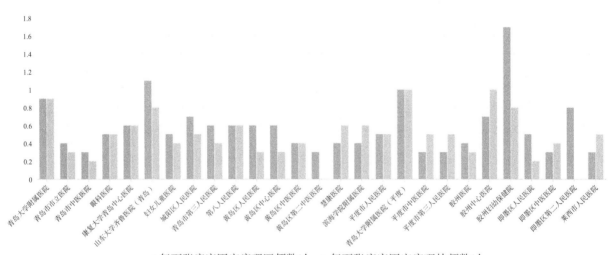

图1　各医疗机构每百张病床病理医师平均数、技师平均数

2. 科研指标

27家医疗机构中，仅11家医疗机构有科研产出。大部分产出为中文论文，在专利、著作以及科研奖励方面产出较少。

3. 医疗服务能力

27家医疗机构涵盖所有病理科主要业务，包括手术标本（27/27，年总量为27万例）、活检标本（27/27，年总量为31万例）、术中快速冰冻（27/27，年总量为5万例）、体液细胞学（25/27）、脱落细胞学（25/27）、特殊染色（21/27，年总量为16万例）、细针穿刺细胞学（20/27）、免疫组化染色（19/27，年总量为66万例）、院级疑难会诊（17/27，年总量为0.7万例）、HPV检测（9/27，年总量为5万例）、FISH检测（5/27，年总量为0.4万例）、分子病理检测（5/27，年总量为1.4万例）、骨髓活检（4/27）、尸体解剖（2/27）。其中，分子病理相关项目开展仍处于较低水平。

4. 专业质控指标

依据《病理科建设与管理指南》（2009 年版）、《病理专业医疗质量控制指标》（2015年版）、《三级医院评审标准》（2022年版）、《山东省实施细则指标手册》等文件，病理专业医疗质量控制指标主要包括13项内容：① 每百张病床病理医师数，② 每百张病床病理技术人员数，③ 标本规范化固定率，④ HE染色切片优良率，⑤ 免疫组化染色切片优良率，⑥ 术中快速病理诊断及时率，⑦ 组织病理诊断及时率，⑧ 细胞病理诊断及时率，⑨ 免疫组化染色室间质评合格率，⑩ 细胞学病理诊断质控符合率，⑪ 术中快速诊断与石蜡诊断符合率，⑫ 各项分子病理检测室内质控合格率，⑬ 各项分子病理检测室间质评合格率。

5. 标本规范化固定率、HE染色切片优良率

27家医疗机构均报送此2项指标。标本规范化固定率均值98.83%，HE染色切片优良率均值为97.67%，此2项指标质控情况良好。

6. 术中快速病理诊断及时率、组织病理诊断及时率

27家医疗机构均报送此2项指标。术中快速冰冻及时率均值96.31%，组织病理诊断及时率均值98.71%，除1家机构冰冻诊断及时率较低（68.5%，将督促整改），其余单位此2项指标质控情况良好。

7. 术中快速冰冻与石蜡诊断符合率、细胞病理诊断及时率

27家医疗机构均报术中快速冰冻与石蜡诊断符合率，均值为99.23%；细胞病理诊断及时率共25家上报，均值为98.30%。各单位此2项指标质控情况良好。

8. 细胞学病理诊断质控符合率、免疫组化染色切片优良率

25家医疗机构上报细胞学病理诊断质控符合率，均值98.36%； 19家医疗机构上报免疫组化染色切片优良率，均值98.69%。各单位此2项指标质控情况良好。

9. 免疫组化染色室间质评合格率

27家医疗机构中，共19家医疗机构开展免疫组化染色业务，其中，17家医疗机构参加了免疫组化室间质评，13家医疗机构合格率100%，2家医疗机构结果未回，1家医疗机构2023年度未参加室间质评项目。

10. 各项分子病理检测室内质控、室间质评合格率

27家医疗机构中，算上HPV项目，全市院内开展分子检测的共9家医疗机构，但实际参与室间质评的医疗机构只有3家。

三、下一步工作

（1）完成上级质控单位工作任务。认真完成国家、省病理质控中心和市卫健委布置的各项工作任务，积极参加国家、省下发的室间质评工作。开展青岛市的质评工作。

（2）举办病理质控培训会议。积极对接中华医学会病理学分会，中国医师协会，承办国家级基层病理医师培训班、技术培训班等，提高全市病理诊断和技术水平。

（3）开展多类别病理比赛。开展病理教学/诊断/技术各类比赛，全方位提升和规范全市病理专业水平，促进医疗质量同质化，保障患者安全。

（4）推动全市智慧病理建设。构建全市病理信息化平台，进一步推动全市病理同质化管理，同

时借助互联网+诊断平台，提升二级医疗机构病理诊断水平。

（5）进行督查和调查走访。至少开展2次督查和调查走访，收集全市病理质量安全指标与数据，掌握本专业辖区内医疗质量安全现状，提出问题并督促整改。

（6）重点帮扶下级医疗单位。重点帮助下级医院病理科开展常规/急需项目，加强规范化建设和管理，健全病理质量控制体系，推广病理检测新技术。

青岛市病理质量控制中心

审稿：陈进

放 射 影 像

一、基本情况

（一）采集情况

完成数据采集指标体系的建设，该体系包括资源配置指标、科研指标、医疗服务能力、医疗质量指标和医疗安全指标等5个方面。资源配置指标主要包括放射科设备台数、医技护人数；科研指标主要包括课题数、论文数和国家专利数；医疗服务能力主要包括日均检查量以及医师日均审核量；医疗质量指标主要关注放射影像诊断符合率、放射报告阳性率、危急值报告率；医疗安全指标主要考核碘过敏年均发生率。放射影像质控中心共分析了58家医疗机构的有效数据指标，其中19家三级医疗机构、35家二级医疗机构、1家一级医疗机构及3家未定级医疗机构。

（二）指标分析

采用网络上报方式对全市二级及以上医疗机构进行数据收集，并进行有效数据的统计分析和医院名次的排名。

1. 放射影像诊断符合率方面

在DR、CT、MR的平均诊断符合率方面，大多数医疗机构表现良好，平均值均超过90%。其中，三级医疗机构DR、CT、MR的平均诊断符合率分别为91.8%、93.4%、93.8%，二级医疗机构分别为94%、93.7%、95.3%，未定级医院分别为92.1%、94.9%、93.1%。在不同等级医院中，诊断符合率存在差异，三级医疗机构略低于二级医疗机构，可能与病种复杂性有关。值得注意的是，部分医疗机构的符合率较低，尤其是DR平均诊断符合率，10家医疗机构未达到90%以上的符合率。（图1）

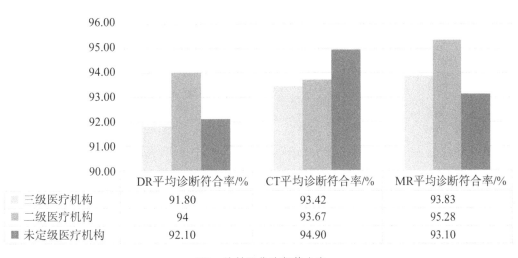

	DR平均诊断符合率/%	CT平均诊断符合率/%	MR平均诊断符合率/%
三级医疗机构	91.80	93.42	93.83
二级医疗机构	94	93.67	95.28
未定级医疗机构	92.10	94.90	93.10

图1 放射影像诊断符合率

2. DR、CT、MR设备台数方面

大多数医疗机构设备数量充足，但一些机构设备较少，甚至没有相关设备。具体来说，三级医疗机构DR、CT、MR设备的平均台数分别为5.2台、5.4台、2.5台，二级医疗机构分别为1.3台、1.2台、0.2台，未定级医疗机构分别为2.3台、1.7台、1.3台。二级医疗机构的医疗设备明显少于三级医疗机构，其中32家医疗机构无MR设备；同时，三级医疗机构间MR及CT设备差距也较大。（图2）

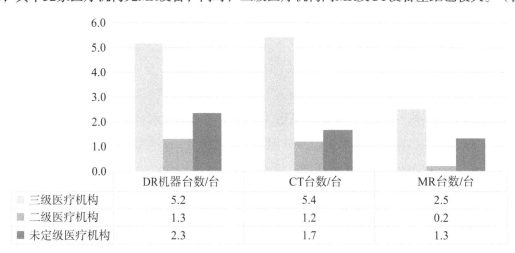

	DR机器台数/台	CT台数/台	MR台数/台
三级医疗机构	5.2	5.4	2.5
二级医疗机构	1.3	1.2	0.2
未定级医疗机构	2.3	1.7	1.3

图2　各医疗机构放射设备情况

3. 医师、技师、护理平均人数方面

大部分医疗机构的平均人数较为合理，但也存在医师或技师人数偏少的情况，可能会影响影像的审核和诊断。三级医疗机构在医师、技师及护士人员方面明显多于二级医疗机构，其中，三级医疗机构医师、技师及护士平均人数分别为23.8人、21.1人、6.9人，二级医疗机构分别为4.3人、2.3人、1.4人，未定级医疗机构分别为9.0人、7.3人、1.7人。（图3）

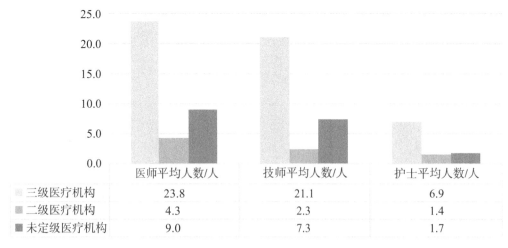

	医师平均人数/人	技师平均人数/人	护士平均人数/人
三级医疗机构	23.8	21.1	6.9
二级医疗机构	4.3	2.3	1.4
未定级医疗机构	9.0	7.3	1.7

图3　各级医疗机构放射医师、技师及护理人员情况

4. 科研方面

在开展课题研究、发表SCI论文/中文核心期刊论文、授权国家发明专利/实用新型专利方面，有很多医疗机构没有相关成果，需要加强科研和创新能力。二级医疗机构最需提升，三级医疗机构的平均指标也略低，不同三级医疗机构的科研表现差距很大。具体来说，三级医疗机构的课题数、SCI

论文数、中文核心期刊论文数、发明专利数、实用新型专利数分别为1.3篇、2.6篇、3.7篇、0.2项、0.6项，二级医疗机构分别为0.0项、0.0篇、0.1篇、0.0项、0.1项，未定级医疗机构分别为1.0项、0.3篇、0.0篇、0.0项、0.0项。（图4）

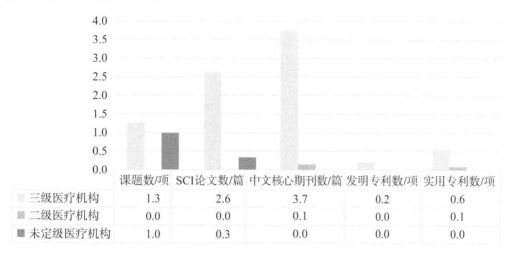

	课题数/项	SCI论文数/篇	中文核心期刊数/篇	发明专利数/项	实用专利数/项
三级医疗机构	1.3	2.6	3.7	0.2	0.6
二级医疗机构	0.0	0.0	0.1	0.0	0.1
未定级医疗机构	1.0	0.3	0.0	0.0	0.0

图4 各级医疗机构科研情况

5. DR、CT、MR日均检查量方面

一些医疗机构的日均检查量较低，需要优化工作流程、提高效率。三级医疗机构日均检查量明显高于二级医疗机构，其中三级医疗机构DR、CT、MR日均检查量分别为236.9人次、638.8人次、134.6人次，二级医疗机构分别为27.4人次、40.0人次、5.2人次，未定级医疗机构分别为39.0人次、116.3人次、26.7人次（图5）。在各级医疗机构中，CT检查的工作量最大，而MR检查量有进一步提升空间，不同级别医院以及同级别的不同医疗机构MR检查量差距大，需合理分配资源。不同医疗机构的检查量不同，医师人数也不同，造成相应医疗机构医师的日均审核量存在差异。其中，三级医疗机构的医师工作量较大，有些医疗机构已远远高于全市日均工作量，三级医疗机构医师日均DR、CT、MR审核报告量分别为177.5人次、79人次、44.4人次，二级医疗机构分别为18.5人次、18.3人次、2.5人次。（图6）

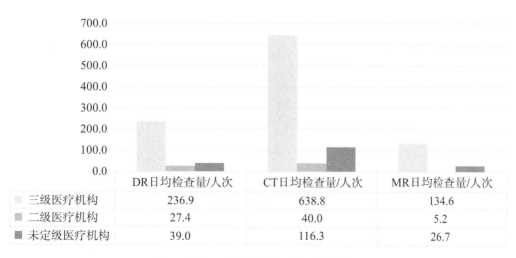

	DR日均检查量/人次	CT日均检查量/人次	MR日均检查量/人次
三级医疗机构	236.9	638.8	134.6
二级医疗机构	27.4	40.0	5.2
未定级医疗机构	39.0	116.3	26.7

图5 各级医疗机构放射影像日均检查量

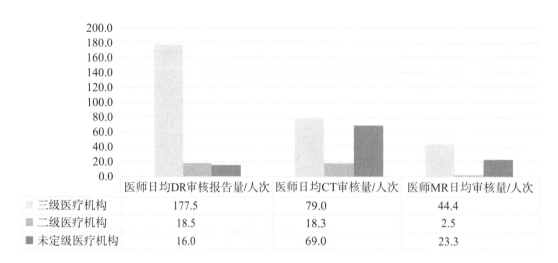

	医师日均DR审核报告量/人次	医师日均CT审核量/人次	医师MR日均审核量/人次
三级医疗机构	177.5	79.0	44.4
二级医疗机构	18.5	18.3	2.5
未定级医疗机构	16.0	69.0	23.3

图6 各级医疗机构放射影像医师日均工作量

6. 放射报告阳性率和危机值报告率方面

整体表现良好，但仍有一些医疗机构的报告阳性率较低，危机值报告率较高，需要进一步关注。具体来说，三级医疗机构放射报告阳性率和危急值报告率分别为78.5%、0.16%，二级医疗机构分别为72.1%、0.09%，未定级医疗机构分别为78.4%、0.09%。三级医疗机构的放射报告阳性率和危急值报告率高于二级医疗机构，与接纳患者的病种复杂性有关。（图7、图8）

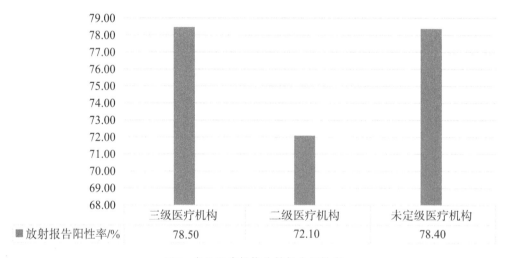

	三级医疗机构	二级医疗机构	未定级医疗机构
放射报告阳性率/%	78.50	72.10	78.40

图7 各级医疗机构放射报告阳性率

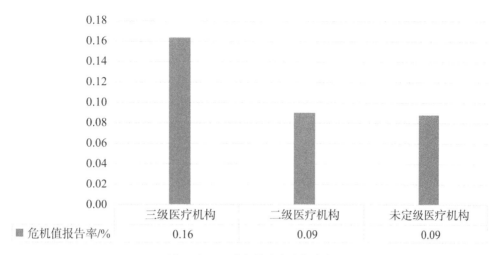

图8 各级医疗机构危急值报告率

7. 碘过敏发生率方面

碘过敏发生率整体较低，符合医疗安全要求，但也有部分医疗机构发生率较高，可能与行CT增强检查的总量少有关。具体来说，三级医疗机构碘过敏发生率0.19%，二级医疗机构0.25%，未定级医疗机构0.05%。各医疗机构应该做好碘过敏应急处理预练工作，保证患者及医疗工作安全。

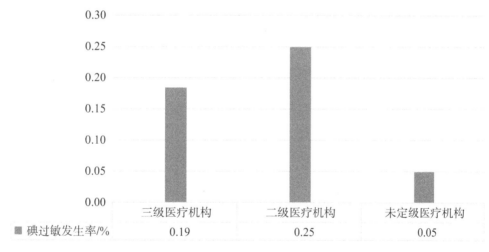

图9 各级医疗机构放射影像科碘过敏发生率

二、存在问题

（1）部分医疗机构的影像诊断符合率较低，需要进一步分析原因并进行提升。

（2）有医疗机构设备数量不足，可能需要考虑设备更新或增加。

（3）一些医疗机构的医师、技师、护理人数较少，可能会影响医疗服务的质量。

（4）科研和创新能力有待提升，有很多医疗机构缺乏相关成果。

（5）一些医疗机构的日均检查量较低，需要优化工作流程。

（6）部分医疗单位的诊断符合率100%，尤其三级以下医疗机构以及专科医疗机构，因病种简单，所以出现100%的可能。

（7）部分医疗机构多项指标未达平均水平指标。

三、下一步工作

（1）针对影像诊断符合率较低的医疗机构，建议加强培训、质量管理，提高医务人员的专业水平。

（2）设备不足的医疗机构可以考虑更新设备或增加设备投入。

（3）医师、技师、护理人员不足的医疗机构可以考虑进行人力资源的调整和增加。

（4）鼓励医疗机构加强科研和创新工作，提高相关成果的产出。

（5）日均检查量较低的医疗机构，可以优化工作流程，提高工作效率。

（6）制定明确的数据收集和报告机制，确保所有医疗机构都按时提供完整的数据；敦促未上报数据的医疗机构按时上报数据，并视完成情况采取一定的奖罚措施。

（7）针对未达到指标的医疗机构，建议进行深入的调查，找出问题根源，并制定相应的改进计划。

青岛市放射影像质量控制中心

审稿：税源

超 声 诊 断

一、数据上报情况

医疗质量监测指标统计范围全市二级以上医疗机构62家。其中三级医疗机构20家（32.3%）、二级公立医疗机构25家（40.3%）、二级非公立医疗机构17家（27.4%）。

二、指标分析

（一）资源配置

1. 超声仪器总数

全市医疗机构超声仪器总数427台。其中三级医疗机构超声仪器总数304台（71.2%）、二级公立医疗机构超声仪器总数93台（21.8%）、二级非公立医疗机构超声仪器总数30台（7.0%）。

2. 超声医师总人数

全市医疗机构超声医师总人数518人。其中初级职称144人（27.8%）、中级职称248人（47.9%）、副高级职称88人（17.0%）、高级职称38人（7.3%）。全市各类医疗机构超声科医师职称分布中，以中级职称占比最高（47.9%）；三级医疗机构高级职称占比（8.0%）相较二级医疗机构高（5.3%）。（图1）

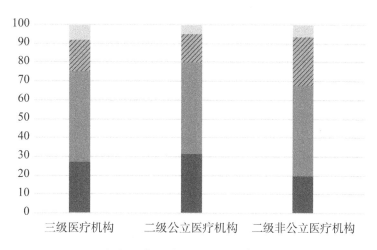

图1　全市各级医疗机构超声医师职称占比（%）情况

3. 小结

（1）总体评价：全市医疗机构在超声医疗设备和人力资源配置较好。超声仪器的总数达427台，主要集中于三级医疗机构，说明大型医疗机构在设备投入上较大。超声医师的总数达518人，各级职称分布较为均衡，中级职称占比最高，说明医师队伍的专业技术水平较高。特别是三级医疗机构中，高级职称医师的占比相对较高，有助于提升医疗服务的质量和效率。

（2）存在问题：二级非公立医疗机构的超声仪器数量偏少，有30台，占总数的7.0%，可能会影响这些医疗机构的医疗服务水平。初级职称医师占比27.3%，这部分医师可能需要更多的实践经验和专业技能培训。高级职称医师的数量相对较少，只有38人，在一定程度上限制了医疗服务的深度和广度。

（3）解决方案：针对二级非公立医疗机构超声仪器数量不足的问题，可以通过政策引导或财政支持等方式，鼓励和帮助他们增加设备的投入，提高服务能力。

针对初级职称医师占比过高的问题，可以通过提供更多的在职教育和培训机会，帮助他们提升专业技能和临床经验，逐步向中级和高级职称发展。

针对高级职称医师数量偏少的问题，可以通过吸引更多的高级人才，或者提供更多的晋升机会和发展空间，激励医师提升自身的专业技术水平。同时，也可以考虑与高校、研究机构等进行合作，引入更多的外部专家资源，提高医疗服务的整体质量。

（二）科研指标

1. 课题数

全市医疗机构课题总数量2项，均属于三级医疗机构。

2. 论文数

全市医疗机构发表论文总数量52篇。其中三级医疗机构产生SCI论文共27篇，中文核心期刊论文共19篇；二级公立医疗机构中文核心期刊论文共6篇，无SCI论文；二级非公立医疗机构暂无论文。（图2）

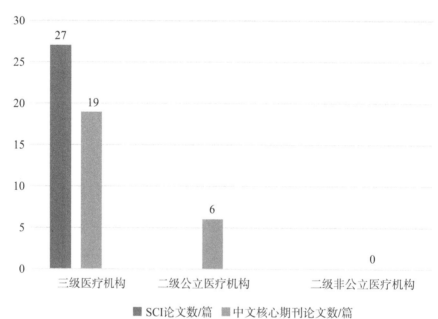

图2　全市各级医疗机构论文发表情况

3. 授权国家专利数

全市医疗机构产出专利总数量12项。其中三级医疗机构发明专利共5项，实用新型专利共5项；二级公立医疗机构发明专利0项，二级公立医疗机构实用新型专利共2项；二级非公立医疗机构0项。（图3）

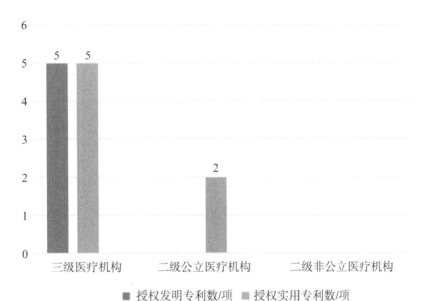

图3　全市各级医疗机构专利情况

4.小结

（1）总体评价：全市医疗机构在科研产出方面表现出一定的活跃度和实力，特别是三级医疗机构，无论是课题数、发表论文数还是专利数都占有较大比重，显示出较高的科研能力和学术影响力。二级医疗机构在课题、论文和专利方面表现较弱，需要进一步提升科研实力。

（2）存在问题：全市各类医疗机构科研产出能力总体表现较差。其中二级非公立医疗机构无论是在课题、论文还是专利方面都没有产出，这可能对其长期发展和竞争力产生影响。二级公立医疗机构在SCI论文和发明专利方面也没有产出，在一定程度上限制了其科研水平和影响力的提升。

（3）解决方案：对于全市各类医疗机构，应加大科研投入，提高科研人员的积极性和创新能力，同时，可以寻求与高校、研究机构等外部资源的合作，提升科研实力。对于二级公立医疗机构及二级非公立医疗机构，应加强科研团队的建设和科研项目的申报，提高SCI论文和发明专利的产出，提升国际影响力和科研水平。同时，可以尝试通过政策引导和支持，鼓励医疗机构间的合作交流，共享资源，提高整体科研水平。

（三）医疗服务能力

1.超声医师月均工作量情况

全市医疗机构超声医师总工作量共3561568项，人月均工作量达621项，其中三级医疗机构人月均工作量954项，二级公立医疗机构人月均工作量599项，二级非公立医疗机构人月均工作量259项。（图4）

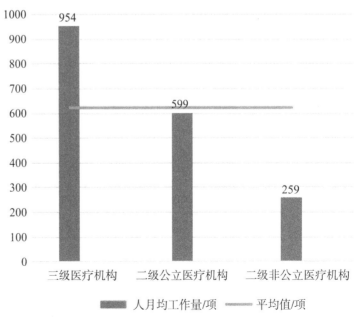

图4　全市各级医疗机构超声医师月均工作量

2. 超声仪器质检率

该指标反映超声仪器质量安全。全市各类医院超声仪器平均质检率达99.7%，各类医疗机构基本持平。

3. 住院超声检查48小时内完成率

全市各类医疗机构住院超声检查48小时内完成率平均值为94.6%，三级医疗机构（97.0%）及二级公立医疗机构（97.7%）均高于平均值，二级非公立医疗机构（87.2%）低于平均值。（图5）

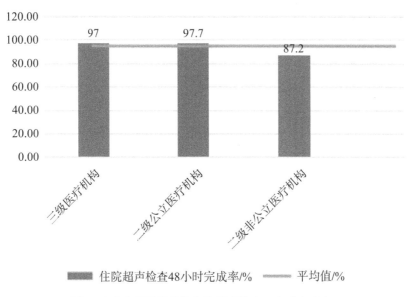

图5　全市各级医疗机构住院超声检查48小时完成率

4. 小结

（1）总体评价：全市医疗机构超声医师的工作量较大，人月均工作量达到621项，表明超声医疗服务的使用频率很高。同时，各类医疗机构的超声仪器平均质检率达99.7%，说明设备质量控制较好，能保证诊断的准确性。此外，各类医疗机构住院超声检查48小时内完成率平均值94.6%，反映出医疗机构的服务效率相对较高。三级医疗机构和二级公立医疗机构的完成率超过平均值，显示在服务效率方面的优势。

（2）存在问题：首先，随着医疗机构门诊数量的快速增长，超声医师每天的工作量持续增加，医患比问题突出，在门诊量较高的三级综合医疗机构中，多年来一直存在着就诊者众多，而超声诊室和设备短缺的情况，极高的工作强度在很大程度上对超声检查的质量产生了负面影响。其次，二级非公立医疗机构的人月均工作量最低，可能与其规模较小、设备和技术力量相对薄弱有关。另外，二级非公立医疗机构的住院超声检查完成率最低，可能影响患者的就医体验和对医疗机构的满意度。

（3）解决方案：对于三级医疗机构诊疗负荷过重的问题，可继续积极推进分级诊疗，增加人才引进，增加超声检查诊室及超声仪器数，提高超声仪器专业性能。

对于二级非公立医疗机构工作量偏低的问题，可以通过政策引导或资金支持等方式，鼓励引进先进的医疗设备和技术，提升服务能力和水平。

对于二级非公立医疗机构住院超声检查完成率低的问题，可以加强内部管理和服务流程优化，提高工作效率。同时，可以加强与患者的沟通和解释工作，增强患者对医疗机构的信任感和满意度。

此外，还可以通过加强培训和学习交流等方式，提高医师的业务水平和综合素质，提升整体服务质量和效率。同时，也可以探索与其他医疗机构的合作模式，实现资源共享和优势互补，推动整个行业的健康发展。

（四）医疗质量

1. 超声危急值10分钟内通报完成率

全市医疗机构危急值通报率平均值93.3%，三级医疗机构（94.5%）及二级公立医疗机构（94.4%）均高于平均值，二级非公立医疗机构（88.9%）低于平均值。（图6）

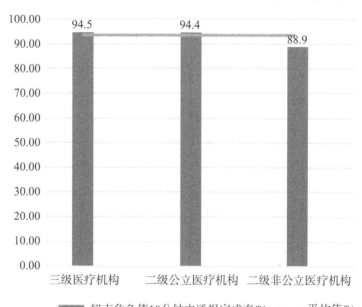

图6 全市各级医疗机构超声危急值10分钟内通报完成率

2. 超声报告书写合格率

全市医疗机构超声报告书写合格率平均值为95.7%，其中三级医疗机构（97.7%）及二级公立医疗机构（97.0%）均高于平均值，二级非公立医疗机构（91.5%）低于平均值。（图7）

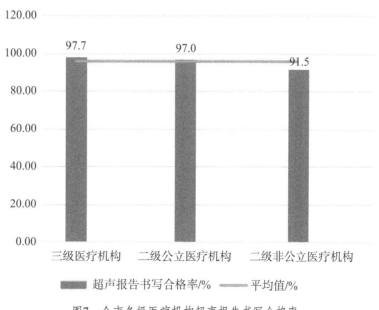

图7 全市各级医疗机构超声报告书写合格率

3. 乳腺病变超声报告进行乳腺影像报告和数据系统（BI-RADS）分类率

乳腺病变超声报告BI-RADS（乳腺影像报告和数据系统）分类率平均值为75.7%，其中11家医疗机构（专科医疗机构10家）因未开展乳腺超声项目未纳入统计范畴，最终显示三级医疗机构（85.5%）高于平均值，二级公立医疗机构（76.2%）基本持平，二级非公立医疗机构（71.6%）低于平均值。（图8）

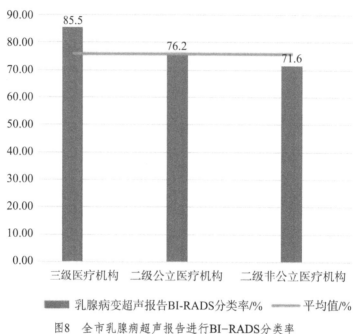

图8　全市乳腺病超声报告进行BI-RADS分类率

4. 门急诊超声报告阳性率

全市各类医疗机构门诊超声报告阳性率平均值为70.9%，其中三级医疗机构（79.1%）及二级公立医疗机构（75.9%）均高于平均值，二级非公立医疗机构（65.4%）低于平均值。（图9）

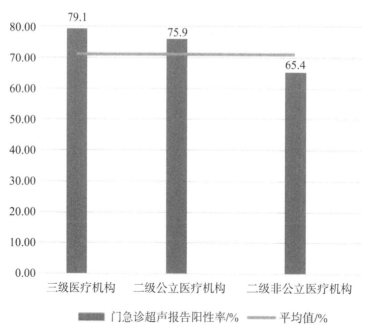

图9　全市各级医疗机构门急诊超声报告阳性率

5.住院超声报告阳性率

全市各类医疗机构住院超声报告阳性率平均值为73.8%，其中三级医疗机构（85.5%）及二级公立医疗机构（78.2%）均高于平均值，二级非公立医疗机构（63.3%）低于平均值。（图10）

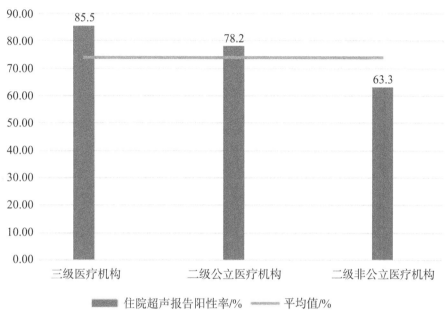

图10 全市各级医疗机构住院超声报告阳性率

6.超声筛查中胎儿重大致死性畸形的检出率

全市各类医疗机构超声筛查中胎儿重大致死性畸形的检出率平均值约为0.02%，其中三级医疗机构（0.01%）及二级公立医疗机构（0.01%）低于平均值，二级非公立医疗机构（0.02%）与平均值持平。（图11）

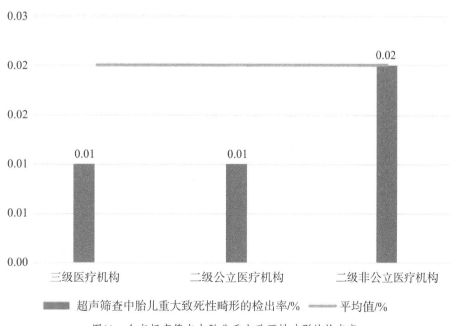

图11 全市超声筛查中胎儿重大致死性畸形的检出率

7. 超声诊断符合率

全市各类医疗机构超声诊断符合率平均值为87.3%，三级医疗机构超声诊断符合率93.5%，二级公立医疗机构基本持平，二级非公立医疗机构超声诊断符合率81.4%。（图12）

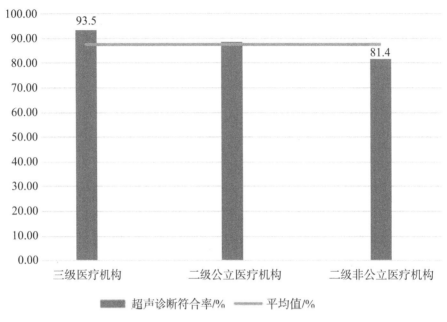

图12　全市各级医疗机构超声诊断符合率

8. 乳腺占位超声诊断准确率

全市各类医疗机构乳腺占位超声诊断准确率平均值为78.8%，其中11家医疗机构（专科医疗机构10家）因未开展乳腺超声项目未纳入统计范畴，最终显示三级医疗机构（85.9%）高于平均值，而二级公立医疗机构（64.3%）及非公立医疗机构（56.7%）均低于平均值。（图13）

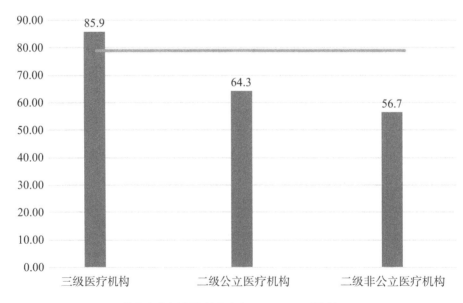

图13　全市各级医疗机构乳腺占位超声诊断准确率

9. 颈动脉狭窄（≥50%）超声诊断符合率

全市各类医疗机构颈动脉狭窄（≥50%）超声诊断符合率平均值83.3%，其中三级医疗机构（85.5%）高于平均值，而二级公立医疗机构（72.3%）及非公立医疗机构（66.6%）均低于平均值。（图14）

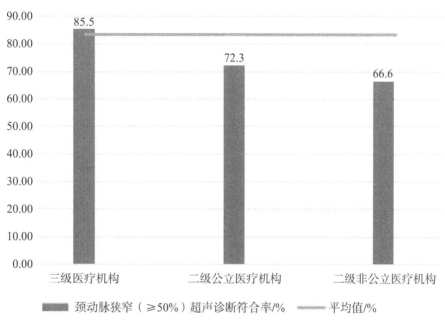

图14 全市各级医疗机构颈动脉狭窄（≥50%）超声诊断符合率

10. 小结

（1）总体评价：全市医疗机构在超声诊断方面表现良好，三级医疗机构表现普遍优于二级医疗机构，显示出大型医疗机构的优势。危急值通报率、超声报告书写合格率、乳腺病变超声报告BI-RADS分类率及门诊和住院超声报告阳性率等指标的平均值均在较高水平。针对超声筛查中胎儿重大致死性畸形的检出率，由于二级非公立医疗机构中产科专科医疗机构数目占比相较于其他医疗机构更大，因而显示出优势。

（2）存在问题：首先，二级非公立医疗机构在专业技术水平等方面相对于其他类型医疗机构存在明显差距。其次，乳腺占位超声诊断准确率和颈动脉狭窄超声诊断符合率并不处于理想水平。此外，二级非公立医疗机构在上述指标上的表现一般，部分原因是专科医疗机构或查体中心占比较大。

（3）解决方案：针对上述问题，可以提出以下解决方案。首先可以加强对医师的培训和教育，提高他们的诊断水平和能力。其次，也可以探索引入人工智能等先进技术，辅助医师进行更准确的诊断。还可以考虑通过与其他医疗机构的合作交流，共享资源和技术，提高整体服务质量和效率。再次，也需要关注这类医疗机构的专科特色和需求，鼓励和支持专科医疗机构开展亮点项目，为其提供更加精准的支持和帮助。

（五）医疗安全

全市各类医疗机构超声年介入总例数为28384例，介入相关主要并发症发生例数38例，发生率为1.0‰，三级医疗机构并发症发生率为2.0‰，二级公立医疗机构及非公立医疗机构并发症发生率为0。

三、督导监察

1. 资源配置问题

大部分医疗机构拥有先进的超声诊断设备，但仍有少数机构设备陈旧，需更新换代；三级医疗机构工作强度较大，人员短缺现象较明显；大部分医疗机构超声科室布局较合理。

2. 科研能力问题

三级医疗机构在超声医学领域有一定的学术成果，但高水平的研究论文和专利数量相对较少，二级医疗机构科研能力水平较差；医疗机构间在超声医学领域的合作不够紧密，缺乏联合攻关的高水平科研项目；医疗机构在超声医学人才培养方面投入不足，高水平的研究生培养项目和继续教育项目较少。

3. 医疗服务能力问题

大多数三级医疗机构的超声诊断准确率较高，二级医疗机构相对较低；大部分医疗机构的超声诊疗流程顺畅，患者满意度较高，但仍有少数机构存在流程烦琐、等待时间长等问题；医疗机构在超声医学领域的多学科协作有待加强，以更好地满足患者的综合性诊疗需求。

4. 医疗质量问题

多数医疗机构建立了较为完善的医疗质量控制体系，但个别机构在体系运行和持续改进方面存在不足；医疗机构在超声病例管理方面取得了一定的成效，但仍需加强病例随访和数据分析工作；大多数患者对医疗机构的超声诊疗服务表示满意，但仍有个别患者反映存在沟通不畅、服务态度不佳等问题。

5. 医疗安全问题

各级医疗机构在超声设备的安全使用和维护方面做得较好，但仍需加强老旧设备的更新和维护工作；各级医疗机构在保护患者隐私方面具有高度重视，但仍有个别机构存在隐私保护措施不到位的问题；针对超声介入诊疗工作，大部分医疗机构建立了较为完善的预约诊疗制度和应急预案，但仍需加强应对能力的提升。

四、总结

汇总2023年度全市所有二级及以上医疗机构超声科室的质控工作情况，并根据资源配置指标、科研能力指标、医疗服务能力、医疗质量指标、医疗安全指标等多方面因素，对这些医疗机构进行综合排名。根据设定的权重和评分标准，计算每类别医疗机构的综合得分，并进行排名。根据综合得分，全市各类医疗机构在超声医学领域的质控工作呈现出一定的差异，最终排名依次为三级医疗机构、二级公立医疗机构、二级非公立医疗机构。

青岛市超声诊断质量控制中心

审稿：税源

核 医 学

共7家医疗机构开展核医学工作并上报数据，采集数据包含以下几个方面：资源配置指标、科研指标、医疗服务能力、医疗质量指标、医疗安全指标、核医学专业监测指标等。

一、指标分析

（一）资源配置指标

（1）核定床位数。全市开展核医学工作的7家医疗机构中共有3家开展核素治疗工作并设有病房，共开设床位49张，其中青岛大学附属医院22张、青岛市市立医院21张、康复大学青岛中心医院6张。（图1）

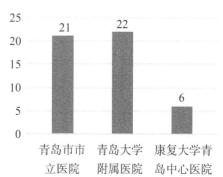

图1 各医疗机构核医学科核定床位数/张

（2）固定医技人数、固定医技人数与床位占比。全市核医学从业人员中固定医技人数（技师）为23人，固定医技人数与床位占比为23/49（1/2.13），其中青岛大学附属医院8/22（1/2.75）、青岛市市立医院4/21（1/5.25）、康复大学青岛中心医院3/6（1/2）。

（3）固定护理人数、固定护理人数与床位占比。全市核医学从业人员固定护理人数为39人，固定医护理人数与床位占比为39/49（1/1.26），其中青岛大学附属医院13/22（1/1.69）、青岛市市立医院11/21（1/1.91）、康复大学青岛中心医院6/6（1/1）。

（4）医护比。全市核医学从业人员医师总数为72人，护理人员总数为49人，固定医护比例为72/49（1.47/1）。

（二）科研指标

科研指标共采集3项：课题数、论文数、授权国家专利数。2023年度各医疗机构核医学专业课题3项，均属于康复大学青岛中心医院；发表论文（SCI、核心期刊）37篇；2023年度全市核医学专业无国家专利产出。

（三）医疗服务能力

医疗服务能力指标共采集5项：出院数、固定医师与出院量比、病种数、平均住院日、平均住院费用。全市仅有3家三甲医院设有核素治疗病房，本项统计分析为3家三甲医院数据。2023年全市核素治疗病房总出院量为2152人次（图2），平均717人次；固定医师与出院量比为19/2152，平均每名医师负责出院量为113人次（图3）；出院病种按DRG分组为青岛大学附属医院21种，康复大学青岛中心医院20种，青岛市市立医院19种；总体平均住院日为6.39天（图4），平均住院费用为16002元（图5）。

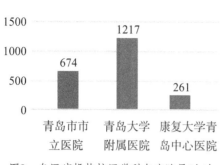

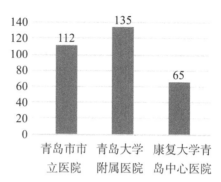

图2　各医疗机构核医学科年出院量/人次　　　图3　各医疗机构核医学科每名固定医师年出院量/人次

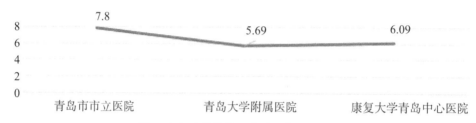

图4　各医疗机构核医学科平均住院日/天

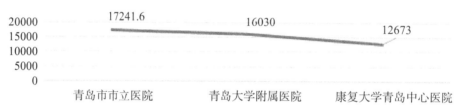

图5　各医疗机构核医学科平均住院费用

（四）医疗质量指标

医疗质量指标共采集5项：死亡数、死亡率、不良事件报告数、危急值及时处置数、危急值及时处置率。共4家医疗机构开展不良事件报告工作并上报数据，共上报不良事件97件，其中青岛大学附属医院上报数最多，为70件；另外4项指标均涉及住院病房，只有3家三甲医院上报数据，2023年全市核医学病房死亡数为2例，死亡率为0.09%；危急值及时处置数为23人次，危急值及时处置率为100%。

（五）医疗安全指标

医疗安全指标共采集3项：住院患者VTE发生数、住院患者VTE发生率、每百名出院人次不良事件报告数，均为病房相关指标。全市2023年核医学病房住院患者VTE发生数、住院患者VTE发生率均为0，病房相关不良事件共44件，平均每百名出院人次不良事件报告数为2.04件。

二、核医学专业监测指标

核医学专业监测指标包括以下几项：单光子显像项目开展率、全身骨扫描患者随访率、18F-FDG PET/CT检查患者随访率、131I治疗甲状腺功能亢进患者有效率、131I治疗分化型甲状腺癌患者有效率。

（1）单光子显像项目开展率。单光子显像项目开展率=实际开展的单光子项目数/调研中单光子项目总数。该指标反映单光子显像项目的诊断价值、普及度与被认可度。全市开展单光子显像的医疗机构共5家，调研中单光子项目总数为40项，2023年全市单光子显像平均开展率为16%。（图6）

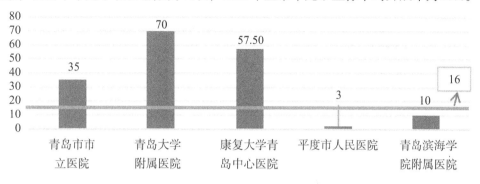

图6 各医疗机构单光子显像项目开展率

（2）全身骨显像患者随访率。全身骨显像随访率=随访总数量/检查总量。全市开展全身骨显像检查项目的医疗机构共5家，全身骨显像平均随访率为47.9%。（图7）

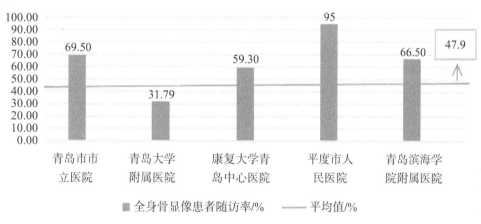

图7 全身骨显像患者随访率

（3）18F-FDG PET/CT患者随访率。18F-FDG PET/CT患者随访率=随访总量/显像检查总量。全市开展18F-FDG PET/CT检查项目的医疗机构共6家，全市18F-FDG PET/CT患者平均随访率为54%。

（4）131I治疗甲状腺功能亢进患者有效率。全市共3家医疗机构开展核素治疗工作。基于调查数据，131I治疗甲状腺功能亢进患者有效率=治疗有效人数/总治疗人数。全市131I治疗甲状腺功能亢进患者313例，有效患者309例，有效率为98.7%。（图8）

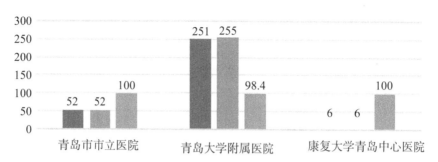

图8 ¹³¹I治疗甲状腺功能亢进患者有效率

（5）¹³¹I治疗分化型甲状腺癌患者有效率。全市共3家医疗机构开展核素治疗工作。基于调查数据，¹³¹I治疗分化型甲状腺癌患者有效率=治疗有效人数/总治疗人数。全市¹³¹I治疗分化型甲状腺癌患者1072例，有效患者975例，有效率为91%。（图9）

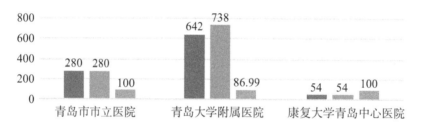

图9 ¹³¹I治疗分化型甲状腺癌患者有效率

青岛市核医学质量控制中心

审稿：税源

中医护理院感

监测指标统计范围为全市二级以上医疗机构19家，其中三级医疗机构4家，二级公立医疗机构7家，二级民营医疗机构8家，填报覆盖率100%。数据提取时间为2023年1—12月，护理质量监测指标共16个，涉及资源配置质量指标6个、医疗服务能力质量指标3个、医疗质量指标3个、医疗安全质量指标4个，其中涉及中医护理质量指标6个。

一、资源配置指标

（一）医疗机构床护比

1. 总体情况

三级医疗机构床护比的中位数是0.633（0.44，0.73）；二级公立医疗机构床护比中位数是0.529（0.28，0.75）；二级民营医疗机构床护比中位数是0.448（0.3，0.68）。

2. 数据分析

三级医疗机构床护比（0.633）与2022年山东省三级医疗机构床护比均值（0.59）对比，已超过均值，说明总体护理人员数量达到要求。

二级（公立/民营）医疗机构床护比（0.529/0.448）与山东省二级医疗机构床护比均值（0.58）均有一定差距，未达到配比要求。与《中国护理事业发展规划纲要（2021—2025年）》提出的约束性要求［三级综合医疗机构床护比（0.85）、二级综合医疗机构病区床护比（0.75）］差距更大。（图1）

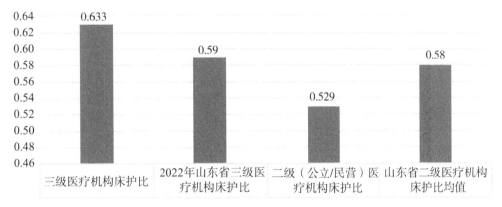

图1　各级医疗机构床护比

（二）病区床护比

1. 总体情况

三级医疗机构病区床护比的中位数是0.428（0.26，0.53）；二级公立医疗机构中位数是0.369

（0.28，0.45）；二级民营医疗机构中位数是0.358（0.22，0.44）。

2. 数据分析

三级医疗机构病区床护比（0.428）与2022年山东省三级医疗机构病区床护比（0.41）对比，达到均值要求。（图2）

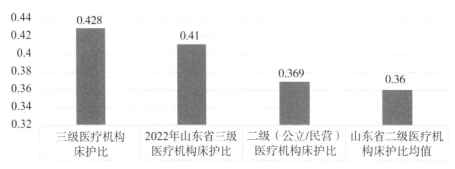

图2　各级医疗机构病区床护比

二级（公立/民营）医疗机构病区床护比（0.369/0.358）与山东省二级医疗机构病区床护比（0.36）对比，基本达到均值要求。与《中国护理事业发展规划纲要（2021—2025年）》提出的约束性要求［三级综合医疗机构病区床护比（0.65）、二级综合医疗机构病区床护比（0.55）］差距较大。

（三）重症医学科床护比

1. 总体情况

三级医疗机构重症医学科床护比的中位数是1.89（0.88，2.53）；二级（公立、民营）医疗机构大多数无重症监护室。

2. 数据分析

三级医疗机构重症医学科床护比（1.89）与2022年山东省三级医疗机构病区床护比（1.97）对比，低于均值，更低于全国重症医学科床护比中位数（2.00）。（图3）

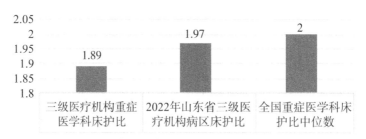

图3　各级医疗机构重症医学科床护比

（四）儿科病区床护比

三级医疗机构儿科病区床护比的中位数是0.527（0.5，0.55，注：1家医疗机构无儿科病区）；二级公立医疗机构中位数是0.45（注：5家医疗机构无儿科病区）；二级民营医疗机构中位数均无儿科病区。

（五）中医院校/中医护理专业护士占比

1. 总体情况

三级医疗机构中医院校/中医护理专业护士占比的中位数是21.933%（14%，33%）；二级公立医疗机构中位数是7.686%（0，15%）；二级民营医疗机构中位数是5.019%（0，11%）。

2. 数据分析

三级医疗机构、二级公立医疗机构、二级民营医疗机构中医院校/中医护理专业护士占比均与《三级中医医院评审标准实施细则（2017年版）》要求比例不低于40%差距较大。（图4）

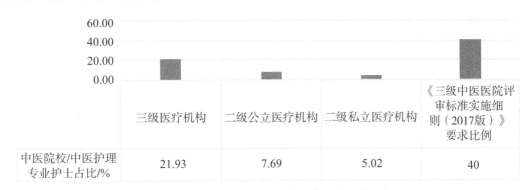

	三级医疗机构	二级公立医疗机构	二级私立医疗机构	《三级中医医院评审标准实施细则（2017版）》要求比例
中医院校/中医护理专业护士占比/%	21.93	7.69	5.02	40

图4 各级医疗机构中医院校/中医护理专业护士占比

（六）系统接受中医药知识和技能岗位培训人员占医院护理人员总数比例

1. 总体情况

三级医疗机构系统接受中医药知识和技能岗位培训人员占医院护理人员总数比例的中位数是86.688%（84%，89.95%）；二级公立医疗机构中位数是87.443%（75.4%，97%）；二级民营医疗机构中位数是86.388%（55%，95%）。

2. 数据分析

三级医疗机构、二级公立医疗机构、二级民营医疗机构系统接受中医药知识和技能岗位培训人员占医院护理人员总数比例与《三级中医医院评审标准实施细则（2017年版）》要求比例不低于70%对比，均高于均值。（图5）

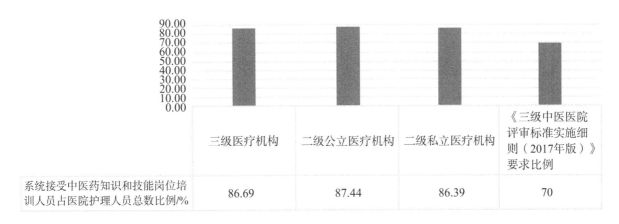

	三级医疗机构	二级公立医疗机构	二级私立医疗机构	《三级中医医院评审标准实施细则（2017版）》要求比例
系统接受中医药知识和技能岗位培训人员占医院护理人员总数比例/%	86.69	87.44	86.39	70

图5 各级医疗机构接受中医药知识和技能岗位培训人员占比

（七）小结

1. 总体评价

三级、二级（公立/民营）医疗机构系统接受中医药知识和技能岗位培训护理人员占比高于《三级中医医院评审标准实施细则（2017年版）》中不低于70%的要求，说明各家医疗机构均非常关注中医护理人员在职教育培训，注重护理人员专业技术培养。

2.存在问题

（1）三级医疗机构床护比与2022年山东省三级医疗机构床护比对比，超过均值。二级（公立/民营）医疗机构床护比与山东省二级医疗机构床护比均值有一定差距，未达到配比要求；同时与《中国护理事业发展规划纲要（2021—2025年）》提出的约束性要求〔三级综合医疗机构床护比（1∶0.85），二级综合医疗机构病区床护比（1∶0.75）〕差距更大。建议各级医疗机构积极招收护理人员，保证护理人员合理储备。

（2）三级、二级（公立/民营）医疗机构病区床护比与2022年山东省三级医疗机构病区床护比对比，达到均值，但与《中国护理事业发展规划纲要（2021—2025年）》提出的约束性要求〔三级综合医疗机构病区床护比（1∶0.65），二级综合医疗机构病区床护比（1∶0.55）〕差距较大。建议各医疗机构积极增加一线护理人员数量，保障临床护理人员数量，从而提高临床护理服务质量。

（3）三级医疗机构重症医学科床护比与2022年山东省三级医疗机构病区床护比对比，低于均值，同时更低于全国重症医学科床护比中位数（1∶2.00），建议加强重症专科护士队伍建设。

（4）三级与二级（公立/民营）医疗机构中医院校毕业或中医护理专业毕业护士占比与《三级中医医院评审标准实施细则（2017年版）》要求的比例不低于40%差距较大，建议各医疗机构积极招收中医院校毕业或中医护理专业毕业的护士。

3.解决方案

（1）三级、二级公立、民营医疗机构积极招收护理人员，尤其中医院校毕业或中医护理专业毕业护士，使相关比例能达到山东省及国家相关规定要求，从而减轻现有临床护理人员人力短缺造成的过大工作压力，改善护理人员职业环境。

（2）各医疗机构加大重症专科护士投入建设力度，丰富学科发展，提高医院综合救治与护理服务能力。

二、医疗服务能力

（一）开展中医护理技术项目数

1.总体情况

三级医疗机构开展中医护理技术项目数的中位数是38（24，62）项，二级公立医疗机构的中位数是19（5，36）项，二级民营医疗机构的中位数是9.625（4，13）项。

2.数据分析

三级医疗机构、二级公立医疗机构开展中医护理技术项目数与《山东省中医护理质控中心检查标准实施细则（2022版）》中要求的不低于10项对比均达标，但二级民营医疗机构未达标。

（二）中医护理技术临床实施率

三级医疗机构开展中医护理技术临床实施率的中位数是88.423%（79.19%，94.5%），二级公立医疗机构的中位数是72.5%（43%，93%），二级民营医疗机构的中位数是77.813%（45%，96%）。

（三）患者对中医护理技术使用的依从率

三级医疗机构患者对中医护理技术使用的依从率的中位数是98.2%（97.5%，99.8%），二级公立医疗机构的中位数是92.2%（68%，98%），二级民营医疗机构的中位数是93.23%（83.15%，99.9%）。

（四）小结

1. 总体评价

（1）各级医疗机构根据专业技术特色，积极开展中医护理技术操作，其中三级、二级公立医疗机构积极开展中医护理技术，项目数已达到《山东省中医护理质控中心检查标准实施细则（2022版）》不低于10项的管理要求，二级民营医疗机构接近于达标数。

（2）中医护理技术临床实施率和依从率尚未有国家及省级相关标准要求，二级（公立/民营）医疗机构患者的实施率和依从率低于三级医疗机构，需加强二级医疗机构对中医护理技术的开展。

2. 存在问题

二级民营医疗机构开展的中医护理技术项目数略低于实施细则要求，实施率和依从率也低于三级医疗机构，需积极加强日常对临床护士中医知识与技能的培训与考核，加强医护间配合，同时医院根据专业特色加大对外宣传，从而提高中医护理技术各项考核指标完成率。

3. 解决方案

（1）二级民营医疗机构未达到《山东省中医护理质控中心检查标准实施细则（2022版）》中中医护理技术不低于10项的管理要求，建议二级医疗机构积极开展中医护理技术，增进与三级医疗机构间的交流，解决中医业务知识与技能薄弱短板。

（2）充分发挥中医护理院感质控中心的作用，积极开展多种形式（线上、线下）的中医护理技术培训，指导二级医疗机构加强中医专科护士培养，不断提升护士中医护理技能操作水平。

三、医疗质量

（一）急救仪器设备完备率

三级医疗机构急救仪器设备完备率的中位数是100%，二级公立医疗机构的中位数是100%，二级民营医疗机构的中位数是100%（注：3家医疗机构无急诊科）。

（二）抢救车物品完备率

三级医疗机构抢救车物品完备率的中位数是99.989%（99.95%，100%），二级公立医疗机构的中位数是100%，二级民营医疗机构的中位数是100%（注：3家医疗机构无急诊科）。

（三）抢救车药品完备率

三级医疗机构抢救车物品完备率的中位数是100%，二级公立医疗机构的中位数是100%，二级民营医疗机构的中位数是100%（注：3家医疗机构无急诊科）。

四、医疗安全

（一）中医护理操作烫伤发生率

三级医疗机构中医护理操作烫伤发生率的中位数是0.125%（0.01%，0.44%），二级公立医疗机构的中位数是0.064%（0，0.34%），二级民营医疗机构的中位数是0.005%（0，0.02%）。

（二）住院患者2期及以上院内压力性损伤发生率

1. 总体情况

三级医疗机构住院患者 2 期及以上院内压力性损伤发生率的中位数是0.145%（0，0.58%），二级公立医疗机构的中位数是0，二级民营医疗机构的中位数是0。

2. 数据分析

三级医疗机构住院患者 2 期及以上院内压力性损伤发生率与2022年山东省医疗机构住院患者2期及以上院内压力性损伤发生率均值（0.010%）与全国中位水平（0.008%）对比，均超过均值，有待加强管理。

（三）住院患者跌倒发生率

1. 总体情况

三级医疗机构住院患者跌倒发生率的中位数是0.048%（0.02%，0.08%），二级公立医疗机构的中位数是0.057%（0，0.10%），二级民营医疗机构的中位数是0.01%（0，0.08%）。

2. 数据分析

三级医疗机构、二级公立医疗机构、二级民营医疗机构住院患者跌倒发生率均低于2022年山东省医疗机构住院患者跌倒发生率均值（0.070‰）和全国中位水平（0.059‰）。

（四）住院患者跌倒伤害占比

1. 总体情况

三级医疗机构住院患者跌倒伤害占比的中位数是48.375%（11%，100%），二级公立医疗机构的中位数是38.617%（12%，66.7%），二级民营医疗机构的中位数是0。

2. 数据分析

三级医疗机构、二级公立医疗机构住院患者跌倒伤害占比均低于2022年山东省医疗机构住院患者跌倒伤害占比均值（52.78%）和全国中位水平（55.56%）。（图6）

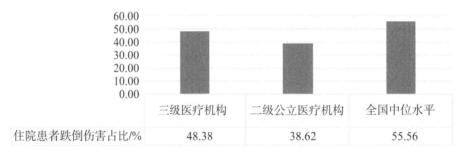

	三级医疗机构	二级公立医疗机构	全国中位水平
住院患者跌倒伤害占比/%	48.38	38.62	55.56

图6　各级医疗机构住院患者跌倒伤害占比

（五）小结

1. 总体评价

各医疗机构住院患者跌倒发生率及伤害占比均值均低于山东省及全国的均值，说明全市各医疗机构重视护理临床工作风险点管理，日常评估及防护措施管理到位。

2. 存在问题

三级医疗机构住院患者 2 期及以上院内压力性损伤发生率高于山东省及全国中位数水平，说明日常管理不到位，对患者的日常评估及防护措施存在不足，护士日常培训及质控管理考核不到位。

3. 解决方案

防范与减少患者院内压力性损伤是医院质量管理中的重要方面，建议护士加强对患者风险的动态评估，管理措施到位，同时，加强科室日常质量管理督查，及时发现安全隐患并及时处置，督促护士提升专业能力，增强护士风险防范意识，确保护理安全质量管理。

青岛市中医护理院感质量控制中心

审稿：税源

抗菌药物应用

2023年，青岛市抗菌药物应用医疗质量控制中心对全市55家医疗机构的9项抗菌药物使用相关数据以季度为单位进行收集，数据收集范围共包含9项指标，分别为门诊患者抗菌药物使用率、急诊患者抗菌药物使用率、住院患者抗菌药物使用率、住院患者抗菌药物使用强度、Ⅰ类切口手术预防用抗菌药物比例、接受抗菌药物治疗的住院患者抗菌药物使用前微生物（合格标本）送检率、特殊使用级抗菌药物使用量占比、住院人均药费、门诊人次药费。其中前6项指标有国家标准，后3项指标没有国家标准。对于有国家标准的指标，采用达标评价方式；对于无国家标准的指标，采用排名评价方式。

一、总体情况

（一）上报医院情况

全市共55家医疗机构上报监测数据，其中三级综合医疗机构19家，二级综合医疗机构17家，三级专科医疗机构7家，二级专科医疗机构12家。

（二）数据总体情况

从总体上来看，6项抗菌药物应用主要指标均达到国家标准，特殊级抗菌药物使用量占比、住院人均药费、门诊人次药费处于良好区间范围。详见表1。

从每季度数据来看，特殊使用级抗菌药物使用量占比1～3季度持续升高，4季度下降，总体呈平稳态势；门诊患者抗菌药物使用率呈上升趋势，4季度达到了10.26%；急诊患者抗菌药物使用率呈上升趋势，4季度达到了33.95%；住院患者抗菌药物使用率总体平稳；住院患者抗菌药物使用强度呈上升趋势；Ⅰ类切口手术预防用抗菌药物比例呈上升趋势；住院人均药费呈下降趋势；门诊人次药费呈下降趋势。

从医院等级和性质来看，门诊患者抗菌药物使用率三级专科医疗机构最高，二级综合医疗机构高于三级综合医疗机构；急诊患者抗菌药物使用率二级专科医疗机构最高，三级综合医疗机构高于二级综合医疗机构；住院患者抗菌药物使用率二级综合医疗机构高于三级综合医疗机构；住院患者抗菌药物使用强度三级综合医疗机构最高；Ⅰ类切口预防用抗菌药物比例二级综合医疗机构最高，综合医疗机构总体都超出国家标准；接受抗菌药物治疗的住院患者抗菌药物使用前微生物（合格标本）送检率二级专科医疗机构最低，三级专科医疗机构最高，二级综合医疗机构和二级专科医疗机构低于国家标准；特殊使用级抗菌药物使用量占比三级医疗机构高于二级医疗机构；住院人均药费三级综合医疗机构最高，远高于其他类型医疗机构；门诊人次药费二级专科医疗机构最高，三级综合医疗机构高于二级综合医疗机构。详见表2。另外，因专科医疗机构的国家标准有单独设置，与综合医疗机构不同，因此专科医疗机构汇总数据不适用于综合医疗机构的国家标准。

表1 2023年全年及各季度抗菌药物数据总体情况

项目	2023年1季度	2023年2季度	2023年3季度	2023年4季度	2023年全年
特殊使用级抗菌药物使用量占比/%	4.44	7.27	7.78	6.90	6.43
门诊患者抗菌药物使用率/%	7.61	8.05	8.53	10.26	8.69
急诊患者抗菌药物使用率/%	22.67	28.12	28.60	33.95	28.74
住院患者抗菌药物使用率/%	41.92	37.12	38.33	38.03	38.74
住院患者抗菌药物使用强度	42.14	32.72	34.75	38.09	35.71
Ⅰ类切口手术预防用抗菌药物比例/%	20.88	27.99	27.26	29.01	26.63
接受抗菌药物治疗的住院患者抗菌药物使用前微生物（合格标本）送检率/%	55.42	59.10	61.23	63.10	59.96
住院人均药费/元	2807.55	2437.41	2092.12	2181.4	2368.31
门诊人次药费/元	139.05	133.69	120.07	122.73	128.29

表2 2023年各级医疗机构抗菌药物数据总体情况

项目	总体情况	二级专科	三级专科	二级综合	三级综合	综合医疗机构国家标准
特殊使用级抗菌药物使用量占比/%	6.43	0.66	5.75	0.61	8.17	
门诊患者抗菌药物使用率/%	8.69	8.80	10.59	9.98	8.00	≤20
急诊患者抗菌药物使用率/%	28.74	46.07	45.78	16.73	27.57	≤40
住院患者抗菌药物使用率/%	38.74	34.63	25.73	43.00	40.32	≤60
住院患者抗菌药物使用强度	35.71	12.17	21.84	38.31	39.47	≤40
Ⅰ类切口手术预防用抗菌药物比例/%	26.63	12.65	10.59	31.66	30.40	≤30
接受抗菌药物治疗的住院患者抗菌药物使用前微生物（合格标本）送检率/%	59.96	41.52	70.73	46.53	62.01	≥50
住院人均药费/元	2368.31	1902.48	1730.78	2100.26	2532.62	
门诊人次药费/元	128.29	156.79	101.23	95.93	139.17	

二、各级医疗机构情况

（一）三级综合医疗机构

共调研三级综合医疗机构19家。从门诊患者抗菌药物使用率、住院患者抗菌药物使用率来看，全部三级综合医疗机构都达到国家标准；从急诊患者抗菌药物使用率来看，1家医疗机构高于国家标准，其他医院都达到国家标准；从住院患者抗菌药物使用强度来看，共7家医疗机构超出国家标准；从Ⅰ类切口手术预防用抗菌药物比例来看，有7家医疗机构超出国家标准；从接受抗菌药物治疗的住院患者抗菌药物使用前微生物（合格标本）送检率来看，有4家医疗机构未达到国家标准。

（二）二级综合医疗机构

共调研17家二级综合医疗机构。从门诊患者抗菌药物使用率来看，1家医疗机构超出国家标准，其他二级综合医疗机构达到国家标准；从急诊患者抗菌药物使用率来看，全部二级综合医疗机构都达到国家标准；从住院患者抗菌药物使用率来看，2家医疗机构超出国家标准，其他二级综合医疗机构都达到国家标准；从住院患者抗菌药物使用强度来看，共8家医疗机构超出国家标准。从Ⅰ类切口手术预防用抗菌药物比例来看，有6家医疗机构超出国家标准。从接受抗菌药物治疗的住院患者抗菌药物使用前微生物（合格标本）送检率来看，有10家医疗机构未达到国家标准。

（三）三级专科医疗机构

共调研7家三级专科医疗机构。从门诊患者抗菌药物使用率、住院患者抗菌药物使用率和住院患者抗菌药物使用强度来看，全部三级专科医疗机构都达到国家标准；从急诊患者抗菌药物使用率来看，1家医疗机构略超出标准，其他三级专科医疗机构达到国家标准；从Ⅰ类切口手术预防用抗菌药物比例来看，有3家医疗机构超出国家标准；从接受抗菌药物治疗的住院患者抗菌药物使用前微生物（合格标本）送检率来看，有2家医疗机构未达到国家标准。

（四）二级专科医疗机构

共调研12家二级专科医疗机构。从门诊患者抗菌药物使用率来看，1家专科医疗机构未达到国家标准，其他二级专科医疗机构达到国家标准；从急诊患者抗菌药物使用率来看，有2家医疗机构未达到国家标准，其他二级专科医疗机构达到国家标准；从住院患者抗菌药物使用率来看，有3家医疗机构超出国家标准；从住院患者抗菌药物使用强度来看，有3家医疗机构超出国家标准；从Ⅰ类切口手术预防用抗菌药物比例来看，全部二级专科医疗机构都达到国家标准；从接受抗菌药物治疗的住院患者抗菌药物使用前微生物（合格标本）送检率来看，有6家医疗机构未达到国家标准。

（五）达标数量总体情况

能够上报6项国家标准数据的医疗机构共39家，其中，三级综合医疗机构中6项指标全部达标的有7家医疗机构；二级综合医疗机构中6项指标全部达标的有3家医疗机构。

三、总结

全市抗菌药物使用整体指标达标情况良好，6项国家指标全部达到国家标准，特殊级抗菌药物使用量占比、住院人均药费、门诊人次药费在良好区间范围内，抗菌药物及药事质量管控总体向好。

从具体医疗机构监测数据来看，全市门诊抗菌药物使用率、急诊抗菌药物使用率、住院患者抗菌药物使用率达标情况良好，绝大多数医院都符合国家标准。住院患者抗菌药物使用强度、Ⅰ类切口预防用抗菌药物比例以及抗菌药物治疗前病原学送检率不同医疗机构间差别较大，需进一步加强抗菌药物合理使用管理。总体上，三级医疗机构监测数据质量好于二级医疗机构，部分二级医疗机构无法提供相关数据，信息化水平有待进一步加强。

青岛市抗菌药物应用质量控制中心

审稿：税源

中　药

共收集51家医疗机构上报数据。

一、医疗水平

（1）药事管理组织设置。三级、二级医疗机构，药事管理组织较健全，体系较完善，基本能做到有中药饮片的医院下设中药药事管理组织。

（2）规章制度设立及执行情况。各医院规章制度较完善，在两次检查过程中质控小组专家也提出要求，希望各医院能根据自身实际情况制定相应制度，加大执行力度。

（3）中药饮片品种数。三级中医医院，中药饮片品种数最多可达647种，大部分都在400种以上；三级综合医疗机构，中药饮片品种数一般在300~400种；二级医疗机构在中药饮片品种数上也毫不逊色，品种数基本能达300种。大多数医疗机构品种数下半年比上半年有所提升。在检查中也存在某些不足：一些专科医疗机构，中药饮片数量较少，个别医疗机构未开展中药药事活动。后期可以根据各医院具体情况做相应交流与沟通。

二、安全质量

（一）门诊处方相关情况

51家上报医疗机构门诊中药饮片处方总张数为1834948张，门诊中药处方张数5879447张，门诊处方总张数21186249张，门诊中药饮片处方占比8.66%，门诊中药处方占比27.75%。（图1）

其中21家三级医疗机构门诊中药饮片处方总张数为1659460张，门诊中药处方张数5228443张，门诊处方总张数19332496张，门诊中药饮片处方占比8.58%，门诊中药处方占比27.04%。（图1）

30家二级医疗机构门诊中药饮片处方总张数为175488张，门诊中药处方张数651004张，门诊处方总张数1853753张，门诊中药饮片处方占比9.47%，门诊中药处方占比35.12%。（图1）

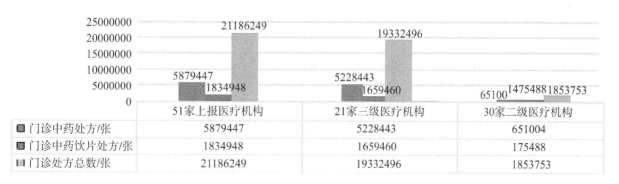

	51家上报医疗机构	21家三级医疗机构	30家二级医疗机构
■门诊中药处方/张	5879447	5228443	651004
■门诊中药饮片处方/张	1834948	1659460	175488
▥门诊处方总数/张	21186249	19332496	1853753

图1　各级医疗机构中药门诊处方相关情况

221

整体上，中药饮片及中药使用还有较大提升空间，二级医疗机构中药饮片和中药使用率均高于三级医疗机构。

（二）门诊患者用药情况

51家上报医疗机构门诊患者中药饮片使用人次1321523人，门诊患者中药使用人次4690083人，门诊患者总人次22672354人，门诊患者中药饮片使用率5.83%，门诊患者中药使用率20.69%。（图2）

其中21家三级医疗机构门诊患者中药饮片使用人次1214247人，门诊患者中药使用人次4218074人，门诊患者总人次20406708人，门诊患者中药饮片使用率5.95%，门诊患者中药使用率20.67%。（图2）

30家二级医疗机构门诊患者中药饮片使用人次107276人，门诊患者中药使用人次472009人，门诊患者总人次2265646人，门诊患者中药饮片使用率4.73%，门诊患者中药使用率20.83%。（图2）

三级、二级医疗机构在中药饮片使用率和中成药的使用率上基本一致。

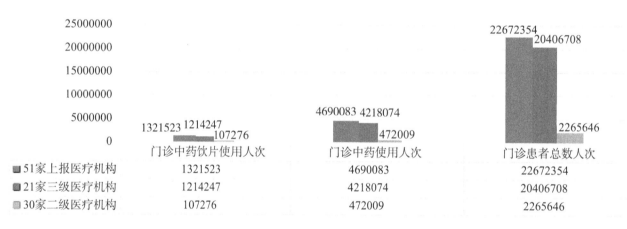

	门诊中药饮片使用人次	门诊中药使用人次	门诊患者总数人次
51家上报医疗机构	1321523	4690083	22672354
21家三级医疗机构	1214247	4218074	20406708
30家二级医疗机构	107276	472009	2265646

图2　各级医疗机构门诊患者中药用药情况

（三）住院患者中药使用情况

51家上报医疗机构出院患者中药饮片使用人次155341人，出院患者中药使用人次519806人，出院患者总人次1291193人，出院患者中药饮片使用率12.03%，出院患者中药使用率40.26%。（图3）

其中21家三级医疗机构出院患者中药饮片使用人次118533人，出院患者中药使用人次470244人，出院患者总人次1144423人，出院患者中药饮片使用率10.36%，出院患者中药使用率41.09%。（图3）

30家二级医疗机构出院患者中药饮片使用人次36808人，出院患者中药使用人次49562人，出院患者总人次146770人，出院患者中药饮片使用率25.08%，出院患者中药使用率33.77%。（图3）

二级医疗机构在住院患者中药饮片使用率上大大高于三级医疗机构，在中成药和免煎颗粒的使用上低于三级医疗机构。

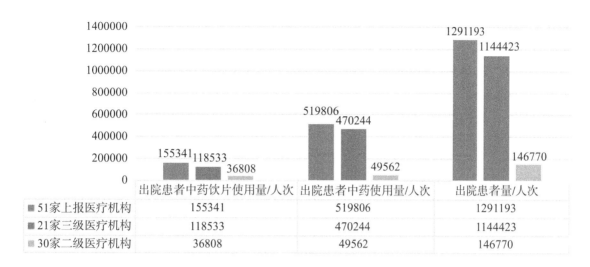

	出院患者中药饮片使用量/人次	出院患者中药使用量/人次	出院患者量/人次
■51家上报医疗机构	155341	519806	1291193
■21家三级医疗机构	118533	470244	1144423
■30家二级医疗机构	36808	49562	146770

图3 各级医疗机构住院患者中药使用情况

（四）中药处方点评情况

51家上报医疗机构中药处方点评合格张数1845231张，中药处方点评总张数1917499张，中药处方点评合格率96.23%。（图4）

其中21家三级医疗机构中药处方点评合格张数1773353张，中药处方点评总张数1843469张，中药处方点评合格率96.20%。（图4）

30家二级医疗机构中药处方点评合格张数71878张，中药处方点评总张数74030张，中药处方点评合格率97.09%。

三级、二级医疗机构虽然中药处方点评合格率较高，但是二级医疗机构存在明显中药点评处方数量不足的情况。

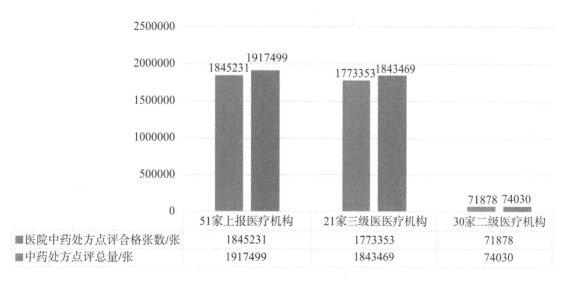

	51家上报医疗机构	21家三级医疗机构	30家二级医疗机构
■医院中药处方点评合格张数/张	1845231	1773353	71878
■中药处方点评总量/张	1917499	1843469	74030

图4 各级医疗机构中药处方点评情况

（五）免煎颗粒使用情况

51家上报医院免煎颗粒销售金额52152473.57元，中药饮片销售金额397722543.46元，免煎颗粒

使用金额占比13.11%。（图5）

其中21家三级医疗机构免煎颗粒销售金额48742896.48元，中药饮片销售金额339240749.78元，免煎颗粒使用金额占比14.37%。（图5）

30家二级医疗机构免煎颗粒销售金额3409577.09元，中药饮片销售金额58481793.68元，免煎颗粒使用金额占比5.83%。（图5）

三级医疗机构免煎颗粒使用量较大，但仍控制在要求的30%以内，部分医疗机构未引进免煎颗粒。

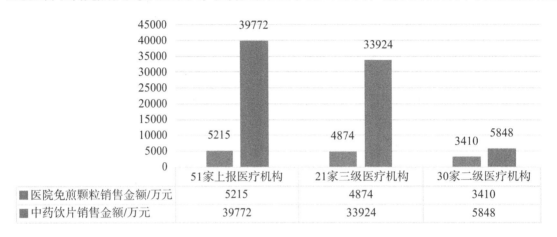

	51家上报医疗机构	21家三级医疗机构	30家二级医疗机构
医院免煎颗粒销售金额/万元	5215	4874	3410
中药饮片销售金额/万元	39772	33924	5848

图5　各级医疗机构免煎颗粒使用情况

（六）中药饮片采购验收情况

51家上报医疗机构中药饮片采购验收合格品规数113847品规，中药饮片采购验收品规总数114126品规，中药饮片采购验收合格率99.76%。（图6）

其中21家三级医疗机构中药饮片采购验收合格品规数89412品规，中药饮片采购验收品规总数89643品规，中药饮片采购验收合格率99.74%。（图6）

30家二级医疗机构中药饮片采购验收合格品规数24435品规，中药饮片采购验收品规总数24483品规，中药饮片采购验收合格率99.80%。（图6）

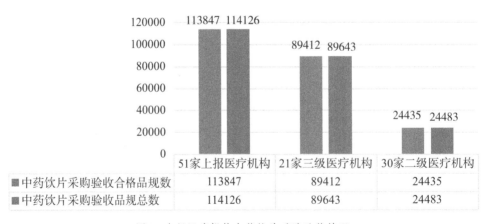

	51家上报医疗机构	21家三级医疗机构	30家二级医疗机构
中药饮片采购验收合格品规数	113847	89412	24435
中药饮片采购验收品规总数	114126	89643	24483

图6　各级医疗机构中药饮片采购验收情况

三、持续发展

（1）中药房设置。医疗机构中药房设置比较合理，有相应的常温库和阴凉库，个别规模较小的医院，因为场地受限，药房与库房区域分割不明显。

（2）中药专业技术人员情况。51家上报医疗机构中药专业技术人员人数876人，药学专业技术人员总数3572人，中药专业技术人员占比24.52%；中药临床药师人数51人，临床药师总人数385人，中药临床药师人员占比13.25%。

其中21家三级医疗机构中药专业技术人员人数615人，药学专业技术人员总数2833人，中药专业技术人员占比21.71%；中药临床药师人数38人，临床药师总人数334人，中药临床药师人员占比11.38%。

30家二级医疗机构中药专业技术人员人数261人，药学专业技术人员总数739人，中药专业技术人员占比35.32%；中药临床药师人数13人，临床药师总人数51人，中药临床药师人员占比25.49%。

无论三级还是二级医疗机构都存在中药学人员严重短缺现象，部分医疗机构达不到等级医疗机构评审要求，希望各医疗机构都能重视中药人才引进。

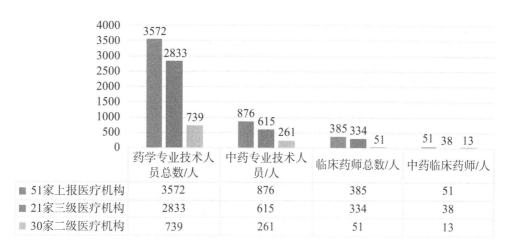

	药学专业技术人员总数/人	中药专业技术人员/人	临床药师总数/人	中药临床药师/人
51家上报医疗机构	3572	876	385	51
21家三级医疗机构	2833	615	334	38
30家二级医疗机构	739	261	51	13

图7 各级医疗机构中药专业技术人员情况

四、信息化建设

（1）合理用药软件系统设置。大多数医疗机构已开启合理用药软件系统，但现阶段中成药使用系统较顺畅，中药饮片与颗粒使用系统还不完善，存在医生开具处方用量较大，与药典规定剂量不符，无统一执行标准等问题，需要组织专家就青岛市民中药饮片用药习惯，制定相应标准。

（2）药品信息可追溯系统。药品信息可追溯现阶段只停留在简单的药品生产厂家、生产批号等信息可追溯，还未做到中药饮片从种植产地到加工生产再到销售等全过程信息的可追溯，后续可把追溯层面做得更广。

（3）"药学互联网+"。"药学互联网+"现阶段做得比较好的有微信公众号的宣传、快递的发放、短视频科普等，有的医疗机构并未开展任何一项互联网服务，后期可分享交流同类医疗机构的经验，更好地服务大众。

青岛市中药质量控制中心

审稿：薛宁

❸ 管理类

第一部分

第二部分

第三部分

医院管理领域

门 诊 管 理

一、数据范围和来源

共收集84家青岛市二级及以上公立和民营医疗机构门诊管理数据，其中二级公立医疗机构28家，二级民营医疗机构26家，三级公立医疗机构26家，三级民营医疗机构4家。数据统计时间为2023年1月1日—12月31日。

收集的数据包括门诊诊室数量、出诊医师数、护理人员数、门诊人次、急诊人次、门诊人次占门诊放号比例、多学科团队联合（MDT）门诊数量及人次、门诊患者预约就诊率、准时开诊率、门诊患者预约后平均等待时间、门诊电子病历书写率、门诊结构化病历使用比例、门诊次均费用增幅、门诊收入占医疗收入比例、门诊人数与出院人数比共15个门诊管理专业质量指标。

二、指标分析

（一）医疗机构门诊诊室数量

共收集到83家医疗机构的门诊诊室数量数据。83家医疗机构共设置诊室3054间。其中28家二级公立医疗机构设置564间，占诊室总数的18.47%；25家二级民营医疗机构设置179间，占诊室总数的5.86%；26家三级公立医疗机构设置2233间，占诊室总数的73.12%；4家三级民营医疗机构开设78间，占诊室总数的2.55%。各级各类医疗机构门诊诊室平均数量见图1。

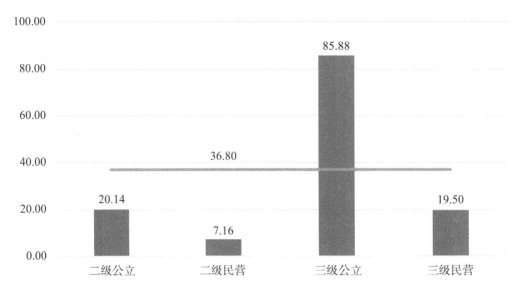

图1　各级各类医疗机构门诊诊室平均数量

83家医疗机构中，39家医疗机构共设置147间特需门诊诊室。其中9家二级公立医疗机构设置17间，占特需门诊诊室总数的11.56%；9家二级民营医疗机构设置9间，占特需门诊总数的6.12%；19家三级公立医疗机构设置115间，占特需门诊诊室总数的78.23%；2家三级民营医疗机构设置6间，占特需门诊诊室总数的4.08%。各级各类医疗机构特需门诊诊室平均设置数量见图2。

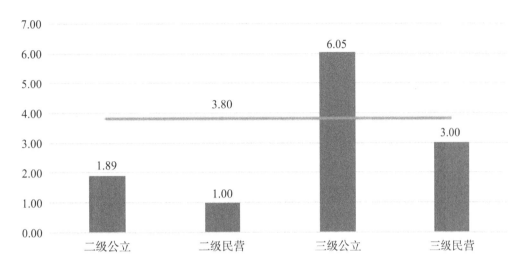

图2　各级各类医疗机构特需门诊诊室平均数量

（二）门诊出诊医师数

共收集到77家医疗机构的门诊医师数据。77家医疗机构共有门诊出诊医师25449人。其中28家二级公立医疗机构门诊出诊医师2010人，占7.90%；20家二级民营医疗机构门诊出诊医师222人，占0.87%；26家三级公立医疗机构门诊出诊医师23156，占90.99%；3家三级民营医疗机构61人，占0.24%。各级各类医疗机构平均门诊出诊医师数量见图3。

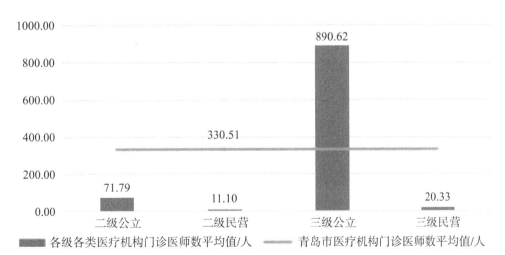

图3　各级各类医疗机构门诊出诊医师平均数量

出诊医师根据职称进行分类。其中主任医师4958人，占19.48%；副主任医师7740人，占30.41%；主治医师8379人，占32.92%；住院医师4372人，占17.18%。（图4）

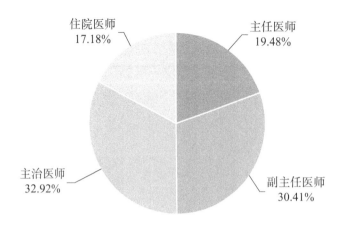

图4 青岛市医疗机构门诊出诊医师职称分布

28家二级公立医疗机构主任医师、副主任医师、主治医师、住院医师分别有306人、510人、811人，分别占二级公立医疗机构医师总数的15.22%、25.37%、40.35%、19.05%。20家二级民营医疗机构主任医师、副主任医师、主治医师、住院医师分别有35人、63人、65人、59人，分别占二级民营医疗机构医师总数的15.77%、28.38%、29.28%、26.58%。26家三级公立医疗机构主任医师、副主任医师、主治医师、住院医师分别有4605人、7151人、7486人、3914人，分别占三级公立医疗机构医师总数的19.89%、30.88%、32.33%、16.90%。3家三级民营医疗机构主任医师、副主任医师、主治医师、住院医师分别有12人、16人、17人、16人，分别占三级民营医疗机构医师总数的19.67%、26.23%、27.87%、26.23%。（图5）

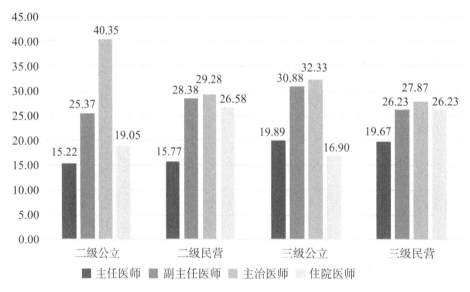

图5 各级各类医疗机构不同职称出诊医师占比/%

（三）门诊护理人员数

共收集到79家医疗机构门诊护理人员数据。79家医疗机构共有门诊护理人员2537人。其中28家二级公立医疗机构407人，占16.04%；23家二级民营医疗机构207人，占8.16%；25家三级公立医疗1897人，占74.77%；3家三级民营医疗机构26人，占1.02%。各类医疗机构门诊护理人员平均数量见图6。

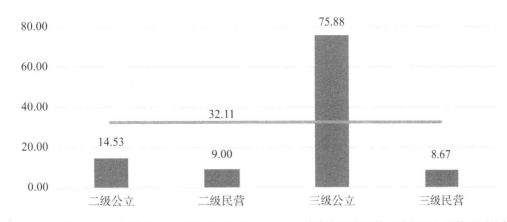

图6　各级各类医疗机构门诊护理人员平均数量

　　79家医疗机构共有导诊护理人员1020人，占门诊护理人员总数的40.20%。其中二级公立医疗机构136人，占二级公立医疗机构门诊护理人员总数的33.42%；二级民营医疗机构37人，占二级民营医疗机构门诊护理人员总数的17.87%；三级公立医疗机构839人，占三级公立医疗机构门诊护理人员总数的44.23%；三级民营医疗机构8人，占三级民营医疗机构门诊护理人员总数的30.77%。（图7）

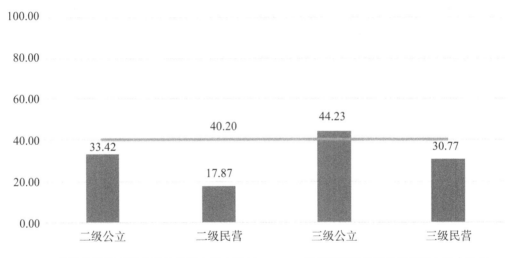

图7　各级各类医疗机构导诊护理人员占比

（四）门诊人次

　　共收集到72家医疗机构门诊人次数据。72家医疗机构门诊总诊疗23695339人次。其中24家二级公立医疗机构3656037人次，占15.43%；20家二级民营医疗机构258316人次，占1.09%；25家三级公立医疗机构19737094人次，占83.30%；3家三级民营医疗机构43892人次，占0.19%。各级各类医疗机构平均门诊诊疗人次见图8。

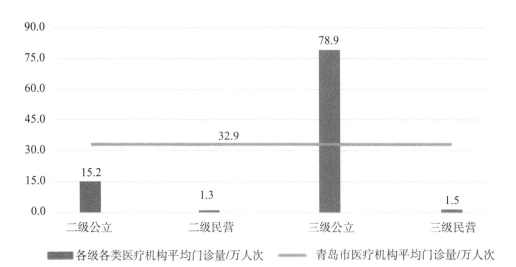

图8　各级各类医疗机构平均门诊量

门诊人次根据出诊医师职称进行分类。其中主任医师接诊4949018人次，占20.89%；副主任医师接诊6576557人次，占27.75%；主治及以下医师接诊12169764人次，占51.36%。（图9）

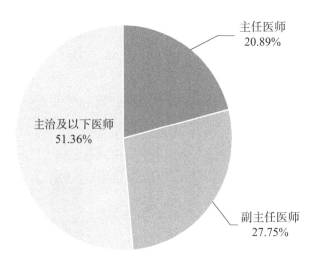

图9　不同职称医师接诊人次占比

　　24家二级公立医疗机构主任医师、副主任医师、主治及以下医师分别接诊555464人次、752171人次、2348402人次，分别占二级公立医疗机构门诊总人次的15.19%、20.57%、64.23%。20家二级民营医疗机构主任医师、副主任医师、主治及以下医师分别接诊39326人次、90257人次、128733人次，分别占二级民营医疗机构门诊总人次的15.22%、34.94%、49.84%。25家三级公立医疗机构主任医师、副主任医师、主治及以下医师分别接诊4339481人次、5731490人次、9666123人次，分别占三级公立医疗机构门诊总人次的21.99%、29.04%、48.97%。3家三级民营医疗机构主任医师、副主任医师、主治及以下医师分别接诊14747人次、2639人次、26506人次，分别占三级公立医疗机构门诊总人次的33.60%、6.01%、60.39%。（图10）

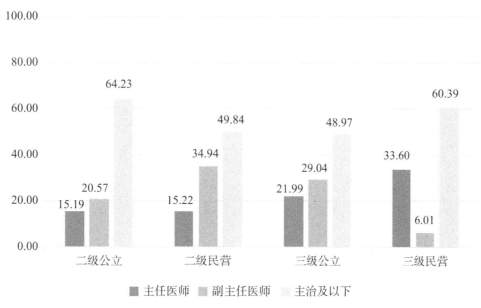

图10　各级各类医疗机构不同职称医生接诊人次占比/%

（五）急诊人次

共收集到49家医疗机构的急诊人次数据。49家医疗机构急诊共3894704人次。其中21家二级公立医疗机构为501929人次，占12.89%；2家二级民营医疗机构为463人次，占0.01%；25家三级公立医疗机构为3331830人次，占85.55%；1家三级民营医疗机构为60482人次，占1.55%。（图11）

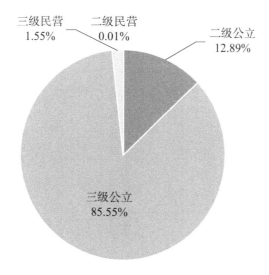

图11　医疗机构急诊人次构成

（六）门诊人次数占门诊放号数比例

共收集到53家医疗机构门诊人次数占门诊放号数比例数据。53家医疗机构门诊人次数占门诊放号比例为27.56%，其中二级公立医疗机构为25.86%，二级民营医疗机构为96.93%，三级公立医疗为27.73%，三级民营医疗机构为52.00%。（图12）

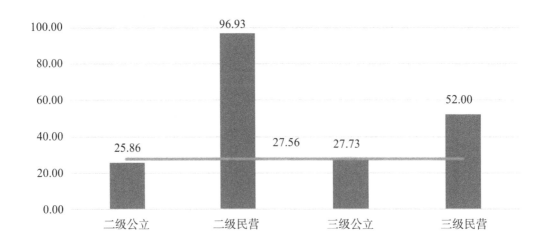

图12 各级各类医疗机构门诊人次数占门诊放号数比例

（七）开展多学科团队联合（MDT）门诊情况

全市二级及以上医疗机构共34家开展MDT门诊，占所有二级及以上医疗机构的40.48%。其中二级公立医疗机构8家，占所有二级公立医疗机构的28.57%；三级公立医疗机构25家，占所有三级公立医疗机构的96.15%；三级民营医疗机构1家，占所有三级民营医疗机构的25.00%。二级民营医疗机构均未开设MDT门诊。（图13）

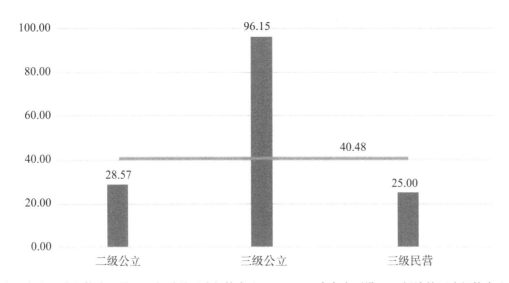

图13 各级各类医疗机构开设MDT门诊占比

34家医疗机构共开设321个MDT门诊，平均每家医疗机构开设9.44个MDT门诊。其中平均每家二级公立医疗机构开设3.38个，平均每家三级公立医疗机构开设11.56个，平均每家三级民营医疗机构开设5个。（图14）

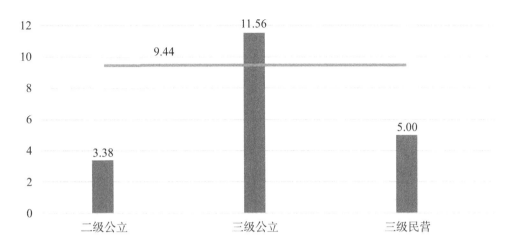

图14　各级各类医疗机构开设MDT门诊数量均值

321个MDT门诊共接诊1600人次，平均每个MDT门诊接诊47.06人次，其中二级公立医疗机构平均每个MDT门诊接诊16.25人次，三级公立医疗机构平均每个MDT门诊接诊58.20人次，三级民营医疗机构平均每个MDT门诊接诊15人次。（图15）

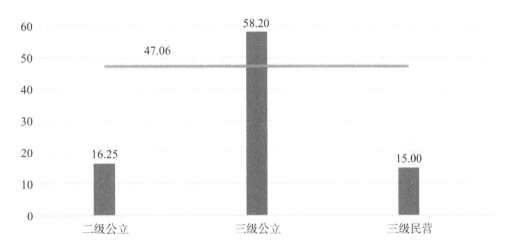

图15　医疗机构MDT门诊接诊人次数构成

（八）门诊患者预约就诊率

共收集到68家医疗机构的门诊患者预约就诊率数据。68家医疗机构门诊患者预约就诊率为47.75%，其中二级公立医疗机构为12.81%，二级民营医疗机构为28.52%，三级公立医疗机构为53.83%，三级民营医疗机构为25.94%。（图16）

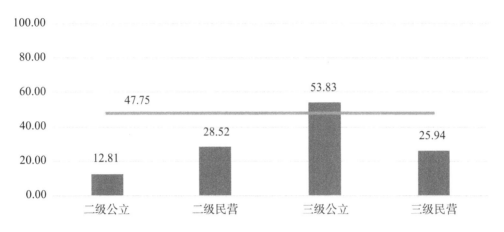

图16　各级各类医疗机构门诊患者预约就诊率

（九）准时开诊率

共收集到73家医疗机构的准时开诊率数据。73家医疗机构准时出诊率为97.61%。其中二级公立医疗机构为99.13%，二级民营医疗机构为99.27%，三级公立医疗机构为96.76%，三级民营医疗机构为92.68%。

（十）门诊患者预约后平均等待时间

定义一：门诊患者从预约的就诊时间至进入诊室前的平均等待时间。计算方法：就诊预约后平均等待时间=Σ（进入诊室诊疗的时间−预约的就诊时间）/预约诊疗人次数。

共收集到61家医疗机构的数据。61家医疗机构门诊患者预约后平均等待时间（定义一）平均值为10.08分钟，其中二级公立医疗机构平均值为9.64分钟，二级民营医疗机构平均值为4.88分钟，三级公立医疗机构平均值为14.03分钟，三级民营医疗机构为14.00分钟。

定义二：门诊患者按预约时间到达医疗机构后至进入诊室前的等待时间。计算方法：就诊预约后平均等待时间=Σ［进入诊室诊疗的时间−到达分诊台或通过信息系统（自助机、APP等）报到的时间］/预约诊疗人次数。

共收集到58家医疗机构数据。58家医疗机构门诊患者预约后平均等待时间（定义二）平均值为13.70分钟，其中二级公立医疗机构平均值为12.73分钟，二级民营医疗机构平均值为6.30分钟，三级公立医疗机构平均值为19.90分钟，三级民营医疗机构平均值为15.00分钟。

（十一）门诊电子病历书写率

共收集到61家医疗机构的门诊电子病历书写率数据。61家医疗机构门诊电子病历书写率为90.64%，其中二级公立医疗机构为79.69%，二级民营医疗机构为59.57%，三级公立医疗机构为92.68%，三级民营医疗机构为82.26%。

（十二）门诊结构化病历使用比例

共收集到47家医疗机构的门诊结构化病历使用比例数据。47家医疗机构门诊结构化病历使用比例为89.21%，其中二级公立医疗机构为62.86%，二级民营医疗机构为39.50%，三级公立医疗机构为93.25%，三级民营医疗机构为2.22%。

（十三）门诊次均费用增幅

共收集到74家医疗机构的门诊次均费用增幅数据。74家医疗机构中，门诊次均费用增幅中位数为-0.96%，极差为457.40%，33家（44.59%）医疗机构门诊次均费用较2022年有所下降。其中二级公立医疗机构中位数为-0.89%，极差为324.39%；二级民营医疗机构中位数为2.00%，极差为457.55%；三级公立医疗机构中位数为-1.13%，极差为92.79%；三级民营医疗机构中位数为1.00%，极差为43.99%。

（十四）门诊收入占医疗收入比例

共收集到81家医疗机构门诊收入占医疗收入比例数据。81家医疗机构门诊收入占医疗收入比例为33.30%，其中二级公立医疗机构为37.34%，二级民营医疗机构为35.91%，三级公立医疗机构为33.14%，三级民营医疗机构为32.64%。

（十五）门诊人次数与出院人次数比

共收集到80家医疗机构的门诊人次数与出院人次数比数据。80家医疗机构门诊人次数与出院人次数比为16.47∶1，其中二级公立医疗机构为16.18∶1，二级民营医疗机构为10.27∶1，三级公立医疗机构为16.76∶1，三级民营医疗机构为10.06∶1。

三、小结

青岛市二级及以上医疗机构门诊管理水平参差不齐，门诊资源配置指标如门诊诊室、出诊医师、门诊护理人员、门诊人次、MDT门诊等分析显示，各级各类医疗机构门诊资源配置分布不均衡，优质医疗资源多集中在三级公立医疗机构，患者也趋向选择三级公立医疗机构就诊。公立医疗机构门诊号源充足，满足群众就医需求后还有大量剩余。门诊服务相关指标分析显示，各级各类医疗机构门诊患者等候时间均小于30分钟，符合国家要求；预约就诊率除三级公立医疗机构外，其他医疗机构均较低；各级各类医疗机构准时出诊率差别较小，且均在90%以上，说明大部分医师能按时出诊。门诊病历管理相关指标如门诊电子病历书写率和结构化病历使用比例分析显示，不同级别医疗机构门诊病历管理情况差距较大，公立医疗机构的门诊电子病历书写率和结构化病历使用比例均高于民营医疗机构。门诊费用相关指标分析显示，不同医疗机构门诊次均费用增幅差异较大，各级各类医疗机构门诊收入占医疗收入比例差异较小。

本次数据收集工作发现，部分医疗机构门诊管理信息化水平有待提高，存在部分数据无法提取的情况，医疗机构应更加重视加强门诊管理，提高门诊服务能力，改善患者就医体验。

青岛市门诊管理质量控制中心

审稿：薛宁

病 案 管 理

一、数据来源和范围

共收集40家青岛市二级及以上公立医疗机构，其中二级综合公立医疗机构10家，二级专科医疗机构6家，三级综合公立医疗机构17家，三级专科医疗机构7家。数据统计时间为2023年1月1日—12月31日。

收集的数据包括人力资源配置、病历书写时效性、诊疗行为符合率以及病历归档质量指标四大部分。其中人力资源配置包含住院病案管理人员月均负担出院患者病历数和病案编码人员月均负担出院患者病历数；病历书写时效性包含入院记录、手术记录、病案首页24小时内完成率；诊疗行为符合率包含手术相关记录完整率、医师查房记录完整率和患者抢救记录及时完成率；病历归档质量包含出院患者病历 2 日归档率、出院患者病历归档完整率、主要诊断填写正确率、主要诊断编码正确率、主要手术填写正确率、主要手术编码正确率、不合理复制病历发生率、知情同意书规范签署率、甲级病历率。

二、指标分析

（一）医疗机构人力资源配置情况

（1）共收集到40家二级及以上公立医疗机构住院病案管理人员月均负担出院患者病历数的数据，其中有16家医疗机构在平均数以上，包括三级综合医疗机构10家，三级专科医疗机构3家，二级综合医疗机构3家；有3家三级综合医疗机构住院病案管理人员月均负担出院患者病历数达到均值2倍以上。（图1）

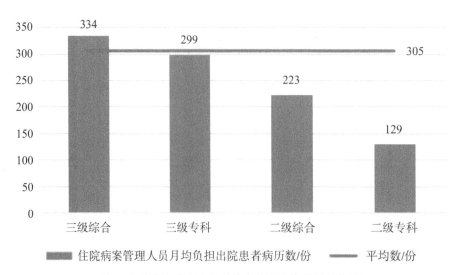

图1 住院病案管理人员月均负担出院患者病历数/份

（2）40家二级及以上公立医疗机构病案编码人员月均负担出院患者病历数的数据中有16家医疗机构在平均数754份以上，其中三级综合医疗机构13家，三级专科医疗机构1家，二级综合医疗机构2家。三级综合医疗机构，住院病案管理人员月均负担出院患者病历数以及病案编码人员月均负担出院患者病历数较多。（图2）

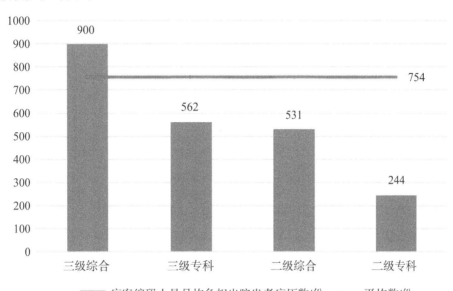

图2　病案编码人员月均负担出院患者病历数

（二）病历书写时效性

共收集到38家医疗机构的入院记录24小时内完成率（图3）。共收集到38家医疗机构的手术记录24小时内完成率（图4）。

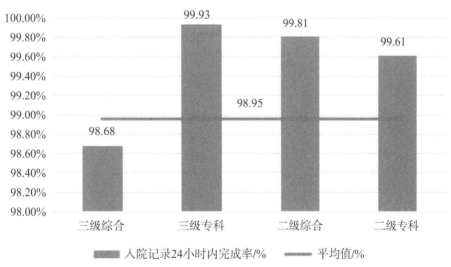

图3　各级各类医疗机构入院记录24小时内完成率

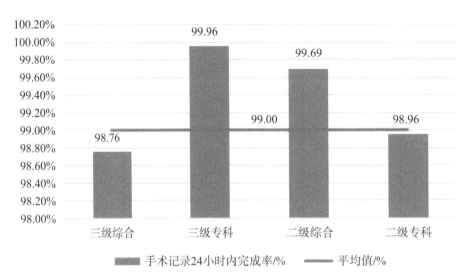

图4　各级各类医疗机构手术记录24小时内完成率

共收集到38家医疗机构的病案首页24小时内完成率（图5）。

反映病历书写的及时性的入院记录24小时内完成率和手术记录24小时内完成率需要病历质控和终末病历质控提供全面的质控数据才能得到精准的数值，只有少数医疗机构可以达到全面质控，也只有少数医疗机构可以实现质控结果信息化，可以短时间内通过数据提取得到真实可靠的数据。病案首页24小时内完成率在目前参照的《病历书写基本规范》（2010）和《山东省病历书写基本规范2020》中暂无要求，所以在医疗机构的日常工作中也未对此进行质控。临床科室在病历回收前都能将病案首页完成。

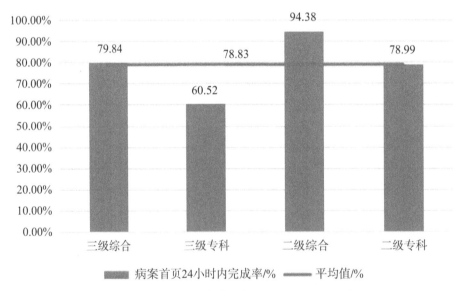

图5　各级各类医疗机构病案首页24小时内完成率

（三）诊疗行为符合率

（1）共收集到39家医疗机构的手术相关记录完整率。手术相关记录完整率是2022年国家十大医疗质量改进目标之一，经过2023年的数据监测，该指标总体较好，39家医疗机构的均值为97.18%，14家医疗机构手术相关记录完整率为100%。（图6）

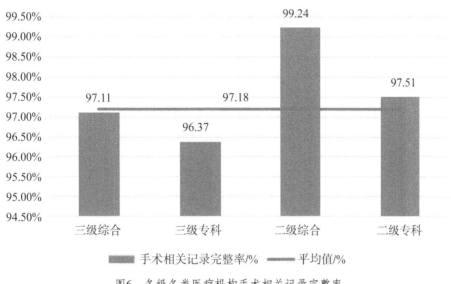

图6 各级各类医疗机构手术相关记录完整率

（2）共收集到39家医疗机构的医师查房记录完整率。青岛市第八人民医院、青岛大学附属妇女儿童医院、即墨区中医医院、青岛市市南区中西医结合医院等10家医疗机构达到100%。（图7）

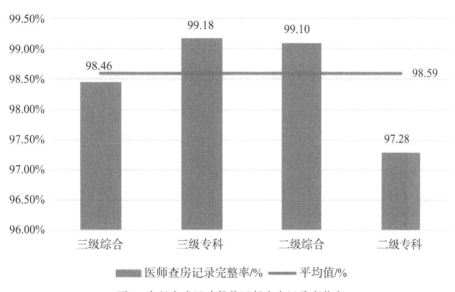

图7 各级各类医疗机构医师查房记录完整率

（3）共收集到35家医疗机构的患者抢救记录及时完成率。抢救记录需在抢救结束后6小时内完成补记，否则为记录不及时。35家医疗机构的患者抢救记录及时完成率均值为99.42%（图8）。

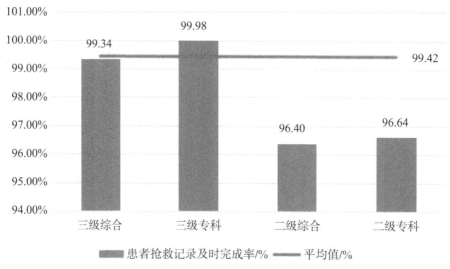

图8　各级各类医疗机构患者抢救记录及时完成率

35家医疗机构2023年发生抢救的患者数共36450例。二级医疗机构抢救数量较少，16家医疗机构共1855例，主要集中在三级医疗机构。

（四）病历归档质量指标

（1）共收集到36家医疗机构的出院患者病历2日归档率。出院病历2日归档是医院等级评审的新要求，很多医疗机构没有及时做出调整，依旧沿用3日归档。此指标有4家医疗机构未填报，达到均值79.98%（图9）以上的医疗机构一共有21家。有9家医疗机构出院患者病历 2 日归档率低于50%。

36家医疗机构的出院患者病历 2 日归档率排名前五位的是青岛大学附属医院（平度）、青岛大学附属医院、青岛市第三人民医院、山东第一医科大学附属青岛眼科医院、平度市精神卫生中心。

（2）共收集到40家医疗机构的出院患者病历归档完整率，平均值为98.93%。（图10）

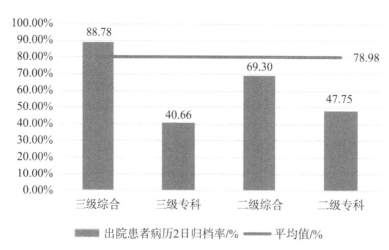

图9　各级各类医疗机构出院患者病历2日归档率

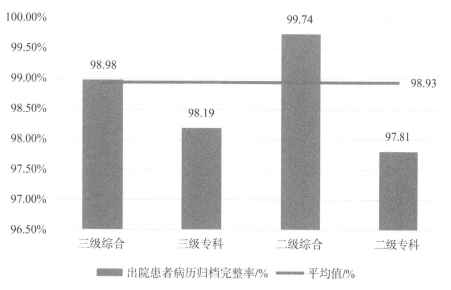

图10 各级各类医疗机构出院患者病历归档完整率

（3）共收集到40家医疗机构的主要诊断填写正确率。此指标指病案首页临床医生填写的主要诊断，均值为96.54%（图11），其中5家医疗机构小于90%。分析此指标过低的原因可能是：① 规培医师或临床医生填写错误，上级医师未审核；② 质控员按照分类诊断标准质控医师的临床诊断，质控标准不合适。

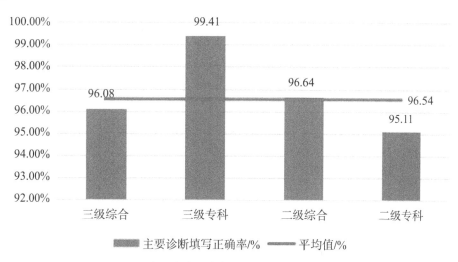

图11 各级各类医疗机构主要诊断填写正确率

（4）共收集到39家医疗机构的主要诊断编码正确率。此指标指病案首页编码员选择的主要诊断正确率，均值为98.13%。主要诊断编码正确与否，影响着医疗机构DRG医保付费、国家公立医疗机构绩效考核、医疗机构等级评审等众多重要指标。此指标也是国家2020年十大医疗质量改进目标之一，国家卫生健康委要求主要诊断编码正确率不低于90%，全市上报的39家医疗机构中38家达标，只有1家机构不达标。

（5）共收集到39家医疗机构的主要手术填写正确率。此指标指病案首页临床医生填写的主要手术，均值为96.32%（图12）。其中2家医疗机构小于90%，分析原因可能与主要诊断填写正确率类同。

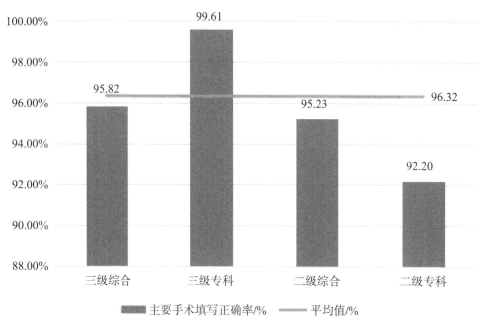

图12　各级各类医疗机构主要手术填写正确率

（6）共收集到38家医疗机构的主要手术编码正确率。此指标指病案首页编码员选择的主要手术正确率，均值为97.93%（图13）。由于专科医疗机构术种相对专一，编码员需掌握的内容较少且明确，所以专科医疗机构的主要手术编码正确率明显高于综合医疗机构。

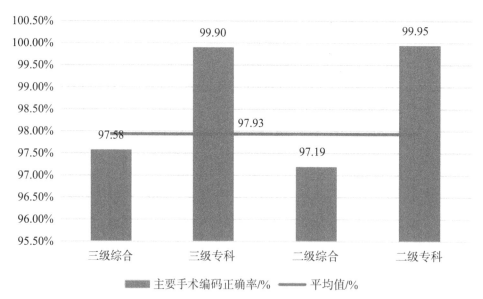

图13　各级各类医疗机构主要手术编码正确率

（7）共收集到35家医疗机构的不合理复制病历发生率（图14）。不合理复制指存在首次病程记录病例特点与入院记录、现病史完全相同；拟诊讨论部分重复病例特点；2次以上病程记录完全相同；同科同种疾病拟诊讨论内容完全相同情形的出院患者病历总数。由于各医疗机构病历质控人员配备不一，人员紧张的一般施行形式质控，质控人员相对充足的可顾及部分内涵质控，所以此指标有较大的主观性，其中有5家医疗机构未上报，13家医疗机构上报的不合理复制病历数为0，总体呈现不合理复制病历发生率较低。

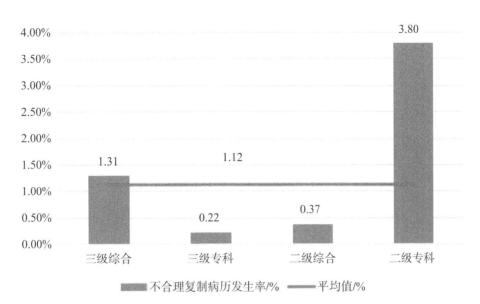

图14　各级各类医疗机构不合理复制病历发生率

（8）共收集到37家医疗机构的知情同意书签署率。三级综合医疗机构较其他类级医疗机构的签署率低，其中有5家医疗机构低于平均值95.99%（图15）。

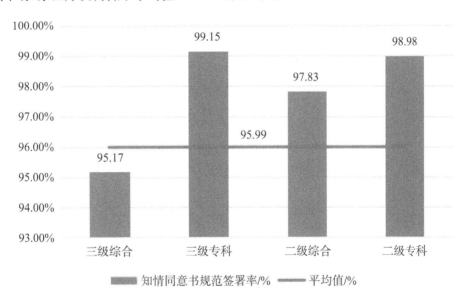

图15　各级各类医疗机构知情同意书规范签署率

（9）共收集到40家医疗机构的甲级病历率，总体水平较高，平均值为99.30%（图16）。山东大学齐鲁医院（青岛）、同济大学附属东方医院胶州医院、青岛市口腔医院、莱西市中医医院、胶州市中医医院等10家医疗机构达到100%。

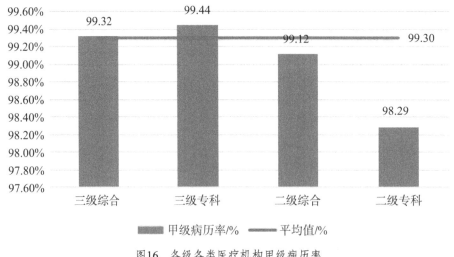

图16 各级各类医疗机构甲级病历率

三、小结

（1）医疗机构的信息化水平直接影响数据采集质量，大多数医疗机构无法提取全年的质控数据，用人工统计几个月甚至一个月的数据进行的全年估算。不同时间段对某些学科收治病种、术种仍有较大影响，所以抽查样本较小的医疗机构提供的估值有较大偏差。

（2）除资源配置和出院患者病历2日归档率外，其他指标的分析均有一定程度的主观性，各医疗机构质控尺度不一致，同一医疗机构不同质控员对质控内容的尺度把握也不完全相同，尤其涉及病历的内涵质量，所以只能通过指标采集各自发现问题，持续改进。

（3）有的医疗机构主要诊断与主要手术填写的正确率明显高于编码的正确率，其原因表面上看是医生填写准确而被编码员转译错误，深入分析可能是质控员对临床医师的主要诊断质控较少或者力度较低，而编码质控是年资较高的编码员依据分类诊断标准对编码质量进行质控，所以出现填写正确率高于编码正确率的情况。

医疗机构应重视病案管理专业的发展，加强信息化建设，加大人力投入。加强培训工作，持续提高临床医务人员病历书写规范性、及时性、完整性、准确性；统一质控员的质控标准，加强质控力度；提高编码员对主要诊断选择原则、编码原则等专业知识的掌握水平；结合信息化水平培养病案专业优秀的统计人才，严格把控各项指标源头，为医疗机构高质量发展提供可靠数据。

青岛市病案管理质量控制中心

审稿：薛宁

医院感染管理

一、数据来源范围和内容

填报数据内容为《青岛市医院感染管理质量控制指标（2023年版）》（表1），时间范围为2022年12月1日至2023年11月30日。

表1　2023青岛市医院感染管理质量控制指标

序号	监测指标	国家改进目标/标准	年度指标考核及改善要求
1	医院感染（例次）发病率	≤10%	稳定或下降
2	医院感染（例次）现患率	≤10%	稳定或下降
3	医院感染病例漏报率	≤10%	稳定或下降
4	多重耐药菌医院感染发生率	下降	稳定或下降
5	多重耐药菌感染检出率	下降	稳定或下降
6	医务人员手卫生依从率	提高	逐渐提升
7	住院患者抗菌药物使用率	≤60%	稳定或下降
8	抗菌药物治疗前病原学送检率	≥50%	≥45%
9	医院感染诊断相关病原学送检率	≥90%	≥85%
10	联合使用重点药物前病原学送检率	100%	≥90%
11	Ⅰ类切口预防使用抗菌药物患者比例	≤30%	稳定或下降
12	Ⅰ类切口手术部位感染率	≤1.5%	稳定或下降
13	血管内导管相关血流感染（CRBSI）发病率	下降	稳定或下降
14	呼吸机相关性肺炎（VAP）发病率	下降	稳定或下降
15	导尿管相关泌尿系感染（CAUTI）发病率	下降	稳定或下降

注：表中"稳定""上升""下降""提高"指该指标与上一年度相比。

二、数据收集结果

共收到99家医疗机构上报的监测信息，其中三级综合医疗机构16家，三级专科医疗机构9家，二级综合医疗机构20家，二级专科医疗机构54家。

在院感科设置及专业人员配备方面，92家医疗机构具备独立设置的院感科，全市医疗机构院感专职人员与床位占比0.80%（356/44771），总体符合国家相关要求；其中三级综合医疗机构配比0.57%（122/21548）、三级专科医疗机构配比0.89%（49/5527），二级综合医疗机构配比0.78%（72/9210），二级专科医疗机构配比1.31%（113/8635）。

三、监测指标统计分析

（一）医院感染（例次）发病率

共有82家医疗机构纳入医院感染（例次）发病率的统计分析，占完成数据填报医院总数（99家）的82.83%。全市医疗机构的医院感染（例次）发病率为0.56%（0.60%），总体优于国家改进目标/标准。其中，三级综合医疗机构（有效数据16/16）、三级专科医疗机构（有效数据9/9）、二级综合医疗机构（有效数据19/20）、二级专科医疗机构（有效数据38/54）分别为0.59%（0.64%）、0.45%（0.47%）、0.48%（0.51%）、0.70%（0.75%）。详见图1。

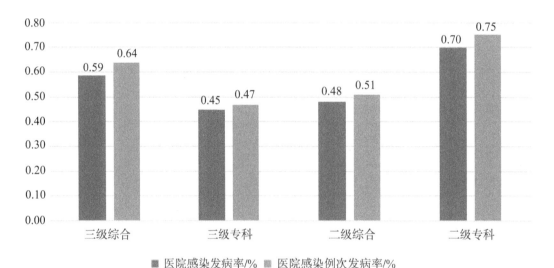

图1　各类医疗机构医院感染发病率

三级医疗机构医院感染例次发病率介于0.01%～7.21%，二级医疗机构医院感染例次发病率介于0.05%～8.89%。

（二）医院感染（例次）现患率

全市医疗机构（有效数据71/99）医院感染现患率为1.06%，医院感染（例次）现患率为1.13%，总体优于国家改进目标/标准。其中，三级综合医疗机构（有效数据16/16）指标值分别为1.96%、2.15%；三级专科医疗机构（有效数据9/9）指标值分别为0.79%、0.87%；二级综合医疗机构（有效数据19/20）指标值分别为0.82%、0.87%；二级专科医疗机构（有效数据27/54）指标值分别为0.86%、0.91%。详见图2。

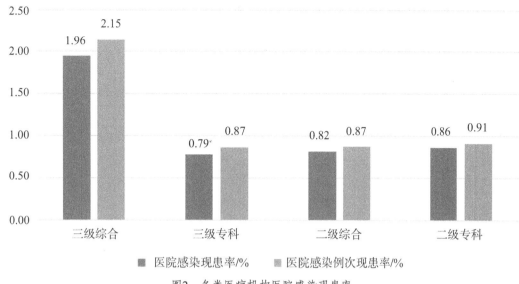

图2 各类医疗机构医院感染现患率

三级医疗机构医院感染例次现患率介于0.06%~6.01%，二级医疗机构医院感染例次现患率介于0.22%~3.03%。

（三）医院感染病例漏报率

全市医疗机构（有效数据67/99）医院感染病例漏报率为5.91%，总体优于国家改进目标/标准。其中，三级综合医疗机构（有效数据16/16）指标值为7.89%；三级专科医疗机构（有效数据8/9）指标值为3.43%；二级综合医疗机构（有效数据20/20）指标值为2.07%；二级专科医疗机构（有效数据23/54）指标值为2.20%。

（四）多重耐药菌医院感染情况

全市医疗机构（有效数据70/99）共发生多重耐药菌医院感染1053/1189例次。其中，耐甲氧西林的金黄色葡萄球菌（MRSA）233/252例次，耐万古霉素的粪肠球菌（VRE）6/6例次，耐碳青霉烯类的大肠埃希菌89/91例次，耐碳青霉烯类的肺炎克雷伯菌136/156例次，耐碳青霉烯类的鲍曼不动杆菌（CR-AB）419/494次，耐碳青霉烯类的铜绿假单胞菌（CR-PA）164/183例次。

（五）多重耐药菌检出率

全市医疗机构（有效数据74/99）共检出多重耐药菌12589例次。其中，耐甲氧西林的金黄色葡萄球菌（MRSA）检出率29.90%，耐万古霉素的粪肠球菌（VRE）检出率0.42%，耐万古霉素的屎肠球菌（VRE）检出率0.35%，耐碳青霉烯类的大肠埃希菌检出率4.00%，耐碳青霉烯类的肺炎克雷伯菌（CRE）检出率4.21%，耐碳青霉烯类的鲍曼不动杆菌（CR-AB）检出率46.55%，耐碳青霉烯类的铜绿假单胞菌（CR-PA）检出率18.11%，详见图3。

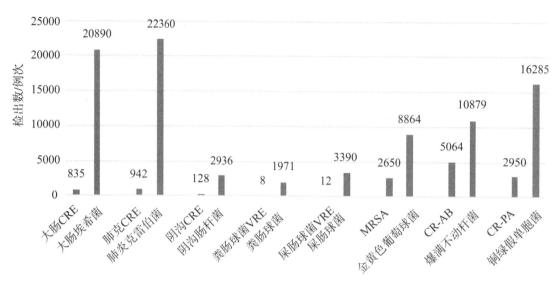

图3 多重耐药菌检出情况

（六）医务人员手卫生依从率

全市医疗机构（有效数据96/99）医务人员手卫生依从率为93.15%，总体达到国家改进目标/标准。

（七）住院患者抗菌药物使用率

全市医疗机构（有效数据88/99）住院患者抗菌药物使用率为38.68%，总体优于国家改进目标/标准。其中，三级综合医疗机构（有效数据16/16）指标值为40.67%，三级专科医疗机构（有效数据8/9）指标值为29.95%，二级综合医疗机构（有效数据19/20）指标值为42.51%，二级专科医疗机构（有效数据44/54）指标值为29.10%。

（八）病原学送检率相关监测指标

1.抗菌药物治疗前病原学送检率

全市医疗机构（有效数据71/99）抗菌药物治疗前病原学送检率为56.824%，总体达到国家改进目标/标准。其中，三级综合医疗机构（有效数据15/16）指标值为52.74%，三级专科医疗机构（有效数据8/9）指标值为66.87%，二级综合医疗机构（有效数据18/20）指标值为61.03%，二级专科医疗机构（有效数据32/54）指标值为53.00%。详见图4。

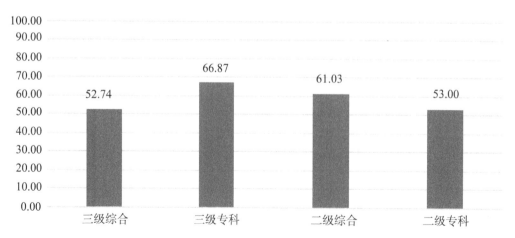

图4 各类医疗机构抗菌药物治疗前病原学送检率/%

三级医疗机构抗菌药物治疗前病原学送检率介于46.33%～94.52%，二级医疗机构抗菌药物治疗前病原学送检率介于0.29%～95.21%。

2. 医院感染诊断相关病原学送检率

全市医疗机构（有效数据61/99）医院感染诊断相关病原学送检率为87.10%，总体已达到国家改进目标/标准。其中，三级综合医疗机构（有效数据15/16）指标值为90.90%，三级专科医疗机构（有效数据8/9）指标值为91.58%，二级综合医疗机构（有效数据17/20）指标值为84.42%，二级专科医疗机构（有效数据46/54）指标值为60.19%。详见图5。

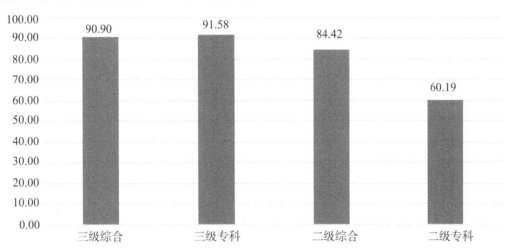

图5 各类医疗机构医院感染诊断相关病原学送检率/%

三级医疗机构医院感染诊断相关病原学送检率介于62.50%～100.00%，二级医疗机构医院感染诊断相关病原学送检率介于17.60%～100.00%。

3. 联合使用重点药物前病原学送检率

全市医疗机构（有效数据38/99）联合使用重点药物前病原学送检为95.25%，总体未达到国家改进目标/标准。其中，三级综合医疗机构（有效数据15/16）指标值为95.44%，三级专科医疗机构（有效数据5/9）指标值为96.95%，二级综合医疗机构（有效数据8/20）指标值为93.30%，二级专科医疗机构（有效数据10/54）指标值为93.05%。详见图6。

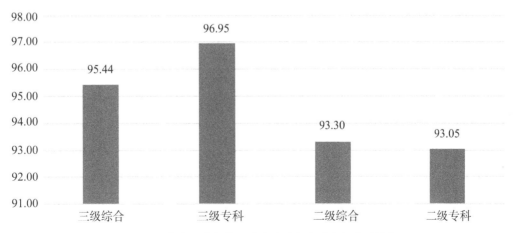

图6 各类医疗机构医院感染诊断相关病原学送检率/%

三级医疗机构联合使用重点药物前病原学送检率介于90.10%～100.00%，二级医疗机构联合使用重点药物前病原学送检率介于32.48%～100.00%。

（九）手术部位感染相关监测指标

1. Ⅰ类切口预防使用抗菌药物患者比率

全市医疗机构（有效数据58/99）Ⅰ类切口预防使用抗菌药物患者比率为26.23%，总体优于国家改进目标/标准。其中，三级综合医疗机构（有效数据16/16）指标值为29.28%，三级专科医疗机构（有效数据7/9）指标值为10.72%，二级综合医疗机构（有效数据17/20）指标值为30.66%，二级专科医疗机构（有效数据18/54）指标值为43.14%。

2. Ⅰ类切口手术部位感染率

全市医疗机构（有效数据51/99）Ⅰ类切口手术部位感染率为0.09%，总体优于国家改进目标/标准。其中，三级综合医疗机构（有效数据15/16）指标值为0.09%，三级专科医疗机构（有效数据7/9）指标值为0.02%，二级综合医疗机构（有效数据16/20）指标值为0.10%，二级专科医疗机构（有效数据13/54）指标值为0.19%。

（十）"三管"相关监测

1. 血管内导管相关血流感染（CRBSI）发病率

全市三级综合医疗机构（有效数据16/16）指标值为0.21‰，三级专科医疗机构（有效数据7/9）指标值为0.11‰。二级医疗机构开展此项监测较少。

2. 呼吸机相关性肺炎（VAP）发病率

全市医疗机构（有效数据40/99）呼吸机相关性肺炎（VAP）发病率为2.69‰。其中，三级综合医疗机构（有效数据16/16）指标值为2.74‰，三级专科医疗机构（有效数据6/9）指标值为1.31‰，二级综合医疗机构（有效数据12/20）指标值为2.54‰，二级专科医疗机构（有效数据6/54）指标值为5.77‰。

3. 导尿管相关泌尿系感染（CAUTI）发病率

全市三级综合医疗机构（有效数据16/16）指标值为0.71‰，三级专科医疗机构（有效数据6/9）指标值为0.74‰。二级医疗机构开展此项监测较少，暂不做统计。

四、下一步工作

做好院感管理质控核心指标监测，不仅可以反映医疗机构核心质量问题，更能比较精准地提出质量干预方案，为相关部门掌握医疗质量安全的薄弱环节、制定相应政策提供支持。下一步，质控中心将坚持以目标为导向，加强质控能力提升培训，推进质控信息化建设，强化质量改进结果的应用，完善质控组织体系建设，提高质控工作能力。

青岛市医院感染管理质量控制中心

审稿：薛宁

日间医疗管理

一、基本情况

（一）培训督导检查

年内举办2场专题培训覆盖全部日间诊疗单位；4次督导和调研覆盖13家医疗机构；具体形式包括查阅资料、实地查看、人员访谈和政策落实及反馈收集等，重点督导日间医疗机构的制度建设、质量与安全、指标等。

（二）指标监测分析

采用问卷调查方式对二级及以上医疗机构的日间医疗管理质量控制指标进行统计分析。

对纳入此次统计分析的各级医疗机构日间诊疗中心的日间手术、日间中医及化疗等专业进行数据采集，其中日间手术医疗机构13家，日间中医医疗机构12家，日间化疗医疗机构7家，采集数据范围包括病种，日间手术量，日间手术占比，三、四级手术量及占比，平均住院日，入院前评估率，不良事件报告数，危急值及时处置率，日间病历记录完整率，日间手术出院随访率，手术并发症发生率，病种，等等。

二、存在问题

（一）督导检查方面

（1）由于各级医疗机构日间医疗中心大多于近几年成立，考核标准侧重于基础制度、基础设施评价，督查评分偏高。

（2）日间医疗中心信息化程度偏低。

（3）部分医疗机构无独立的日间医疗中心，各科室以分散管理为主，硬件配置不健全。

（4）医保支付病种少，根据青岛市卫生健康委员会及青岛市医疗保障局公布数据，日间手术医保结算目录增设至307个，日间中医19个病种。

（二）医疗质量控制指标情况（按照日间诊疗项目分类）

1. 日间手术质控

（1）日间手术占比。各级医疗机构日间手术占比差距较大，占比范围为0.1%～86.46%，平均值为17.24%。医疗机构级别不同，收治手术患者数量差别大，以及专科医疗机构与综合医疗机构性质不同等各种因素导致日间手术占比数据结果相差较大。另外，部分医疗机构日间手术分散式管理，未能提报相关数据。

（2）日间手术量。各级医疗机构日间手术量平均值为3460例次。

（3）平均住院日。各级医疗机构日间手术平均住院日平均值为1.42天。

（4）日间三四级手术占比。各级医疗机构日间三四级手术占比平均值53.38%。

（5）日间手术种类。各级医疗机构日间手术术种平均值134.6种。手术种类与年度开展日间手术数量相关。

2.日间中医质控

（1）病种。各级医疗机构日间中医覆盖病种数约为23种。

（2）平均住院日。全市各级医疗机构日间中医平均住院日平均值为18.47天。

3. 日间化疗质控（日间抗肿瘤治疗质控）

（1）院前评估率。各级医疗机构日间化疗院前评估率基本为100%。

（2）出院人次。各级医疗机构日间化疗年度出院人次平均数为2060人次。

（3）平均住院日。各级医疗机构日间化疗平均住院日平均值为1.91天。日间化疗平均住院日数据为化疗、靶向治疗、内分泌治疗以及免疫治疗等综合数据统计结果，由于信息数据提取有限，不能具体分类，以及各医疗机构年度收治患者数量为6～11355人次，差别较大，数据排名存在偏倚。

（4）不良事件报告数。各级医疗机构日间化疗不良事件报告数平均值为8.86例。

三、日间诊疗工作促进计划

（1）切实发挥日间诊疗制度的优势。各级医疗机构要充分认识日间医疗规范化建设的重要意义，切实重视开展日间诊疗制度的落实，并与普通住院制度形成良性互补，增强日间医疗质量管理意识，加大日间医疗质量管理推进力度，确保日间医疗质量安全。

（2）持续完善日间诊疗制度匹配患者需求。关注患者需求，深入了解患者对日间诊疗的需求和期望，优化诊疗流程，完善日间诊疗制度，加强资源配置和信息化建设，不断提高诊疗服务的质量和效率。

（3）建立青岛市医疗保障局、青岛市卫健委和医院的协商机制。青岛市医疗保障局、青岛市卫健委和医院之间应加强沟通和协调，建立良好的合作关系，通过召开会议、建立信息共享平台等方式，加强信息共享和沟通协作，共同推进医疗服务体系的发展，以提高医疗服务质量、控制医疗费用、保障患者的权益；通过三方共同努力，推进医疗服务体系的发展和改进。

青岛市日间医疗管理质量控制中心

审稿：薛宁

医院运行领域

输　血

监测指标统计范围为全市用血医疗机构，数据统计起止时间：2023年1月1日—2023年12月31日。数据纳入标准：数据完整，无缺项、漏项。2023年全市二级及以上用血医疗机构73家，其中三级29家、二级公立24家、二级非公立20家。2023年度全市实际用血二级及以上用血医疗机构70家，其中三级医疗机构30家，二级公立医疗机构22家，二级非公立医疗机构18家。2022年全市实际用血二级及以上用血医疗机构67家，其中三级医疗机构30家、二级公立医疗机构21家、二级非公立医疗机构16家。其中，青岛市市立医院两院区数据合并回报，青岛大学附属医院除临床用血质量控制指标（10项）以外其他数据为市南、崂山、西海岸三院区合并回报。

一、资源配置

资源配置指标数据为2023年度全市用血医疗机构（含未实际用血医疗机构）上报。

（一）全市用血医疗机构输血科（血库）面积分析

1. 总体情况

根据《山东省医院输血科（血库）基本标准（2011年版）》三级综合医疗机构输血科房屋的使用面积≥300米^2，其他医院输血科房屋使用面积≥150米^2，血库房屋使用面积≥60米^2。

（1）全市三级综合医疗机构输血科面积≥300米^{2}有7家，占三级综合医疗机构（17家）41.18%。

（2）三级非综合医疗机构输血科面积≥150米^{2}有4家，占三级非综合医疗机构50%。

（3）二级公立医疗机构血库面积≥60米^{2}有9家，占37.5%。

（4）二级非公立医疗机构血库面积≥60米^{2}有6家，占30%。

2. 数据分析

各级医疗机构输血科血库面积达标情况仍不理想，其中达标百分比最高的为三级非综合医疗机构，达标百分比最低的为二级非公立医疗机构。各级医疗机构应重视输血科血库的发展，提供符合标准的使用面积，便于输血科血库合理分区，开展输血相关业务项目，进一步提高输血质量与安全性。

（二）全市用血医疗机构输血科（血库）人床比分析

1. 总体情况

根据《山东省医院输血科（血库）基本标准（2011年版）》输血科人员数量应按照人床参考比例1：（80～120）配置。血库人员至少4人。

（1）三级医疗机构人床比平均为1：126，未达到参考比例要求。其中达到参考比例医疗机构有15家，占51.72%。

（2）二级公立医疗机构人床比平均为1：34，达到参考比例要求。其中达到参考比例医疗机构有21家，占87.5%；至少4名工作人员的有21家，占87.5%。

（3）二级非公立医疗机构人床比平均为1∶19，达到参考比例要求。其中，达到参考比例医疗机构有20家，占100%；至少4名工作人员的有9家，占45%。

2. 数据分析

全市医疗机构人床比平均值为1∶71。各级医疗机构人床比达标情况仍不理想，其中三级医疗机构平均人床比与达标医疗机构比例均为全市最低。二级医疗机构问题为二级非公立医疗机构血库工作人员不足4人的医疗机构比例过高。建议各级医疗机构重视输血科血库的发展，保证输血科血库卫生专业技术人员数量充足，按照人床参考比例1∶（80~120），血库人员配置工作人员至少4人，安全高效开展输血相关业务项目，避免因工作人员配置不足，工作忙中出错造成输血质量安全不良事件发生。

（三）全市用血医疗机构输血科（血库）卫生专业技术人员配置情况分析

1. 总体情况

输血科（血库）卫生专业技术人员占同期医院卫生专业技术人员总数百分比（此项全市66家医疗机构提供有效数据）。

全市平均值1.09%。其中，三级医疗机构平均值0.65%，二级公立医疗机构平均值3.08%，二级非公立医疗机构平均值4.48%。

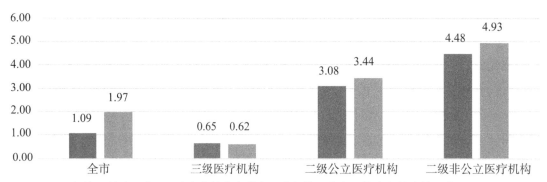

■ 2023年输血科（血库）卫生专业技术人员占医疗机构卫生专业技术人员总数百分比/%

■ 中位数/%

图1　各级医疗机构输血科（血库）卫生专业技术人员配置情况

2. 数据分析

输血科（血库）卫生专业技术人员占医疗机构卫生专业技术人员总数百分比，三级医疗机构明显低于二级医疗机构，与三级医疗机构诊疗科室数量更多有关，反映出三级医疗机构输血科（血库）卫生专业技术人员数量配置较低，医疗机构对输血科（血库）专业技术人员配置的重视不足。

（四）小结

1. 总体评价

全市三级医疗机构较二级医疗机构在输血科（血库）配置方面更需从医疗机构内部得到重视，获得更多可以利用的有效建筑面积和更多的专业技术人员来进一步提升输血安全性和服务能力。

2. 存在问题

三级医疗机构中大部分输血科的发展相对滞后，输血科面积不足，专业技术人员数量配置占比偏低，工作更繁重，存在较多影响输血安全、服务能力提升及新技术开展的因素。

3. 解决方案

建议三级医疗机构能够在资源配比上重视输血科的发展，划拨合理的建筑面积及卫生专业技术人员供输血科发展新技术、提升输血安全性和服务能力。

二、医疗能力

医疗能力指标数据为2023年度全市用血医疗机构（含未用血医疗机构）上报。

（一）血清学实验检测能力（共12个项目，按照医疗机构是否开展项目进行统计）

各级医疗机构开展血清学实验检验情况如表1所示。

表1　血清学实验检验项目

项目名称	开展项目的各级医疗机构数量/家			
	全市（73家）	三级（29家）	二级公立（24家）	二级非公立（20家）
ABO血型鉴定	72	29	24	20
RhD血型鉴定	72	29	24	20
RhD阴性确认实验	24	9	5	10
RH分型检测（EcCc）	15	12	2	1
红细胞抗体筛选	73	29	24	20
抗体特异性鉴定	7	5	1	1
疑难血型鉴定	8	6	1	1
交叉配血	73	29	24	20
孕妇产前血型抗体效价检测	13	11	0	2
新生儿溶血病检测	25	20	1	4
Coombs实验	38	24	6	8
血栓弹力图检测	31	21	6	4

注：括号中数据为上报数据的各级医疗机构的数量。

（二）输血相关检验开展情况（共12项，按照医疗机构是否开展项目进行统计）

各级医疗机构开展输血相关检验情况如表2所示。

表2 输血相关检验开展项目

项目名称	开展项目的各级医疗机构数量/家			
	全市（73家）	三级（29家）	二级公立（24家）	二级非公立（20家）
出凝血相关检测	66	26	23	17
血小板功能检测	18	13	2	3
血小板抗体检测	6	5	0	1
HLA抗原分型	3	3	0	0
血小板抗原鉴定	1	1	0	0
血小板配型	3	2	0	1
血型基因检测	1	1	0	0
药物基因检测	1	1	0	0
艾滋病病毒检测	69	27	24	18
乙型肝炎病毒检测	71	27	24	20
丙肝病毒检测	71	27	24	20
梅毒螺旋体检测	71	27	24	20

注：括号中数据为上报数据的各级医疗机构的数量。

（三）输血治疗开展情况（共17项，按照医疗机构是否开展项目进行统计）

1. 总体情况

各级医疗机构开展输血治疗情况如表3所示。

表3 输血治疗开展情况

项目名称	开展项目的各级医疗机构数量/家			
	全市（73家）	三级（29家）	二级公立（24家）	二级非公立（20家）
自体全血采集	20	17	0	3
自体血单采	6	6	0	0
红细胞单采去除	6	6	0	0
血小板单采去除	6	6	0	0
干细胞采集	7	7	0	0
淋巴细胞采集	3	3	0	0
血浆置换	13	12	0	1
血脂去除	3	3	0	0
胆红素去除	5	5	0	0
三氧治疗	6	5	0	1

续表

项目名称	开展项目的各级医疗机构数量/家			
	全市（73家）	三级（29家）	二级公立（24家）	二级非公立（20家）
富血小板血浆采集	6	6	0	0
血液辐照	2	2	0	0
细胞治疗	4	4	0	0
慢性贫血输血治疗	30	19	0	3
新生儿换血	6	6	0	0
胎儿宫内输血	2	2	0	0
淋巴细胞免疫治疗	2	2	0	0

注：括号中数据为上报数据的各级医疗机构的数量。

2. 数据分析

三级综合医疗机构在血清学实验检测、输血相关检验、输血治疗方面能力均优于二级医疗机构，部分二级非公立医疗机构开展了输血治疗。

（四）小结

（1）总体评价：三级医疗机构血清学实验检测、输血相关检验、输血治疗开展情况普遍优于二级医疗机构。部分二级非公立医疗机构根据自身医疗专科开展了输血治疗。

（2）存在问题：二级公立医疗机构输血治疗开展不足。部分医疗机构上报数据不准确。

（3）解决方案：建议二级公立医疗机构积极提高输血相关技术，在保障输血安全的前提下，促进输血服务能力提升。

三、医疗质量

依据2019年国家卫生健康委员会制定并颁布的《临床用血质量控制指标（2019年版）》设置医疗质量指标。数据为2023年度全市实际用血的二级及以上用血医疗机构。

（一）每千单位用血输血专业技术人员数

该指标反映医疗机构输血科人力资源配置情况，评价输血专业技术人员配置是否与医疗机构功能、任务和规模等相适应。

1. 总体情况

全市每千单位用血输血专业技术人员数平均值1.06人，同期比上升4.01%。三级医疗机构为0.63人，同期比上升0.33%。二级公立医疗机构为9.36人，同期比上升18.95%。二级非公立医疗机构为35.34人，同期比上升32.08%。（图2）

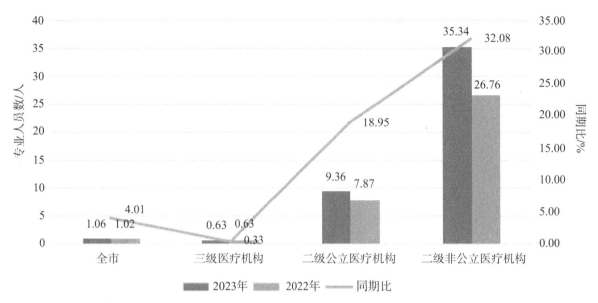

图2 各级医疗机构每千单位用血输血专业技术人员数及同期比

2. 数据分析

三级医疗机构、二级公立医疗机构和二级非公立医疗机构人力资源差距较大。三级医疗机构，特别是用血量比较大、开展较多输血技术工作的医疗机构，人力资源需求更大，同级别医疗机构人力资源同期比呈现上升趋势，三级医疗机构同期上升趋势明显低于二级公立、二级非公立医疗机构。

目前实际情况是三级医疗机构特别是用血量较大的三级医疗机构，输血科人员数量少，人员数量上升趋势缓慢，容易因为人力资源问题出现用血安全隐患。

（二）临床输血申请单合格率

该指标反映医疗机构临床输血申请单填写及输血前评估的规范程度，体现医疗机构临床用血管理水平。

1. 总体情况

全市临床输血申请单合格率平均99.23%，同期比上升0.14%。三级医疗机构99.53%，同期比上升0.06%。二级公立医疗机构98.61%，同期比下降0.58%。二级非公立医疗机构79.74%，同期比上升8.86%。（图3）

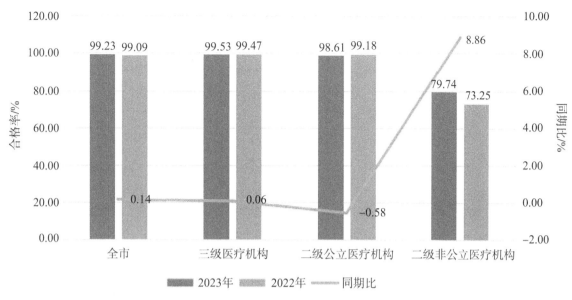

图3　各级医疗机构临床输血申请单合格率及同期比

2. 数据分析

三级医疗机构、二级公立医疗机构和二级非公立医疗机构临床输血申请单合格率差距较大。其中三级公立与二级公立医疗机构合格率较高，二级非公立医疗机构合格率偏低，但二级非公立医疗机构合格率较2022年有明显上升趋势。二级公立医疗机构合格率呈下降趋势，应引起管理部门重视。

（三）受血者标本血型复查率

该指标是评价医疗机构输血申请过程中是否规范开展受血者血液标本采集和检测的指标。

1. 总体情况

全市受血者标本血型复查率平均99.64%，同期比上升0.05%。三级医疗机构100%，同期比持平。二级公立医疗机构97.29%，同期比下降0.69%。二级非公立医疗机构67.84%，同期比上升10.99%。（图4）

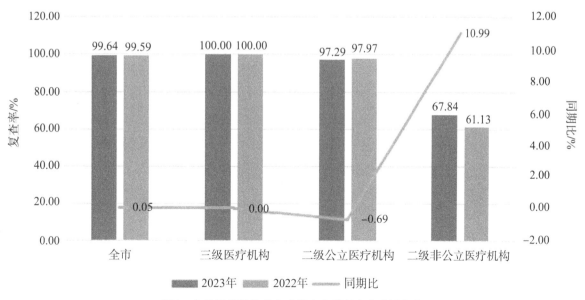

图4　各级医疗机构受血者标本血型复查率及同期比

2. 数据分析

三级医疗机构、二级公立医疗机构和二级非公立医疗机构受血者标本血型复查率差距较大。其中三级公立与二级公立医疗机构复查率较高，二级非公立医疗机构复查率偏低，但二级非公立医疗机构复查率较去年有明显上升趋势，二级公立医疗机构复查率呈下降趋势。

（四）输血相容性检测项目室内质控率

该指标反映医疗机构输血相容性检测项目室内质控的覆盖程度，是体现输血相容性检测日常质量管理的指标。

1. 总体情况

2023年全市输血相容性检测项目室内质控率74.82%，同期比上升2.26%。三级医疗机构93.39%，同期比上升2.26%。二级公立医疗机构69.93%，同期比上升3.68%。二级非公立医疗机构55.96%，同期比下降1.30%。（图5）

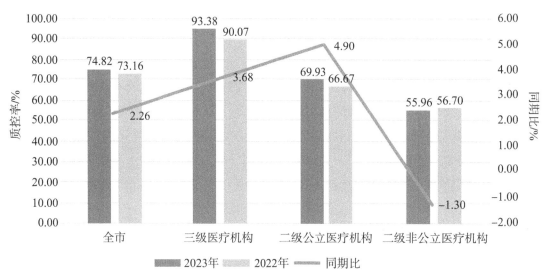

图5　各级医疗机构输血相容性检测项目室内质控率及同期比

2. 数据分析

开展室内质控有助于保证输血医学实验室结果的精准。三级医疗机构、二级公立医疗机构和二级非公立医疗机构输血相容性检测项目室内质控率差距较大。其中三级公立室内质控率较高，二级公立医疗机构和二级非公立医疗机构室内质控率偏低，但二级公立医疗机构室内质控率较2022年有上升趋势，二级非公立医疗机构室内质控率呈下降趋势。究其原因，三级医疗机构提高实验室结果精准度的意识较高，二级公立医疗机构有提高精准度的意识，但仍需加强提升力度。二级非公立医疗机构因增加支出、质量意识不足等问题，难以持之以恒地开展室内质控。二级非公立医疗机构开展室内质控是一项重要工作，应引起管理部门重视。下一步将加大专项培训和督导力度，重点关注此项指标提升。

（五）输血相容性检测室间质评项目参加率

该指标反映医疗机构开展输血相容性检测和参加输血相容性检测外部质量评价的情况，是体现输血相容性检测能力的重要指标之一。

1. 总体情况

全市情况输血相容性检测室间质评项目参加率100%，同期比持平。三级医疗机构100%，同期比持平。二级公立医疗机构100%，同期比持平。二级非公立医疗机构100%，同期比持平。

2. 数据分析

全市医疗机构输血相容性检测室间质评项目参加率为100%。三级医疗机构参加省级及国家临检中心级别、二级公立医疗机构和二级非公立医疗机构参加市级输血相容性检测项目。此项目为医疗机构等级评审中的符合标准，医疗机构完成度为100%的数据是可信的。

（六）千输血人次输血不良反应上报例数

建立实施输血不良反应上报制度，提高医务人员对输血不良反应的识别和处理能力，通过分析和反馈该指标实现临床用血管理的持续改进。

1. 总体情况

全市千输血人次输血不良反应平均上报1.68例，同期比下降7.48%。三级医疗机构1.56例，同期比下降8.19%。二级公立医疗机构6.96%，同期比上升34.95%。二级非公立医疗机构1.99%，同期比下降78.31%。（图6）

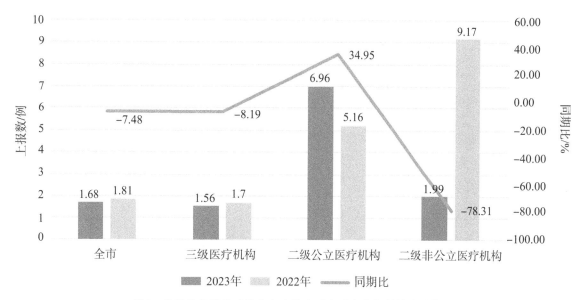

图6 各级医疗机构千输血人次输血不良反应上报例数及同期比

2. 数据分析

输血不良反应发生率为医疗机构等级评审中的定量指标，反映医疗机构预防输血反应发生的能力，指标导向为逐步降低，在一定程度上呈反比关系，影响千输血人次输血不良反应上报例数。此外，医务人员对输血不良反应的识别和处理能力也对该指标数据有影响。在督查中发现用血量和输血反应上报例数不符合，同时存在医疗机构故意低报输血反应发生率数据的情况，影响全市千输血人次输血不良反应上报例数的真实性。另外，千输血人次输血不良反应上报例数与医疗机构用血量数据有关，医疗机构用血量变化对该数据影响明显。

（七）一、二级手术台均用血量

该指标反映医疗机构一级和二级手术患者血液使用情况。

1. 总体情况

全市一、二级手术台均用血量为0.05 U，同期比下降17.63%。三级医疗机构0.06 U，同期比下降14.12%。二级公立医疗机构0.02%，同期比下降30.12%。二级非公立医疗机构0.03 U，同期比下降49.29%。（图7）

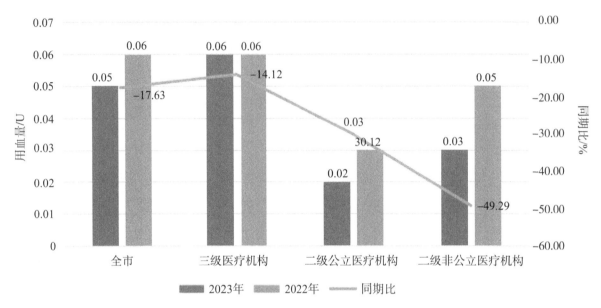

图7　各级医疗机构一二级手术台均用血量及同期比

2. 数据分析

当前供血不足常态化的现状下，受合理用血、人均可用血量等多因素影响。三级医疗机构一、二级手术台均用血量为0.04 U，二级医疗机构为0.04 U。

（八）三、四级手术台均用血量

该指标反映医疗机构三、四级手术患者血液使用情况。

1. 总体情况

全市三、四级手术台均用血量0.18 U，同期比下降24.11%。三级医疗机构0.18 U，同期比下降23.29%。二级公立医疗机构0.08 U，同期比下降37.80%。二级非公立医疗机构0.10 U，同期比下降32.48%。（图8）

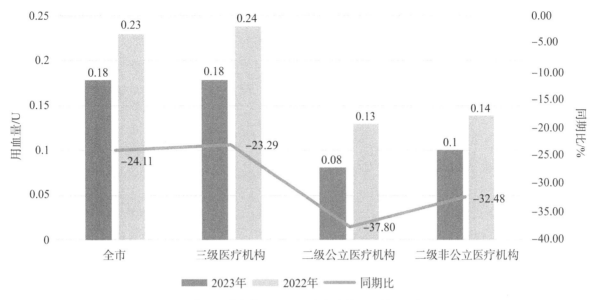

图8 各级医疗机构三、四级手术台均用血量及同期比

2. 数据分析

从各医疗机构三、四级手术台均用血量数据可知，同一级别手术用血情况差距较大，目前医疗机构未提供三、四级手术单病种详细用血数据，质控中心无法有效分析三、四级手术台均用血量数据合理用血程度和范围。在《2020年全国临床用血质量控制指标调研分析》中，三级医疗机构三、四级手术台均用血量为0.21 U，二级医疗机构三、四级手术台均用血量为0.22 U。

（九）手术患者自体输血率

该指标反映医疗机构血液保护技术的水平。

1. 总体情况

全市手术患者自体输血率平均32.56%，同期比上升23.89%。三级医疗机构33.23%，同期比上升21.00%。二级公立医疗机构27.11%，同期比上升103.00%。二级非公立医疗机构6.46%，同期比上升112.89%。（图9）

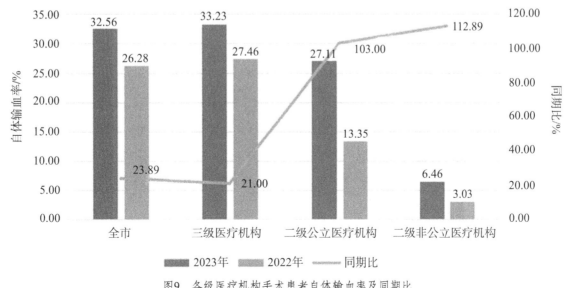

图9 各级医疗机构手术患者自体输血率及同期比

2. 数据分析

自体输血是医疗机构开展的一项血液保护技术，实施全面血液管理，节约血液资源，能够降低异体血输注风险。目前全市已开展自体输血的医疗机构自体输血量有不同程度提升，是该指标上升的原因。新增开展自体输血医疗机构不足，特别是二级医疗机构，目前开展自体输血的二级公立医疗机构为3家，二级非公立医疗机构为2家。

（十）出院患者人均用血量

该指标反映医疗机构住院患者血液使用情况。

1. 总体情况

全市出院患者人均用血量0.13 U，同期比下降20.80%。三级医疗机构0.14 U，同期比下降19.77%。二级公立医疗机构0.05 U，同期比下降28.70%。二级非公立医疗机构0.08 U，同期比下降28.67%。（图10）

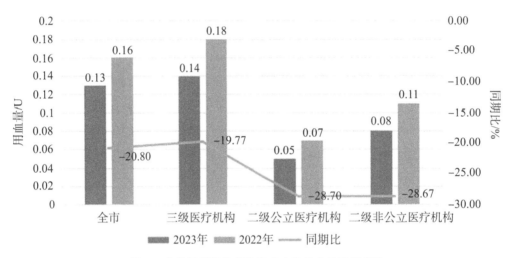

图10　各级医疗机构出院患者人均用血量及同期比

2. 数据分析

该指标数据受合理用血、人均可用血量等多因素影响。在《2020年全国临床用血质量控制指标调研分析》中，三级医疗机构出院患者人均用血量为0.15 U，二级医疗机构为0.11 U。

（十一）小结

1. 总体评价

本次临床用血质量控制指标数据收集中，绝大多数医疗机构能够按照标准操作流程进行数据的填报。数据分析结果显示，各级医疗机构间临床用血质量控制存在明显差异，主要集中在每千单位用血输血专业技术人员数、临床输血申请单合格率、受血者标本血型复查率、输血相容性检测项目室内质控率、千输血人次输血不良反应上报例数、手术患者自体输血率指标。

2. 存在问题

国家卫生健康委员会于2019年发布以上10项临床用血质量控制指标。1家医疗机构（年用血量＞1000 U）未按照要求分级统计手术用血量，影响二级公立医疗机构数据统计分析结果。

三级医疗机构每千单位用血输血专业技术人员数明显低于二级医疗机构，而出院人均用血量高于其他二级医疗机构，这种低人员配置高工作量的情况不利于临床用血工作开展和用血安全保障。临床输血申请单合格率与受血者标本血型复查率两项指标，二级非公立医疗机构明显低于二级公立、三级医疗机构。千输血人次输血不良反应上报例数过低。二级医疗机构手术患者自体输血开展不足。部分二级医疗机构未开展室内质控，输血相容性检测项目室内质控率过低。

3. 解决方案

建议各级医疗机构根据医疗规模、用血量等建立符合医院发展要求的输血科，重视输血人才培养，加重输血科资源配比，加大对临床科室临床用血流程的宣传教育力度，尽量提高临床输血申请单合格率、受血者标本血型复查率。医疗机构应加大对输血不良反应的监管力度，提高医护人员识别和处理不良反应的能力，增强上报意识，并且通过定期回顾不良反应病例发现风险和问题，改进技术并提高用血安全性。医疗机构应加大输血科血库室内质控资金投入，最大限度保证临床用血安全。

四、医疗安全

（一）全市医疗机构参加输血相容性检测室间质评情况

室间质评和室内质控开展情况是三级公立医疗机构绩效考核的指标之一，同时，室间质评三年成绩合格被纳入等级医院评审的标准。

1. 总体情况

全市医疗机构分别参加不同级别的输血相容性检测室间质评活动。三级医疗机构全部参加国家卫生健康委员会临床检验中心（以下简称"国家卫健委临检中心"）或/和山东省临床输血质控中心输血相容性室间质评。二级公立医疗机构、二级非公立医疗机构及一级医疗机构参加市输血质控中心输血相容性检测室间质评活动。数据来源为2023年10月青岛市用血医疗机构输血相关实验室调查表：三级医疗机构29家回报，二级医疗机构47家回报，一级医疗机构12家回报。（图11、图12）

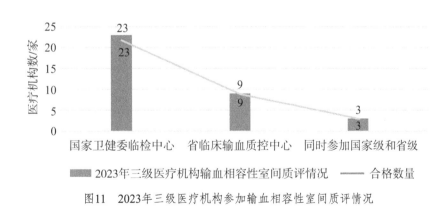

图11　2023年三级医疗机构参加输血相容性室间质评情况

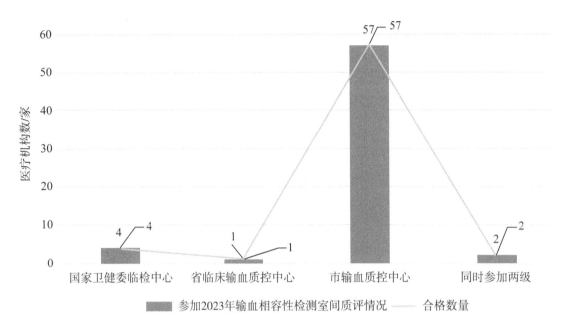

图12　2023年二级医疗机构参加输血相容性室间质评情况

2. 数据分析

12家一级医疗机构参加市输血质控中心输血相容性检测室间质评均合格。全市医疗机构均按相关标准要求参加相应级别的输血相容性检测室间质评，成绩合格。

（二）全市医疗机构输血相容性检测开展室内质控情况

1. 总体情况

全市13家医疗机构未开展输血相容性检测室内质控。其中三级医疗机构2家（为非公立医疗机构）；二级公立医疗机构5家；二级非公立医疗机构情况6家。2022年全市16家医疗机构未开展输血相容性检测室内质控。其中三级医疗机构3家（为非公立医疗机构）；二级公立医疗机构6家；二级非公立医疗机构情况7家。

2. 数据分析

各级医疗机构开展输血相容性检测室内质控情况较2022年有所改善。

（三）小结

1. 总体评价

全市医疗机构输血相容性检测室间质评参与率100%，合格率100%，反映医疗机构输血科（血库）输血检测技术合格。

2. 存在问题

医疗机构输血相容性检测室内质控开展率不高。

3. 解决方案

下一步，医疗机构应重点推进输血相容性检测项目开展室内质控，加大输血相容性检测室内质控开展督导力度。

五、督导检查

全市共28家医疗机构开展血费直报工作，血费直报共1983人次，占开展用血直报医疗机构用血报销总人次64.66%。21家医疗机构血费直报率未达到90%。

全市二级以上医疗机构有45家医疗机构输血管理系统信息回传率达到90%。7家医疗机构血费直报率达90%。

全市二级以上医疗机构有22家医疗机构输血管理系统信息回传率未达到90%。

青岛市输血质量控制中心

审稿：王媛

消 毒 供 应

一、基本情况

（一）督导检查

依据《医院消毒供应中心管理规范》《医院感染管理办法》和《青岛市消毒供应中心质量控制标准》等相关规定，青岛市消毒供应质控中心组织专家采用材料审核、现场检查、现场考核等方法，共对委属二级及以上104家医疗机构进行质控督导，其中有消毒供应中心（室）的62家，委托消毒供应40家，无复用器械的2家。

（二）指标监测

根据《青岛市消毒供应中心质量控制标准》《医院消毒供应中心管理规范》中的指标，采用问卷调查等方式对二级及以上医疗机构上报的数据进行统计分析。共58家医疗机构上报数据。其中有消毒供应中心（室）的48家，委托消毒供应4家，无复用器械的6家。其中有消毒供应中心的三级医疗机构27家，二级医疗机构21家。消毒供应质量控制指标如表1所示。

表1　消毒供应质量控制指标

序号	监测指标	目标/标准	年度指标要求
1	复用医疗器械（含植入物及外来医疗器械）集中管理率	100/%	稳定或上升
2	专科培训率	提高	稳定或上升
3	器械、器具和物品清洗合格率	≥90/%	稳定或上升
4	包装合格率	≥95/%	稳定或上升
5	灭菌程序选择错误	下降	稳定或下降
6	灭菌装载合格率	提高	稳定或上升
7	湿包发生率	≤10/%	稳定或下降
8	灭菌效果监测合格率	≥95/%	≥95/%
9	无菌物品发放合格率	≥90/%	≥90/%
10	职业暴露发生率	≤5/%	≤5次
11	设备设施定期维护检测完成次数	≥4次	稳定或上升
12	不良事件报告数	2件/半年	2件/半年

注：表中"提高""稳定""上升""下降"指该指标与上一年度比较。

二、存在的问题

（一）督导检查方面

1. 自有消毒供应的医疗机构主要存在的问题

（1）部分消毒供应中心（室）建筑布局仍不符合规范要求。消毒供应中心（室）在建筑面积、布局、流程等方面不符合国家消毒供应管理的基本要求，无法达到规范要求的污染物品由污到洁，不交叉、不逆流，空气流向由洁到污。消毒供应中心周围有食堂等污染源。

（2）设施设备配备不能满足需要。污物回收器具、分类台、手工清洗池、高压水枪、高压气枪、超声清洗装置、干燥设备及相应清洗用品等配置不齐。

（3）水质方面：1家医疗机构洗涤用水不符合要求，纯水电导率超过正常值；1家医疗机构电导率笔配备不符合监测要求；1家医疗机构水处理机水箱内不洁。

（4）去污区督导检查：1家医疗机构去污区手工清洗未合理使用含酶清洗剂，非特殊感染不锈钢器械有用含氯消毒液消毒记录；1家医疗机构清洗监测无定期监测记录，工作人员科室培训不到位；1家医疗机构清洗消毒程序不符合要求；等等。

（5）检查包装区督导检查：1家医疗机构敷料包装台未配备带光源检测灯；1家医疗机构带电源器械无安全性能检查；1家医疗机构器械包包装松散；1家医疗机构封口监测不合格；1家医疗机构牙科手机塑封包装袋过窄、有油包、六项信息不全、无菌棉球内无指示卡等。

（6）灭菌区方面督导检查：1家医疗机构压力表到期未完成校验；1家医疗机构高温灭菌无批量化学检测，存在灭菌物理打印纸未确认签字等情况。

（7）无菌物品存放区督导检查：1家医疗机构无菌物品存放区无通风，无菌物品存放箱无消毒记录等。

（8）外来器械：1家医疗机构提前记录返洗器械。

2. 委托消毒供应的医疗机构主要存在的问题

（1）委托协议中双方职责制定不符合规范要求，主要为协议中的承接方为物流公司，无法具体执行协议内容等。

（2）未将所有复用诊疗物品送至消毒服务机构按规范集中处理，有私自留存处理的情况等。

（3）规章制度不健全。诊疗器械、器具和物品交接与质量检查及验收制度、诊疗物品存储及发放制度、诊疗物品运输制度等建立不全。

（4）清洗、消毒及灭菌效果监测资料不全，发生问题无法查证等。

（5）转运工具的清洁消毒记录缺失或不完善。

（6）物品清洗及存放环境不达标。

（7）无协议或协议过期。

（二）指标监测方面

通过问卷调查现有48家医疗机构上报完整数据得出以下数据：

（1）复用医疗器械（含植入物及外来医疗器械）集中管理率整体达到97.89%，三级医疗机构为99.8%，二级医疗机构为95.1%。

（2）专科培训率为52.6%。其中三级医疗机构为55.25%，二级医疗机构为49.3%。

（3）器械、器具和物品清洗合格率为98.2%。其中，三级医疗机构为98.3%，二级医疗机构为97.9%，均达到要求。

（4）包装合格率为98.7%。其中，三级医疗机构为99.1%，二级医疗机构为98.4%，均达到要求。

（5）灭菌程序选择错误17例。其中，三级医疗机构共计10例错误，二级医疗机构为7例错误。

（6）灭菌装载合格率整体合格率为99.4%。其中，三级医疗机构为99.8%，二级医疗机构为98.8%，均达到要求。

（7）湿包发生率为0.49%。其中，三级医疗机构为0.11%，二级医疗机构为0.98%。

（8）灭菌效果监测合格率整体为99.8%。其中，三级医疗机构为99.9%，二级医疗机构为100%。

（9）无菌物品发放合格率整体为99.66%。其中，三级医疗机构为99.70%，二级医疗机构为99.61%。

（10）职业暴露发生率整体为6.24%。其中，三级医疗机构为6.22%，二级医疗机构为6.25%。

（11）设备设施定期维护检测完成率整体为99.68%。其中，三级医疗机构为99.65%，二级医疗机构为99.71%。

（12）不良事件报告数整体为8051件。其中，三级医疗机构为7929件，二级医疗机构为122件。共计17家医疗机构未上报不良事件，三级医疗机构有8家未上报不良事件，二级医疗机构有9家未上报不良事件。

三、下一步工作

（1）向每家医疗机构书面反馈存在的问题。对在建筑布局、设备设施、人员培训等方面不符合规范的医疗机构，给予书面反馈，要求其及时整改，质控中心将会组织专家进行复查。

（2）协助医疗机构进行人员培训。对于建筑布局、设备设施比较齐备，手术量和门诊量较大，无法实行委托消毒供应的医疗机构，可在现有的基础上进行整改。人员培训不到位者，可由青岛市消毒供应质控中心协助联系，送至规范的消毒供应中心进行培训。以点带面，从而带动全体科室的整体工作质量。青岛市消毒供应质控中心也将派专家定期进行现场工作指导，使其尽快规范化。

（3）协助小型医疗机构实现区域化消毒供应服务。对于硬件设施确实太差、工作量小的医疗机构，建议采取区域化的消毒供应形式保障无菌物品质量。由质控中心协调，到有承接能力的合格消毒供应中心委托消毒。

（4）区域化消毒供应工作仍需继续加强督导。由签订协议的上级医院承担对委托方的日常指导及监督职责，由执法监督部门不定期督查，从而保障患者的诊疗安全。

（5）加强承接区域化消毒供应工作医疗机构的质量检查。由青岛市消毒供应质控中心组织专家每季度对提供区域化消毒供应服务的医疗机构进行质控检查，从而保障区域化消毒供应工作的规范开展。

青岛市消毒供应质量控制中心

审稿：王媛

高压氧医学

监测指标统计范围为全市二级以上医疗机构22家，其中三级医疗机构15家，二级公立医疗机构6家，二级民营医疗机构1家。

一、资源配置

（一）总体情况

全市共有空气加压舱23台，其中三舱七门舱群3台，其余为两舱四门舱。从业人员123人，包括医师50人（兼职10人），护理48人（兼职2人），技师25人（兼职16人），其中高级职称31人，中级职称51人，兼职28人（其中医师10人、护理2人、技师16人）。

（二）数据分析

（1）青岛大学附属医院、平度市人民医院及同济大学附属东方医院胶州医院为三舱七门舱群，同济大学附属东方医院胶州医院有两台氧舱。小型舱（＜14人）8台，中大型舱（≥14人）15台。

（2）从业人员兼职28人，占22.76%。其中兼职医师10人，兼职技师16人，占技师总人数64%。有13家医疗机构无专职技师。

二、医疗质量指标

（1）总治疗85854人次，位于前5位的是：平度市人民医院、青岛市黄岛区中心医院、青岛大学附属医院、青岛市胶州中心医院、青岛宝岛吾同口腔医院。

（2）2023年总治疗患者9161例，位于前5位的是：青岛宝岛吾同口腔医院、青岛市黄岛区中心医院、青岛市黄岛区人民医院、青岛市胶州中心医院、平度市第二人民医院。

（3）治疗有效8112例，总有效率88.55%，19家医疗机构在90%以上，只有3家医疗机构低于90%。

（4）2023年总开舱18003舱次。位于前5位的是：黄岛区中心医院、青岛市市立医院、青岛大学附属医院、平度市人民医院、青岛市中医医院。

三、医疗服务能力指标

2023年单病种统计4个病种：一氧化碳中毒3599例，占39.29%，位于第1位病种；突发性耳聋1519例，占比16.58%；脑出血746例，占比8.14%；颅脑损伤530例，占比5.79%。

四、高压氧医学专业监测指标

2023年医疗质量改进目标两项：降低高压氧治疗并发症发生率及提高高压氧治疗适应证符合率。对22个质控对象2023年的相关数据进行上报、统计、分析。

（1）2022年、2023年高压氧治疗适应证符合率均为100%。为了提高高压氧治疗适应证发生率，医务人员严格执行中华医学会高压氧医学分会2018年制定的《医用高压氧舱安全管理与应用规范》中的适应证与禁忌证，保证医疗质量安全。

（2）2023年高压氧治疗共发生并发症87人次，并发症发生率0.10%；2022高压氧治疗并发症发生率0.31%，较去年逐步降低。2023年山东省高压氧质控中心设定的高压氧治疗并发症发生率改进目标为逐步降低，青岛市设定目标值为0.28%， 2023年21家医疗机构高压氧治疗并发症发生率优于市标准，高于改进目标值的有1家医疗机构。

五、其他指标

共开展应急演练118次，开展课题2项，发表论文17篇，获发明专利1项。

六、医疗安全专项检查

（一）总体情况

2023年3月各氧舱单位按照《中华医学会高压氧医学分会关于开展2023年全国高压氧舱消防安全及质量管理自查工作通知》《山东省高压氧医学质量控制中心、山东省医学会高压氧医学分会关于开展高压氧舱安全排查整治的紧急通知》的要求进行安全自查工作，对存在的问题制定整改措施和整改时限。2023年6月19日至2023年7月5日期间，质控专家组分别对青岛市22家医疗机构高压氧舱开展高压氧舱安全隐患排查现场督导工作。检查组专家成员通过现场检查的形式，从科室制度建设、人员配备、防火设施配备、安全教育、日常维修保养、医务人员培训资质、应急演练等方面对高压氧舱安全运行情况进行了系统的检查。

（二）发现问题

（1）存在科室人员医护技配备不完善。

（2）氧舱维护技师多为兼职，因疫情原因未安排培训，5家医疗机构技师无R3证。

（3）2家医疗机构未按时进行氧舱大修。

（4）2家医疗机构消防水罐水位及压力不够。

（5）1家医疗机构压力表到期未检测。

（6）偶有氧浓度超标现象。

（三）解决方案

（1）向每家医疗机构书面反馈存在的问题。对在设备设施、人员配备等方面不符合要求的医疗机构，给予书面反馈，要求及时整改，质控中心将会组织专家进行复查。

（2）关于技师R3证培训问题，质控中心将向省质控中心汇报，联系省特检院确定培训时间。

（3）对于存在氧浓度超标的问题，现场给予操舱人员指导，从各方面查找原因并要求及时通风换气，保证医疗安全。

七、督导检查

（一）总体情况

截至2023年11月，青岛市有22家医疗机构共有22台高压氧舱，还有3台新氧舱正在安装调试中。2023年11月6日至10日，质控中心下发文件要求各氧舱单位按照《青岛市医用高压氧质量控制与评价标准》（2023版）要求进行自查，各医院填写自评反馈表，并对发现的问题提出整改措施和整改时限。督导小组分别对青岛市22家医疗机构高压氧舱开展督导工作。检查组专家成员通过现场及线上相结合检查的形式，按照国家市场监督管理总局特种设备局《氧舱安全技术监察规程》（TSG 24—2015）及中华医学会高压氧医学分会《医用高压氧舱管理与应用规范》（2018版）要求和2023年修订的《青岛市高压氧医学质量控制与评价标准》，以《山东省2023年各专业质控工作改进目标》中"降低高压氧治疗并发症发生率"及"提高高压氧治疗适应证符合率"为重点，对医疗、护理、技术及操作四大方面10个项目进行督查，并对半年督查问题整改情况进行"回头看"。

（二）具体督查内容

护理：操舱记录、消毒隔离、进舱宣教。

医疗：知情同意书、病历书写。

技术：是否按时效验、消防水喷淋。

操作：紧急意外情况、递物筒操作。

（三）发现存在的问题

（1）12家医疗机构进舱宣教记录不完善。主要是只有口头宣教无单独签字记录、缺少陪舱人员签字记录。

（2）9家医疗机构治疗记录单及操舱记录单填写不完整。主要是签字不及时、部分记录项填写不全、有个别仍未更换新版记录单。

（3）4家医疗机构知情同意书无陪舱人员签字。

（4）5家医疗机构病历书写不完善。主要是无手签字或电子签名、记录不及时；1家医疗机构无专职医师无病历书写。

（5）1家医疗机构压力表未及时效验；1家医疗机构安全阀效验但未及更换。

（6）2家医疗机构消防水罐水位不足；2家医疗机构水罐压力不足；3家医疗机构水位线不清晰。

（7）3家医疗机构未配备舱内外水基灭火器。

（8）5家医疗机构紧急意外情况演练欠熟练；6家医疗机构递物筒操作欠规范。

（9）各医疗机构的消毒隔离工作到位。

八、整改措施

（1）向每家医疗机构书面反馈存在的问题。对不符合要求的医疗机构，要求其及时整改，质控中心将会组织专家进行复查。

（2）进舱宣教要有记录，不能只口头宣教，陪舱人员也应有宣教记录。

（3）治疗记录单、操舱记录单填写要完整，签字要及时。

（4）知情同意书应规范填写，陪舱人员也要签字。

（5）病历书写要有签字，目前仍有兼职医师9人。

（6）压力表、安全阀应及时效验，并及时更换，保证设备安全运行。

（7）消防水喷淋要保证水位高度和压力，使其保持正常的工作状态。对于有兼职技师的单位，科室负责人要及时与设备科联系，定期查验设备，保证设备正常运行，保证医疗质量安全。

（8）要加强医务人员紧急意外情况、各类应急演练的培训，定期演练总结；递物筒要定期检查密封圈，及时更换；对舱内外的操作步骤，要定期对医务人员进行培训及开展实地操作演练。

青岛市高压氧医学质量控制中心

审稿：王媛

远 程 医 疗

一、调查内容

调查的主要内容是年内各医疗机构远程会诊、远程心电、远程影像、远程培训、远程病理、远程超声、远程手术、双向转诊、处方配送、互联网门诊、互联网+护理服务等项目的开展情况。调查的统计时间为2023年1月1日至2023年12月31日。

二、调查表提交情况

调查面向全市所有医疗机构，较往年范围有所扩大，共有94家医疗机构提交调查问卷，各区市均有参与。（图1）

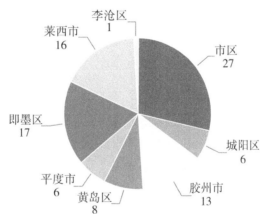

图1 参与调查问卷医疗机构分布

远程医疗质控中心质控范围内共有37家医疗机构，实际提交调查问卷的有29家。

三、工作开展情况分析

（一）总体情况

远程医疗工作整体上看数据较2022年有大幅度的提升，除去各医疗机构对远程工作的持续有效推进外，参与医院较2022年的39家多出55家（其中26家有有效数据），这是数据提升的一个重要原因。（图2）

（二）远程医疗开展情况

远程医疗（远程会诊、远程心电、远程影像、远程培训、远程病理、远程超声、远程手术）2023年度共统计326935人次，各服务项目变化程度不同。（图2、表1）

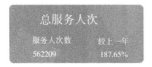  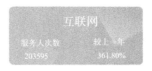 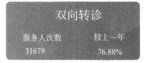

图2　2023年远程医疗开展总体情况

表1　2022—2023年远程医疗开展项目

服务类型	2023年服务人次	2022年服务人次	同比/%
远程影像	145429	43387	235
远程会诊	2188	766	186
远程心电	173693	83462	108
远程病理	824	584	41
远程超声	2247	2329	−4
远程培训	2549	2870	−11
远程手术	5	56	−91

远程影像服务人次数升幅最大，这主要得益于远程影像开展以来取得了良好的效果，大大方便了患者，从而推动该项技术的推广与普及。数据分析结果显示，各大医院的远程影像服务人次都有明显增加，为拉动远程影像服务人次增长做出重要贡献。2023年新加入的医疗机构抢占了大量的份额，市区占据32.39%的份额。新加入医疗机构的服务人次数是拉动服务人次数增长的主要原因。

远程会诊服务人次的涨幅也非常大，主要原因在于平度市第二人民医院的加入，为整体远程会诊服务人次增长做出突出贡献。

远程心电和远程病理也有比较大的增幅。其中，莱西市各大医院在开展远程心电和远程病理方面取得了比较好的效果，占据了64.18%的比例，服务人次增长较多，从而拉动了整体远程心电和远程病理的增长。远程超声的服务人次略微下降，远程超声服务基本稳定在了现有的水平。远程培训服务人次也有小幅度下降。

远程手术服务人次呈现出较大幅度的下降。随着疫情的结束，必须对患者采用远程手术的情况已经非常少了。从医院的角度来看，远程手术的技术难度高，条件苛刻，一旦手术不顺利，需要使用医院设备仪器的补救措施很难正常实施，这些客观的限制条件都在一定程度上为医院开展远程手术设置了挑战。所以，相比于远程手术，医院更愿意采用更保险、更成熟、更有把握的在院手术。从患者的角度来看，远程手术是一项崭新的前沿科技，并没有得到大规模的推广，远程手术的可靠性也没有得到大家的了解和信任。相比于不了解、不信任的远程手术，患者宁愿花费更多的时间和精力选择到院内做手术。

（三）互联网诊疗开展情况

2023年度互联网诊疗涉及的3个服务项目（互联网门诊、处方配送、互联网+护理）的服务人次均呈上升态势，而且上升的幅度非常大。3个服务项目的服务人次从2022年的39787人次迅速上升至203595人次，增长率高达411.7%。由此可以看出，互联网诊疗这种便民利民的方式正在迅速被大众所接受和采纳。患者越来越相信医院的互联网诊疗水平，越来越满意处方配送及网约护士的效率和服务，越来越愿意采用互联网诊疗的方式看病拿药，节省自己的时间和精力。

四、下一步工作方向

恢复现场督查，专家面对面向各单位解读远程工作的规范及应用指导；以搭建区域远程平台为努力方向，力求为患者提供更便捷、优异、安全的远程医疗服务。

随着远程医疗技术的不断发展，多种新的服务项目不断出现。依托互联网穿戴式设备，进行健康监护、疾病随访及健康咨询等多方位远程健康服务形式都将成为未来发展的方向。

继续督导现有服务项目规范发展，探索新型服务项目应用等工作都将是远程医疗质控中心的工作重点。

青岛市远程医疗质量控制中心

审稿：王媛

质 控 管 理

一、数据范围和来源

共收集44家全市二级及以上公立和民营医疗机构相关质控管理数据，数据统计时间为2023年1月1日—12月31日。

收集的数据包括医疗质量管理部门配备的专职人员、降低住院患者围手术期死亡率、医院病例组合指数（CMI）、非计划重返手术室再手术率、手术并发症发生率、四级手术患者随访率、四级手术术前多学科讨论完成率、每百名出院人次医疗质量安全不良事件报告例数、心脏移植术前心肺运动试验检查率、肺移植受者一年生存率、肝脏移植术后非计划二次手术率、脑死亡来源器官捐献者（DBD）占比、肾脏移植受者1年随访质量、住院手术患者VTE发生率共14个质控管理指标。

二、指标分析

（一）医疗质量管理部门配备的专职人员

医疗质量管理部门配备的专职人员，即《医疗质量管理办法》第十条中要求的"医疗机构成立的医疗质量专门部门"的人员，指医疗机构为医疗质量管理而设置的专职部门或/和医务部、护理部中指定负责医疗质量管理工作的专职人员，非通常的医务部、护理部等部门的全部人员，不包括临床医技科室质量控制员、医疗质量管理委员会成员。

1. 医务部专职人数

2023年全市各医疗机构医疗质量管理部门配备的专职人员中医务部专职人数平均为6.8人，中位数为5人，其中16家医疗机构高于平均值。位于前3名的医疗机构分别配备46人、26人、17人。位于后3名的医疗机构分别配备3人、2人、1人。

2. 医务部负责医疗质量管理工作的专职人员

2023年全市各医疗机构医疗质量管理部门配备的专职人员中医务部负责医疗质量管理工作的专职人员人数平均为4.1人，中位数为3人。其中8家医疗机构高于平均值。位于前3名的医疗机构分别配备46人、13人、8人。位于后3名的医疗机构分别配备1人、2人、3人。

3. 质管部专职人数

共38家医疗机构填报数据有效。2023年全市各医院医疗质量管理部门配备的专职人员中质管部专职人员人数平均为3.3人，中位数为3人。其中12家医疗机构高于平均值。位于前3名的医疗机构分别配备11人、10人、9人。3家医疗机构未配备质管部专职人员。

4. 质管部负责医疗质量管理工作的专职人员

共38家医疗机构填报数据有效。2023年全市各医疗机构医疗质量管理部门配备的专职人员中质管部负责医疗质量管理工作专职人员人数（图4）平均为2.2人，中位数为1人。其中13家医疗机构高于平均值。位于前3名的医疗机构分别配备11人、7人、6人。3家医疗机构未配备质管部专职人员。

（二）降低住院患者围手术期死亡率

住院患者围手术期死亡率是行业通用的反映手术质量安全的指标之一。死亡原因可能取决于患者的健康状态、手术类型、紧迫程度、技术能力、围手术期管理水平等。《国家医疗服务与质量安全报告》数据显示，我国手术患者住院死亡率呈上升趋势。加强住院患者围手术期管理，落实手术相关管理制度，降低住院患者围手术期死亡率，对整体提高医疗质量安全水平具有重要意义。

本指标重点关注住院患者进行开放手术、介入治疗及内（窥）镜下治疗性操作在手术当日、术后24小时和48小时的死亡情况。（备注：本次统计手术目录参照《手术操作分类代码国家临床版3.0（2022汇总版）》，手术、介入治疗、内（窥）镜下治疗性操作均纳入本次统计。）

1. 住院患者手术当日（24：00前）死亡率

共34家医疗机构填报数据有效，19家医疗机构上报的住院患者手术当日（24：00前）死亡率的数据为0，中位数为0。

2. 住院患者术后≤24小时死亡率

共35家医疗机构填报数据有效，有29家此数据填报为0，中位数为0，6家医疗机构有术后≤24小时死亡的住院患者。

3. 住院患者术后24~48小时死亡率

共36家医疗机构填报数据有效，有29家此数据填报为0，中位数为0，7家医疗机构有术后24~48小时死亡的住院患者。

4. 住院患者内（窥）镜下治疗性操作当日（24：00前）死亡率

共33家医疗机构填报数据有效，2家医疗机构住院患者内（窥）镜下治疗性操作当日死亡率分别为0.42‰和0.01‰，其余31家医疗机构均为0。

5. 住院患者内（窥）镜下治疗性操作后≤24小时死亡率

共33家医疗机构填报数据有效，2家医疗机构的住院患者内（窥）镜下治疗性操作后≤24小时死亡率分别为0.39‰和0.1‰，其余31家医疗机构均为0。

6. 住院患者内（窥）镜下治疗性操作后24~48小时死亡率

共33家医疗机构填报数据有效，2家医疗机构的住院患者内（窥）镜下治疗性操作后24~48小时死亡率分别为0.1‰和0.9‰，其余31家医疗机构均为0。

（三）医院CMI

病例组合指数（CMI）是DRG医疗质量维度的关键指标，数值越高，代表医疗服务难度系数越高。CMI是国际公认的代表医院诊疗病例的技术难度及收治疑难重症能力的指标。因此，CMI的高低可以衡量一家医疗机构收治疑难危重症的水平。

共28家医疗机构填报数据有效，中位数为0.89。

（四）非计划重返手术室再手术率

本次统计手术目录参照《手术操作分类代码国家临床版3.0（2022汇总版）》，手术、介入治疗纳入本次统计，内（窥）镜下治疗性操作暂不纳入本次统计。

1. 手术患者术后48小时内非预期重返手术室再次手术率

共有35家医疗机构填报数据有效，手术患者术后48小时内非预期重返手术室再次手术率的中位值为0.19‰。

2. 手术患者术后31天内非预期重返手术室再次手术率

共有35家医疗机构填报数据有效，手术患者术后31天内非预期重返手术室再次手术率的中位数为0.37‰。

（五）手术并发症发生率

本次统计手术目录参照《手术操作分类代码国家临床版3.0（2022汇总版）》，手术、介入治疗纳入本次统计，内（窥）镜下治疗性操作暂不纳入本次统计。

共有32家医疗机构填报数据有效，13家医疗机构上报数据为0，手术并发症发生率的中位数为0。

（六）四级手术患者随访率

共有35家医疗机构填报数据有效，共21家医疗机构填报数据为100%，四级手术患者随访率的中位数为100%。

（七）四级手术术前多学科讨论完成率

共有34家医疗机构填报数据有效，共10家医疗机构填报数据为100%，四级手术术前多学科讨论完成率的中位数为30.6%。

（八）每百名出院人次医疗质量安全不良事件报告数

共有42家医疗机构填报数据有效，每百名出院人次医疗质量安全不良事件报告数的中位数为1.95件。

（九）住院手术患者VTE发生率

共有33家医疗机构填报数据有效，住院手术患者VTE发生率的中位值为0.11‰，其中有15家医疗机构上报数据为0。

三、存在问题和整改建议

（1）存在问题：通过对调研数据进行分析，部分医疗机构存在数据填报不规范，反映出部分医疗机构对指标管理意识不强，数据上报准确性有待提升。

（2）整改建议：建议各医疗机构强化指标管理，加强指标解读培训，并指定专门部门负责管理该指标，根据填报要求及指标备注，正确填报分子、分母。同时做好指标填报的审核工作。

青岛市质控管理质量控制中心

审稿：王媛

院前急救

一、具体监测指标及指标考评值

检测指标总计12个，分别是急救站数量、急救人员数量、院前急救救护车数量（负压救护车占比≥40%）、受理120急救电话数量、出诊量、急救平均反应时间［市南区、市北区、李沧区、崂山区（以下简称市内四区）≤15分钟，青岛西海岸新区、城阳区、即墨区、胶州市、平度市、莱西市（以下简称三区三市）≤30分钟］、3分钟出车率（≥95%）、平均急救呼叫满足率（≥95%）、120呼救电话10秒内接听比例（≥95%）、院前急救病历书写率（达到100%）、病历优秀率（≥90%）、患者满意度（≥95%）。

二、数据采集范围及来源

数据采集自全市7个急救中心、140个急救站，涉及市内四区、三区三市。

数据统计时间为2023年1月1日—12月31日。数据来源于各区（市）急救中心120调度系统统计与人工统计。

三、指标分析

（一）急救站（单元）数量

全市运行急救站（按照院前医疗急救需求配备通信系统、救护车和医务人员，在急救中心的指挥和调度下，开展现场抢救、转运途中救治与监护的机构，有派车功能，无调度指挥功能）140个。其中，公立急救站119个，占比85%；民营急救站21个，占比15%。全市运行急救单元（由急救通信设备、急救运输工具、急救医疗设备、急救药品和相应的急救人员组成，能够单独完成院前急救任务的基本单位）174个。其中，公立急救单元153个，占比88%；民营急救单元21个，占比12%。全市院前急救网络单位（建有急救站的医疗机构）130个。其中，公立医疗机构112个，占比86%；民营医疗机构18个，占比14%。（图1、图2）

市内四区：运行急救站39个。其中，公立医疗机构26个，占比66.67%；民营医疗机构13个，占比33.33%。运行急救单元40个。其中，公立医疗机构27个，占比67.50%；民营医疗机构13个，占比32.50%。院前急救网络单位30个。其中，公立医疗机构20个，占比66.67%；民营医疗机构10个，占比33.33%。

青岛西海岸新区：运行急救站30个。其中，公立医疗机构28个，占比93.33%；民营医疗狗2个，占比6.67%。运行急救单元38个。其中，公立医疗机构36个，占比94.74%；民营医疗机构2个，占比5.26%。院前急救网络单位30个。其中，公立医疗机构28个，占比93.33%；民营医疗机构2个，占比6.67%。

城阳区：运行急救站11个。其中，公立医疗机构7个，占比63.64%；民营医疗机构4个，占比36.36%。运行急救单元14个。其中，公立医疗机构10个，占比71.43%；民营医疗机构4个，占比28.57%。院前急救网络单位11个。其中，公立医疗机构7个，占比63.64%；民营医疗机构4个，占比36.36%。

即墨区：运行急救站18个、急救单元22个、院前急救网络单位18个，均在公立医疗机构。

胶州市：运行急救站16个。其中，公立医疗机构15个，占比93.75%；民营医疗机构1个，占比6.25%。运行急救单元20个。其中，公立医疗机构19个，占比95%；民营医疗机构1个，占比5%。院前急救网络单位16个。其中，公立医疗机构15个，占比93.75%；民营医疗机构1个，占比6.25%。

平度市：运行急救站13个、急救单元23个、院前急救网络单位12个，均在公立医疗机构。

莱西市：运行急救站13个。其中，公立医疗机构12个，占比92.31%；民营医疗机构1个，占比7.69%。运行急救单元17个。其中，公立医疗机构16个，占比94.12%；民营医疗机构1个，占比5.88%。院前急救网络单位13个。其中，公立医疗机构12个，占比92.31%；民营医疗机构1个，占比7.69%。

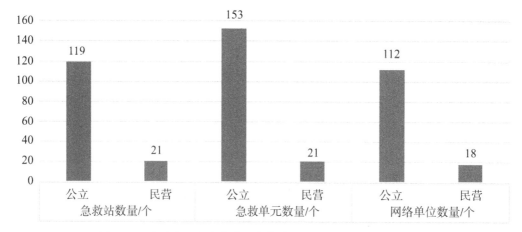

图1 2023年全市运行急救站、急救单元和院前急救网络单位数量

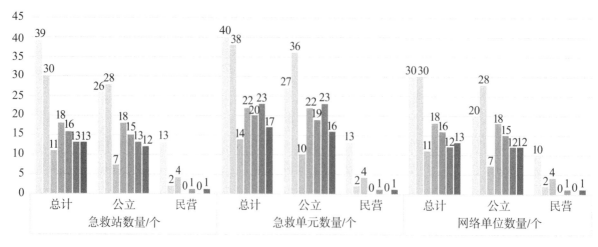

图2 2023年各区（市）运行急救站、急救单元和院前急救网络单位数量

（二）急救人员数量

全市现有急救人员2154人。其中，医生681人，占比31.62%；护士734人，占比34.08%；驾驶员463人，占比21.49%；担架员180人，占比8.36%；调度员96人，占比4.46%。（图3）

市内四区现有急救人员568人。其中，医生148人，占比26.06%；护士160人，占比28.17%；驾驶员121人，占比21.30%；担架员123人，占比21.65%；调度员16人，占比2.82%。（图4）

青岛西海岸新区现有急救人员563人。其中，医生189人，占比33.57%；护士230人，占比40.85%；驾驶员106人，占比18.83%；担架员16人，占比2.84%；调度员22人，占比3.91%。

城阳区现有急救人员176人。其中，医生47人，占比26.70%；护士46人，占比26.14%；驾驶员43人，占比24.43%；担架员29人，占比16.48%；调度员11人，占比6.25%。

即墨区现有急救人员249人。其中，医生102人，占比40.96%；护士88人，占比35.34%；驾驶员47人，占比18.88%；担架员0人；调度员12人，占比4.82%。

胶州市现有急救人员220人。其中，医生69人，占比31.36%；护士88人，占比40%；驾驶员45人，占比20.45%；担架员7人，占比3.18%；调度员11人，占比5%。

平度市现有急救人员201人。其中，医生67人，占比33.33%；护士65人，占比32.34%；驾驶员51人，占比25.37%；担架员5人，占比2.49%；调度员13人，占比6.47%。

莱西市现有急救人员177人。其中，医生59人，占比33.33%；护士57人，占比32.20%；驾驶员50人，占比28.25%；担架员0人；调度员11人，占比6.21%。

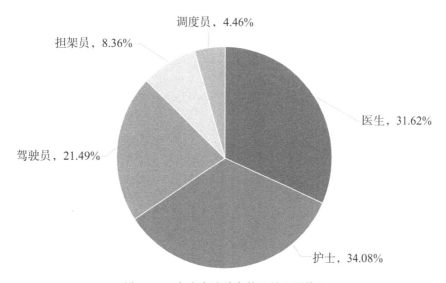

图3　2023年全市院前急救人员配置情况

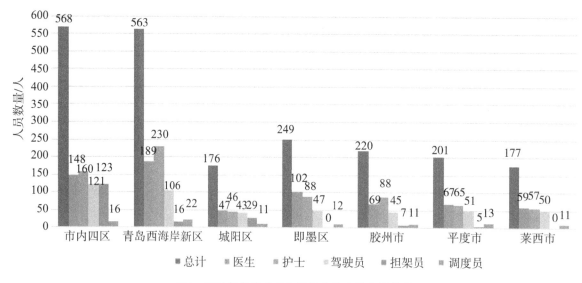

图4 2023年各区（市）院前急救人员配置情况

（三）院前急救救护车数量

全市院前急救救护车总计316辆。其中，负压救护车189辆，占比59.81%。市内四区救护车总计102辆，其中负压救护车54辆，占比52.94%。青岛西海岸新区救护车总计38辆，其中负压救护车25辆，占比65.79%。城阳区救护车总计22辆，其中负压救护车15辆，占比68.18%。即墨区救护车总计32辆，其中负压救护车24辆，占比75.00%。胶州市救护车总计30辆，其中负压救护车16辆，占比53.33%。平度市救护车总计60辆，其中负压救护车32辆，占比53.33%。莱西市救护车总计32辆，其中负压救护车23辆，占比71.88%。（图5）

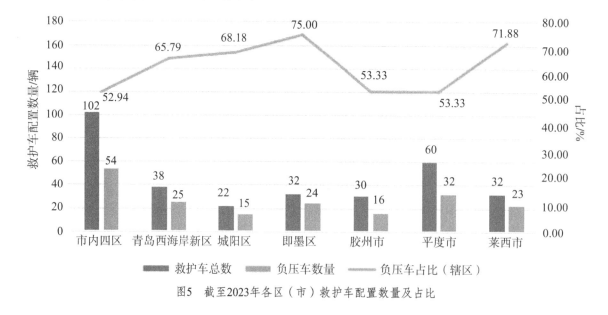

图5 截至2023年各区（市）救护车配置数量及占比

（四）受理120急救电话数量

全市受理120急救电话（调度员已接通的所有呼入120的电话）761735个，较2022年1027527个下降25.87%。其中，市内四区受理120急救电话256991个，较2022年361909个下降28.99%；青岛西海岸新区受理120急救电话171599个，较2022年227161个下降24.46%；城阳区受理120急救电话74584个，较

2022年70943个上升5.13%；即墨区受理120急救电话74677个，较2022年97162个下降23.14%；胶州市受理120急救电话74336个，较2022年98925个下降24.86%；平度市受理120急救电话64702个，较2022年88930个下降27.24%；莱西市受理120急救电话44846个，较2022年82497个下降45.64%。（图6）

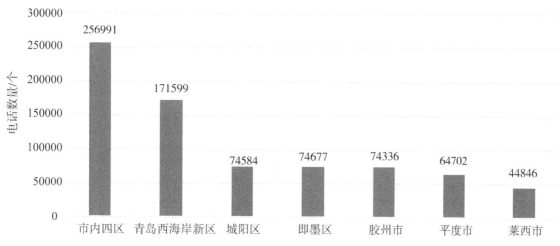

图6 2023年各区（市）受理120急救电话数量

（五）全市出诊量

全市出诊量（急救单元接受调度指令并已驶向现场的任务次数）272427车次，较2022年271100车次上升0.49%。其中，市内四区出诊量107213车次，较2022年105927车次上升1.21%；青岛西海岸新区出诊量42076车次，较2022年41194车次上升2.14%；城阳区出诊量24530车次，较2022年26068车次下降5.90%；即墨区出诊量29241车次，较2022年22867车次上升27.87%；胶州市出诊量26026车次，较2022年29424车次下降11.55%；平度市出诊量24777车次，较2022年23877车次上升3.77%；莱西市出诊量18564车次，较2022年21743车次下降14.62%。（图7）

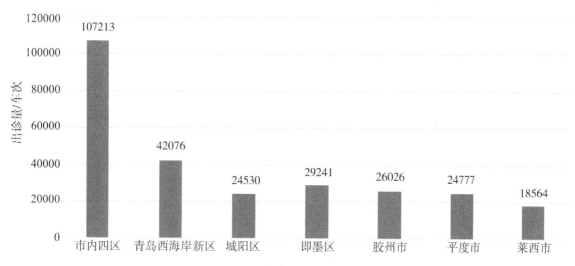

图7 2023年各区（市）出诊量

（六）急救平均反应时间

全市急救平均反应时间（从调度员接120电话起到急救单元到达事发现场的时间）12分45秒，较2022年16分20秒缩短21.94%。其中，市内四区11分25秒（指标值≤15分钟），较2022年10分34秒延长8.04%；三区三市13分35秒（指标值≤30分钟），较2022年17分18秒缩短21.48%。青岛西海岸新区15分28秒，较2022年16分57秒缩短8.75%；城阳区14分25秒，较2022年20分44秒缩短30.47%；即墨区13分5秒，较2022年20分30秒缩短36.18%；胶州市10分31秒，较2022年11分16秒缩短6.66%；平度市13分48秒，较2022年17分53秒缩短22.83%；莱西市12分，较2022年16分32秒缩短27.42%。

（七）急救单元出车速度

全市3分钟出车率98.62%（指标值≥95%），较2022年96.12%上升2.5%。其中，市内四区98.45%，较2022年99.12%下降0.67%；青岛西海岸新区98.87%，较2022年91.2%上升7.67%；城阳区98.44%，较2022年95.09%上升3.35%；即墨区97.75%，较2022年94.67%上升3.08%；胶州市99.29%，较2022年97.98%上升1.31%；平度市99.33%，较2022年95.94%上升3.39%；莱西市99.13%，较2022年98.84上升0.29%。（图8）

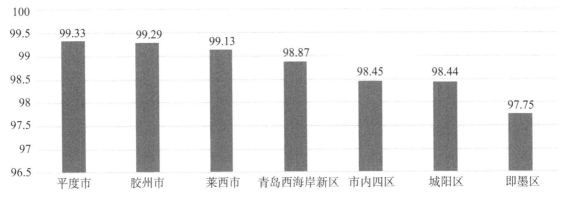

图8　2023年各区（市）3分钟出车率/%

（八）平均急救呼叫满足率

全市120平均急救呼叫满足率99.79%（指标值≥95%），较2022年97.82%上升1.97%。其中，市内四区、胶州市均为100%，且均与2022年持平；青岛西海岸新区100%，较2022年92.6%上升7.4%；城阳区99.58%，较2022年98.23%上升1.35%；即墨区99.44%，较2022年94.38%上升5.06%；平度市99.59%，较2022年99.55%上升0.04%；莱西市99.92%，较2022年99.99%下降0.07%。（图9）

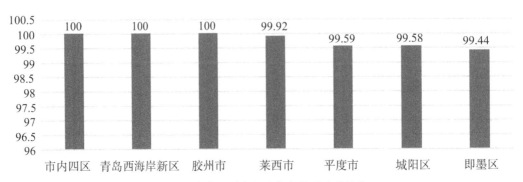

图9　2023年各区（市）平均急救呼叫满足率/%

（九）120呼救电话10秒内接听比例

全市120呼救电话10秒内接听比例99.06%（指标值≥95%），较2022年97.24%提升1.82%。其中，市内四区99.45%，较2022年95.14%提升4.31%；青岛西海岸新区99.46%，较2022年99.4%提升0.06%；城阳区95.62%，较2022年92.72%提升2.9%；即墨区98.16%，较2022年96.8%提升1.36%；胶州市100%，与2022年持平；平度市99.5%，较2022年98.63%提升0.87%；莱西市98.93%，较2022年97.99%提升0.94%。（图10）

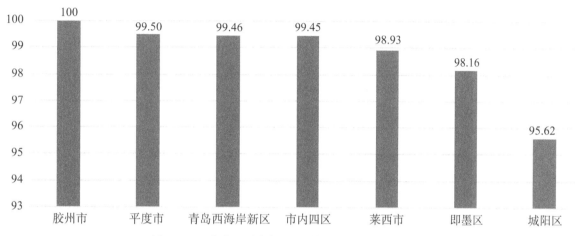

图10　2023年各区（市）120呼救电话10秒内接听比例/%

（十）院前急救病历书写率

全市140个急救站的院前急救病历书写率均为100%，全部达标。

（十一）病历优秀率

市区两级质控中心抽检病历20822份，优秀率98.58%（指标值≥90%）。其中，市内四区抽检病历16474份，优秀率98.78%；青岛西海岸新区抽检病历1138，优秀率97.04%；城阳区抽检病历800份，优秀率99.30%；即墨区抽检病历920份，优秀率98.13%；胶州市抽检病历650份，优秀率95%；平度市抽检病历240份，优秀率98.3%；莱西市抽检病历600份，优秀率99.8%。（图11）

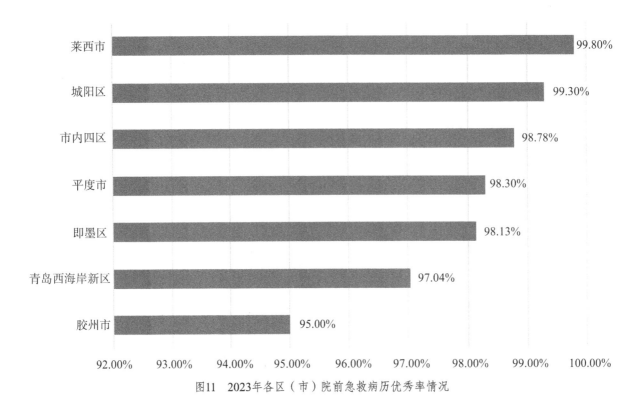

图11　2023年各区（市）院前急救病历优秀率情况

（十二）患者满意度及群众来电情况

（1）患者满意度。全市开展院前急救满意度回访电话64498个，平均满意度99.36%，较2022年99.44%下降0.08%。其中，市内四区回访电话4454个，平均满意度99.20%；青岛西海岸新区回访电话37360个，平均满意度99.23%；城阳区回访电话3608个，平均满意度98.41%；即墨区回访电话2218个，平均满意度99.55%；胶州市回访电话5505个，平均满意度99.82%；平度市回访电话7235个，平均满意度99.81%；莱西市回访电话4118个，平均满意度99.80%。

（2）群众来电情况。2023年，青岛市急救中心共受理群众来信来电279件，受理总量较2022年192件上升45.3%。其中，中心承办175件（市政热线122件、120投诉53件），较2022年128件上升36.7%；转办网络单位市政热线104件，较2022年64件上升62.5%。

所有来信来电中，服务态度51件，占18%，较2022年35件上升45.7%；收费发票30件，占11%，较2022年19件上升57.9%；救护车29件，占10%，较2022年30件下降3.3%；管理22件，占8%，较2022年8件上升175%；服务质量21件，占8%，较2022年29件下降27.6%；咨询建议19件，占7%，较2022年20件下降5%；表扬39件，占14%，较2022年2件上升1850%；其他68件，占24%，较2022年49件上升38.8%。

四、现状总结及问题分析

（一）现状总结

全市已建立市急救中心和区（市）急救中心二级指挥体系及市、区（市）二级质控工作机制。全市院前急救网络布局为平均5.8万人口一个急救单元（常住人口参照第七次人口普查数据）；院前负压救护车配置、急救平均反应时间、平均急救呼叫满足率、120呼救电话10秒内接听比例、院前急救病历书写率、患者满意率、平均病历优秀率等指标均高于考核值。

（二）存在问题

（1）急救单元停运，急救站分布不均衡。市内四区自2018年起，由于管理不到位、人员短缺、疫情防控等原因先后停运8个急救站、1个急救单元，至今，仍未恢复运行或另行建设。全市只有青岛西海岸新区、胶州市及莱西市已达到每5万人口一个急救单元院前急救网络布局。平度市、莱西市尚存在院前医疗急救服务空白区域，部分镇（街道）未建立急救站，导致急救平均反应时间过长，120平均急救呼叫满足率尚未达到100%。

（2）人员管理不到位，专职担架员配置不足。部分急救站出诊医护不固定，轮转频繁，人员固定时间少于2个月。全市140个急救站，仅有52个急救站配置专职担架员，占比37.14%。各区（市）配置专职担架员的急救站数量：市内四区39个、青岛西海岸新区2个、城阳区7个、胶州市2个、平度市2个。其余各急救站均未配置专职担架员，出诊搬抬工作由急救出诊医生、护士及驾驶员兼职。

（3）质控指标亟须有效改进。部分急救站病历优秀率低于90%，存在不合格病历。2023年度，抽检不合格病历123份，不合格率为0.59%。仅市内四区就有3个急救站病历优秀率低于90%，辖区占比7.32%；全市大部分急救站均存在超3分钟出诊现象，仅市内四区就有24个急救站存在超3分钟出诊现象，辖区占比58.54%。

（4）投诉纠纷居高不下。2023年度，市内四区群众来信来电数量较2022年有较大提升，涉及33个急救站，占比80.49%。其中，个别急救站出现同一件事反复多次被投诉的问题。

五、下一步工作计划

（1）进一步完善质控工作机制。持续贯彻市、区（市）二级质控工作机制，完善全市统一质控督查标准，充分发挥区市质控中心职能，实施院前急救质控同质化、标准化管理，有效提升全市院前急救医疗水平及服务质量。

（2）进一步提升质控指标。以指标达标为底线，以持续提升院前急救服务质量为目的，每月对质控指标进行质控，及时发现问题，促使工作改进。并通过强化急救单元1分钟出车率、120呼救电话5秒内接听比例的质控，有效提升关键指标。严抓病历质量，开展病历书写专项培训，提升病历优秀率，杜绝出现不合格病历。

（3）杜绝出现有责纠纷投诉。加强急救人员基本急救技能及医患沟通能力的培训，努力改善服务质量，杜绝出现有责投诉纠纷，不断提升群众满意度。提高政务热线及满意度回访办理效率，对群众的来信来电，要认真落实，高质量办理，避免出现同一事件多次投诉的情况及舆情。

（4）抓好整改落实。建立问题整改台账，通过"督查—反馈—回头看"促使"存量问题"清仓见底。同时，要坚决管住"增量问题"，防止类似问题再次发生。中心将加强各单位对问题整改落实的督查力度，并把督查问题整改落实情况作为年度评优的重要依据。对问题整改落实不力的单位和个人，中心将适时进行约谈，并取消其评优资格。

青岛市院前急救质量控制中心

审稿：张浣虹

医用耗材管理

一、数据范围和来源

共收集52家全市二级及以上公立和民营医疗机构门诊管理数据，其中二级公立医疗机构25家，二级民营医疗机构2家，三级公立医疗机构25家。数据统计时间为2023年1月1日—12月31日。数据收集按照资源配置（床位数、办公场地配置、人员配置、信息化配置）、科研指标（课题数、论文数、专利数、继续教育情况）、医疗服务能力（出院数，手术量，出院患者手术量占比，三、四级手术量，三、四级手术量占比）、医疗安全指标（不良事件、高值追溯、平台采购、监测评价）等4个大项17个分项进行统计。

二、指标分析

（一）资源配置

1. 床位数

52家医疗机构，床位数共计40017张。其中，三级公立医疗机构床位数31915张，占比79.75%；二级公立医疗机构床位数7904张，占比19.75%；二级民营医疗机构床位数198张，占比0.49%。（图1）

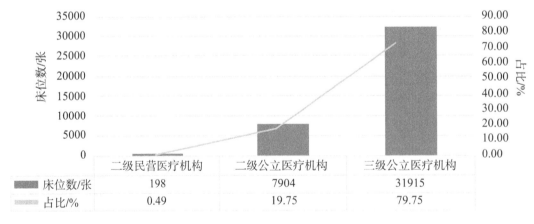

	二级民营医疗机构	二级公立医疗机构	三级公立医疗机构
床位数/张	198	7904	31915
占比/%	0.49	19.75	79.75

图1　各级医疗机构床位数情况统计

2. 库房面积

52家医疗机构库房面积共计14554.1米^2。其中，三级公立医疗机构库房面积12194.8米^2，占比83.79%；二级公立医疗机构库房面积2321.12米^2，占比15.95%；二级民营医疗机构库房面积38米^2，占比0.26%。

3. 人员配置

52家医疗机构人员共配置440人（包含第三方人员），包含档案管理、验收、库管、配送人员。

其中，三级公立医疗机构308人，占比70%；二级公立医疗机构125人，占比28.41%；二级民营医疗机构7人，占比1.59%。人员配置中，档案管理人员73人，占比16.59%；验收人员130人，占比29.55%；库管人员122人，占比27.73%；配送人员115人，占比26.14%。

4. 信息化配置

52家医疗机构都实现信息化管理，信息化覆盖率达100%，但各级医疗机构信息化的覆盖面不相同，公立三级医疗机构基本能实现档案管理、验收管理、库房管理、监测分析等全方位的系统支持，二级医疗机构在信息化管理方面还存在较大的进步空间。

（二）科研指标

科研指标主要包含课题数、论文数、授权专利数、继续教育情况。从上报数据来看，部分医疗机构填报数据存在理解错误的情况，汇总内容为全院科研成果。在医用耗材管理方面，全市科研能力整体较低，仅部分医疗机构有上述部分科研成果，三级医疗机构的整体水平优于二级医疗机构。

（三）医疗服务能力

1. 出院人数

52家医疗机构2023年共计出院1577789人次。其中，三级公立医疗机构出院1370518人次，占比86.86%；二级公立医疗机构出院206168人次，占比13.07%；二级民营医疗机构出院1103人次，占比0.07%。（图2）

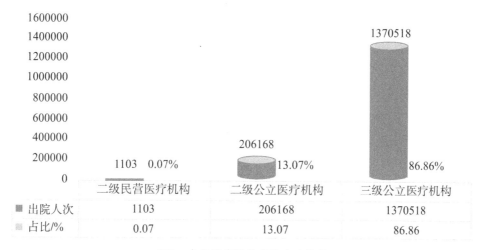

图2 各级医疗机构出院人次情况

2. 手术量

52家医疗机构全年度手术量506701台。其中，三级公立医疗机构手术量474298台，占比93.61%；二级公立医疗机构手术量32403台，占比6.39%；二级民营医疗机构手术量0，占比0。

3. 出院患者手术量占比

52家医疗机构年度出院患者手术量占比32.11%，三级公立医疗机构出院患者手术量占比34.61%，二级公立医疗机构出院患者手术量占比15.72%，二级民营医疗机构出院患者手术量占比0。

4. 三、四级手术量

52家医疗机构年度三、四级手术量309390台。其中，三级公立医疗机构294673台，占比95.24%；二级公立医疗机构14717台，占比4.76%；二级民营医疗机构0台，占比0。

5. 三、四级手术占比

52家医疗机构年度三、四级手术占比61.06%，其中，三级公立医疗机构三、四级手术占比62.13%，二级公立医疗机构三、四级手术占比42.42%。二级民营医疗机构三、四级手术占比0。

从出院患者数量、手术数量，以及三、四级手术统计情况来看，三级医疗机构整体医疗服务能力突出，二级医疗机构与之相比有较大差距，从服务能力延伸至耗材管理方面角度考虑，三级医疗机构医用耗材使用较二级医疗机构使用数量更大，使用类别更为广泛，在医用耗材医疗质量安全方面需要投入更大精力。同时应注意的是，在临床使用以及重点监测方面，三级医疗机构需要更加关注。二级医疗机构体量较三级医疗机构差距不小，在管理理念、管理能力方面较其还有较大的差距。

（四）医疗安全指标

1. 不良事件数量

（1）52家医疗机构年度不良事件数5910件。其中，三级公立医疗机构发生不良事件4369件，占比73.93%；二级公立医疗机构发生不良事件1540件，占比26.06%；二级民营医疗机构发生不良事件1件，占比0.02%。（图3）

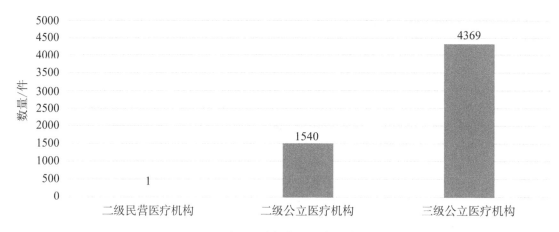

图3　各级医疗机构不良事件数量

（2）不良事件报告完成率。

52家医疗机构2023年度不良事件报告任务数为6229件，其中三级公立医疗机构任务数4429件，占比71.1%，二级公立医疗机构任务数1796件，占比28.83%，二级民营医疗机构任务数4件，占比0.06%。

2023年度不良事件报告完成率94.88%，三级公立医疗机构报告完成率98.65%，二级公立医疗机构报告完成率85.75%，二级民营医疗机构报告完成率25%。

2. 高值追溯

52家医疗机构2023年度高值医用耗材使用登记完整率为100%，三级公立医疗机构以及二级公立医疗机构完成度均为100%，符合高值医用耗材管理监管要求。

3. 监测评价

（1）18类重点监测高值医用耗材收入占比。

52家医疗机构医用耗材总收入为408600.90万元，其中18类重点监测高值医用耗材收入为

121484.24万元，占比29.73%。三级公立医疗机构医用耗材总收入为394250.36万元，18类重点监测高值医用耗材收入为118387.45万元，占比30.03%；二级公立医疗机构医用耗材总收入为14350.54万元，18类重点监测高值医用耗材收入为3096.79万元，占比21.58%；二级民营医疗机构收入为0，占比0。（图4）

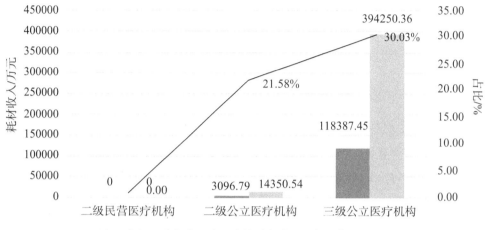

图4 各级医疗机构18类重点检测高值医用耗材收入及占比

（2）26类重点监测高值医用耗材收入占比。

52家医疗机构医用耗材总收入为408600.90万元，其中26类重点监测高值医用耗材收入为151197.04万元，占比37%。三级公立医疗机构医用耗材总收入为394250.36万元，26类重点监测高值医用耗材收入为147627.67万元，占比37.45%；二级公立医疗机构医用耗材总收入为14350.54万元，26类重点监测高值医用耗材收入为3569.37万元，占比24.87%；二级民营医疗机构收入为0，占比为0。（图5）

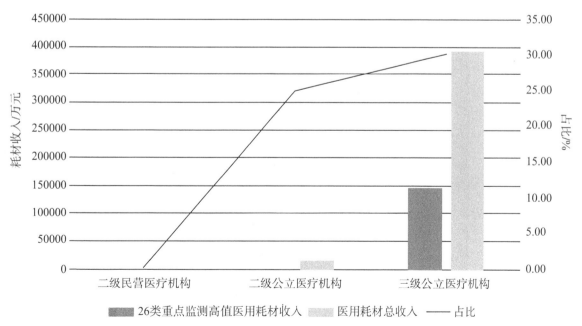

图5 各级医疗机构26类重点监测高值医用耗材收入及占比

（3）带量采购执行完成率。

从上报数据来看，各医疗机构带量采购执行情况整体向好，共计9家医疗机构未完成，其余医疗机构均按照预约量完成采购任务。9家未完成采购任务的医疗机构中，三级医疗机构有6家，二级医疗机构有3家，带量采购执行率最低为76%。

从统计结果以及与部分医疗机构交流反馈来看，未完成采购任务主要有两方面原因，一是供应商无法按需提供相关产品供应临床使用，二是医院在监测方面还需要进一步提升。部分科室在使用时可能存在某一产品使用量高于预约采购量，造成同品类的其他产品使用量过少，未能按照要求完成带量采购工作。

4. 平台采购

根据前期文件要求，各医疗机构医用耗材应在山东省招采平台采购，应采尽采，线下采购比例不超过1%。从上报数据来看，各医疗机构平台采购数据无法按照相关要求完成，各医院采购执行比例差异较大，二、三级医疗机构无明显差异。

三、小结

通过此次数据收集工作，对所收集数据进行分析，在医用耗材管理方面存在的问题相对较为集中，现将问题总结如下：

（1）人员配置需进一步优化。此次数据采集过程中，发现部分医疗机构人员数量配置不能很好地满足医用耗材管理要求，岗位人员缺失以及兼职的情况较多，流程管理方面存在安全隐患。

（2）信息化水平有待提升。通过本次数据收集工作发现，整体上，三级医疗机构优于二级医疗机构，部分医疗机构管理信息化水平有待提高，耗材管理无法实现信息化的全流程管理；数据提报时，存在部分数据无法提取的情况。各医疗机构应更加重视加强信息化的建设，更好地服务医院管理提升运营效率。

（3）科研创新能力较为薄弱。在医用耗材管理方面，全市科研能力整体较低，各级医疗机构应更加重视耗材管理方面的科研以及创新。

（4）平台采购执行力度需要进一步加强。通过对平台采购数据的分析，各级医疗机构都存在不能按照要求完成的情况。通过调研发现，主要问题为平台价格高于医疗机构实际采购价格，厂家不配合平台询价，医疗机构为保证采购成本的降低，未在平台进行操作，另外部分医疗机构因人员配置、信息化等原因，未在平台进行操作。

（5）各级医疗机构应重视数据上报工作。此次数据采集，共有52家医疗机构完成了数据上报工作，部分医疗机构未按照要求及时上传，部分上传的医疗机构填报不认真，无法真实反映情况，给统计工作造成困难。

青岛市医用耗材管理质量控制中心

审稿：张浣虹

医 学 信 息

一、数据范围和来源

共收集全市二级及以上46家医疗机构医学信息数据，其中二级医疗机构25家，三级医疗机构21家。数据统计时间为2023年1月1日—12月31日。

收集的数据包括医院信息科职工数量及占比、医院信息化预算及占比、信息科组织职工业务培训或参会次数、信息化终端可通过软硬件系统统一管控的数量及比例、医疗设备实施了网络安全管控措施的数量及比例、信息化终端安装杀毒软件的数量及比例、数据中心机房数量、医院实名制就诊患者的比例、全院级网络安全培训次数、医院信息化相关不良事件报告数量共10个医学信息专业质量指标。

二、指标分析

（一）医院信息科职工数量及占比

共收集到46家医疗机构信息科职工数量及占比数据。46家机构共有信息科职工数量为301人，平均占比为0.71%。其中二级医疗机构信息科职工数为74人，机构平均人数为2.96人，平均占比为1.04%；三级医疗机构信息科职工数为227人，机构平均人数为10.81人，平均占比为0.65%。各级医疗机构信息科职工数量及人员占比均值见图1。

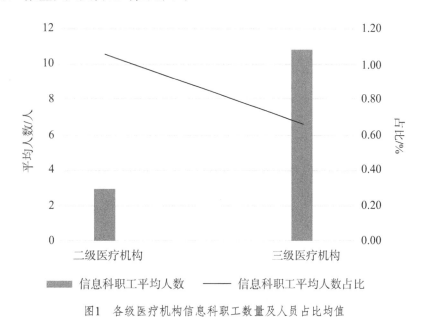

图1　各级医疗机构信息科职工数量及人员占比均值

（二）医院信息化预算及占比

共收集到46家医疗机构信息化预算及占比数据，其中1家机构的信息化预算为0元，其他医疗机构均有一定额度的预算投入。46家医疗机构共预算信息化投入31346万元，平均每家机构预算681万元，占医疗机构年度总收入平均比例为1.11%。其中二级医疗机构共预算信息化投入4650万元，平均每家机构预算180.13万元，占医疗机构年度总收入平均比例为1.83%；三级医疗机构共预算信息化投入26843万元，平均每家机构预算1278.23万元，占医疗机构年度总收入平均比例为1.04%。各级医疗机构信息化预算投入及占比均值见图2。

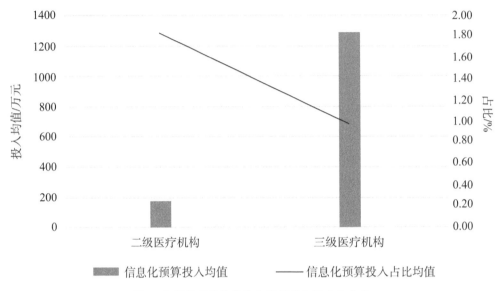

图2　各级医疗机构信息化预算投入及占比均值

（三）信息科组织职工业务培训或参会次数

共收集到46家医疗机构提交职工培训或参会数据。46家医疗机构共组织培训或参会553次，平均每家机构组织12次。其中二级医疗机构组织培训或参加学术会议188次，平均每家医疗机构组织7.52次；三级医疗机构组织培训或参加学术会议365次，平均每家机构17.38次。各级医疗机构信息科组织职工业务培训或参会次数如图3所示。

（四）信息化终端可通过软硬件系统统一管控的数量及比例

共收集到46家医疗机构信息化终端可通

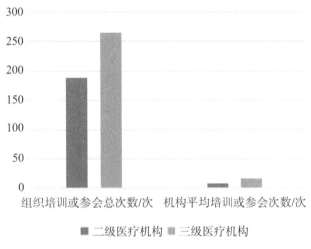

图3　信息科组织职工业务培训或参会次数

过软硬件系统统一管控的数量及比例数据，其中5家医疗机构可统一管控信息化终端设备数为0。46家医疗机构共有信息化终端设备48328台，可统一管控的信息化终端为39995台，可统一管控占比82.76%。其中，二级医疗机构共有信息化终端设备5330，可统一管控的信息化终端设备为4020台，可统一管控占比为75.42%；三级医疗机构共有信息化终端设备42998，可统一管控的信息化终端设备为35975台，可统一管控占比为83.67%。信息化终端可通过软硬件系统统一管控的数量及比例如图4所示。

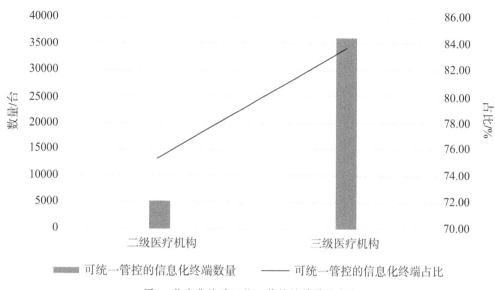

图4 信息化终端可统一管控的数量及占比

（五）医疗设备实施了网络安全管控措施的数量及比例

共收集到46家医疗机构的医疗设备网络安全管控措施数据，其中14家医疗机构提交的医疗设备采取网络安全管控措施的设备数量为0，9家医疗机构提交的医疗设备接入医疗机构网络的设备数量为0。46家机构的医疗设备采取网络安全管控措施的设备数量为3723，医疗设备接入医疗机构网络的设备数量为5837，医疗设备实施了网络安全管控措施的比例平均为63.78%。其中二级医疗机构的医疗设备采取网络安全管控措施的设备数量为1966台，医疗设备接入医院网络的设备数量为2504台，医疗设备实施了网络安全管控措施的比例平均为78.51%；三级医疗机构的医疗设备采取网络安全管控措施的设备数量为1757，医疗设备接入医院网络的设备数量为3333，医疗设备实施了网络安全管控措施的比例平均为52.72%。各级医疗机构医疗设备实施了网络安全管控措施的数量及比例如图5所示。

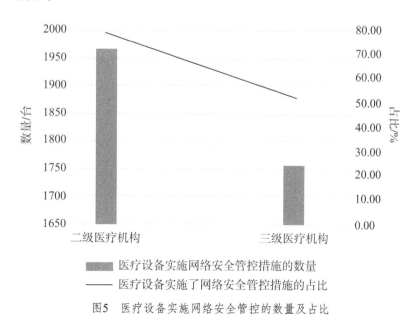

图5 医疗设备实施网络安全管控的数量及占比

（六）信息化终端安装了杀毒软件的比例

46家医疗机构提交了信息化终端安装杀毒软件的数据。各医疗机构共有信息化终端47305台，其中38591台安装了杀毒软件，杀毒软件安装比例为81.60%。二级医疗机构安装了杀毒软件的信息化终端数量为5191台，占本级医院信息化终端设备的比例为96.49%；三级医疗机构安装了杀毒软件的信息化终端数量为33400台，占本级医院信息化终端设备的比例为79.61%。信息化终端安装了杀毒软件的数量及比例如图6所示。

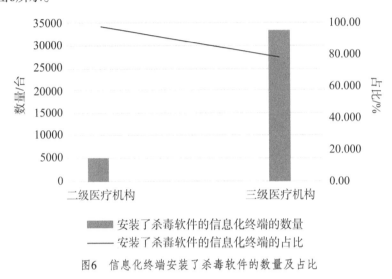

图6　信息化终端安装了杀毒软件的数量及占比

（七）医院数据中心机房数量

46家医疗机构提交了医疗机构数据中心机房数量的数据。其中1家医疗机构数据中心机房数量是0，9家医疗机构有2个机房，1家机构有5个机房，35家医疗机构有1个机房。

（八）实名制就诊患者比例

46家医疗机构提交了实名制就诊患者数据。全部医疗机构实名制就诊比例为94.45%，其中二级医疗机构实名制就诊比例为86.7%，三级医疗机构实名制就诊比例为95.44%。

（九）面向全院层面的网络安全培训

共收集到46家医疗机构提交的院内网络安全培训数据，全部机构共组织面向全院的网络安全培训117次，其中培训2次及以上的医疗机构33家，培训1次的11家医疗机构，2家医疗机构培训次数为0。二级医疗机构平均培训2.72次，三级医疗机构平均培训2.33次。

（十）医疗信息化相关不良事件报告数量

46家医疗机构填报了信息化相关不良事件的数量，其中32家医疗机构报告的数据是0，14家医疗机构有不良事件相关记录数据。其中二级医疗机构报告为0的数量为23家，占二级医疗机构比例为92%，三级医疗机构报告为0的数量为9家，占三级医疗机构比例为42.86%。医院信息化相关不良事件报告情况如图7所示。

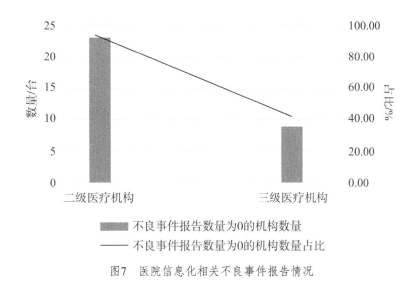

图7 医院信息化相关不良事件报告情况

三、小结

全市二级以上医疗机构在医学信息质控管理方面的工作开展情况存在较大差异。医疗机构信息科人员配置方面，二级医疗机构平均小于3人，三级医疗机构平均在10人左右。三级医疗机构人员配比相对较少，为保障医疗服务质量建议加强信息化队伍建设、增加人员配置。医疗信息化预算方面，1家医疗机构未填报数据，其他机构均设有信息化预算，二级医疗机构信息化建设预算额度普遍较少，下一步各医疗机构需要争取加大信息化投入。信息化终端纳入统一管控及安装杀毒软件的比例普遍较高，但是仍有一定的提升空间，下一步质控中心将督促各机构逐步提升该比例。医疗设备纳入网络安全管理的比例和数量普遍较低，各医疗机构需要进一步加强该方面的工作。

医院信息科在本科室人员培训和面向医院层面的网络安全培训方面有待进一步加强，尤其是存在个别医疗机构0次培训的情况，未来质控中心将加强该方面的督导。各医疗机构患者实名制就诊比例普遍较高，三级医疗机构比例高于二级医疗机构，各级机构该指标仍有一定的进步空间，通过加强质控督导，未来该指标有望逐步向全面实名制靠拢。除个别二级医疗机构，医疗机构普遍建有自己的数据机房，部分三级医疗机构还建有多个机房，保障数据和信息系统安全。除个别医疗机构外，各级医疗机构在信息化不良事件报告方面普遍做得不好，下一步质控中心将督促各医疗机构建立起不良事件报告制度，促进医疗服务质量提升。

医学信息质量控制中心

审稿：张浣虹